医学精萃系列

神经外科护理交班手册

李 琦　魏梁锋　王守森　主编

SHENJING WAIKE HULI
JIAOBAN SHOUCE

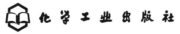

化学工业出版社

·北京·

内 容 简 介

本书基于神经外科临床护理工作实际，收集护理交班常见错误，剖析错误产生的根源，介绍了神经外科护理交班的规范。全书共分 8 章，包括神经外科护理交班的流程与规范、解剖学名称和术语、疾病名称和术语、辅助诊断方法、手术分级与名称、各类疾病交班重点与规范、交班常见错误辨析以及重症监护病房交班规范等。其中，对神经外科疾病的解剖基础、病理机制、临床表现和诊疗手段等内容大量采用名词解释的方式进行介绍，凸显通俗性和概括性。对护理内容则细分病种，详细阐述护理要点，注重实用性。书中还提供了神经外科常用检测正常值与换算关系以及护理交班本书写范文，供值班护士参考。

本书形式新颖，简明实用，配插图 60 余幅。可作为神经外科护士的培训教材，也可作为专科护士的日常参考用书以及护理实习生的辅导用书，还可供相关低年资医师阅读参考。

图书在版编目（CIP）数据

神经外科护理交班手册 / 李琦，魏梁锋，王守森主编．
—北京：化学工业出版社，2021.4
ISBN 978-7-122-38360-0

Ⅰ．①神…　Ⅱ．①李…②魏…③王…　Ⅲ．①神经外科学—护理学—手册　Ⅳ．① R473.6-62

中国版本图书馆 CIP 数据核字（2021）第 017591 号

责任编辑：杨燕玲　　　　　　　　　　文字编辑：何金荣
责任校对：宋　夏　　　　　　　　　　装帧设计：史利平

出版发行：化学工业出版社（北京市东城区青年湖南街 13 号　邮政编码 100011）
印　　刷：北京京华铭诚工贸有限公司
装　　订：三河市振勇印装有限公司
850mm×1168mm　1/32　印张 14½　字数 341 千字　2021 年 3 月北京第 1 版第 1 次印刷

购书咨询：010-64518888　　售后服务：010-64518899
网　　址：http://www.cip.com.cn
凡购买本书，如有缺损质量问题，本社销售中心负责调换。

定　价：59.80 元

编写人员名单

主　　编　李　琦　魏梁锋　王守森

副 主 编　朱先理　朱秀梅　罗维嘉　洪景芳

　　　　　　胡晓芳　赵清爽

编辑秘书　黎连杰

绘　　图　许倩雯

编者姓名（以姓氏拼音为序）

　　　　　陈　栅　陈　苏　陈邱明　戴　伟　高进喜　葛慧青

　　　　　郭　萍　洪景芳　胡晓芳　黄　茂　黄晓琼　黄银兴

　　　　　姜柳青　荆俊杰　蓝雪兵　黎连杰　李　军　李　琦

　　　　　林　玲　林　铃　林建萍　林昆哲　刘海兵　刘海云

　　　　　鹿松松　罗维嘉　梅　珍　裴家生　彭巧玉　唐云珍

　　　　　王如密　王守森　望家兴　魏梁锋　吴雪清　薛　亮

　　　　　应建彬　于美娟　曾炳香　曾子桓　张辉建　张尚明

　　　　　朱先理　朱秀梅　赵　琳　赵清爽

编者单位与职称

　陈　栅　联勤保障部队第九〇〇医院神经外科 ICU　主管护师

　陈　苏　联勤保障部队第九〇〇医院神经外科　副主任医师

　陈邱明　联勤保障部队第九〇〇医院神经外科　主治医师

　戴　伟　联勤保障部队第九〇〇医院神经外科　主治医师

　高进喜　联勤保障部队第九〇〇医院神经外科　主任医师

　葛慧青　浙江大学邵逸夫医院呼吸治疗科　主任呼吸师

　郭　萍　联勤保障部队第九〇〇医院神经外科 ICU　主管护师

　洪景芳　联勤保障部队第九〇〇医院神经外科　副主任医师

　胡晓芳　联勤保障部队第九〇〇医院神经外科 ICU　主治医师

　黄　茂　联勤保障部队第九〇〇医院神经外科 ICU　主治医师

黄晓琼　联勤保障部队第九〇〇医院神经外科ICU　主管护师、副护士长

黄银兴　联勤保障部队第九〇〇医院神经外科　副主任医师

姜柳青　浙江大学邵逸夫医院呼吸治疗科　主管呼吸师

荆俊杰　联勤保障部队第九〇〇医院神经外科　副主任医师

蓝雪兵　联勤保障部队第九〇〇医院神经外科ICU　主管护师

黎连杰　联勤保障部队第九〇〇医院神经外科　医师、硕士

李　军　联勤保障部队第九〇〇医院神经外科　主治医师

李　琦　联勤保障部队第九〇〇医院神经外科　主任护师、护士长

林　玲　浙江大学邵逸夫医院综合ICU　主任医师

林　铃　联勤保障部队第九〇〇医院神经外科　主管护师

林建萍　联勤保障部队第九〇〇医院神经外科　主管护师、病区护士长

林昆哲　福州市第一医院神经外科　主治医师

刘海兵　联勤保障部队第九〇〇医院神经外科　副主任医师

刘海云　联勤保障部队第九〇〇医院神经外科神经电生理室　主治医师

鹿松松　中国科技大学附属第一医院神经外科　主治医师

罗维嘉　浙江大学邵逸夫医院神经外科　主管护师、护士长

梅　珍　联勤保障部队第九〇〇医院神经外科视频脑电中心　副主任技师

裴家生　联勤保障部队第九〇〇医院神经外科　主治医师

彭巧玉　联勤保障部队第九〇〇医院神经外科　主管护师

唐云珍　联勤保障部队第九〇〇医院神经外科　主管护师

王如密　联勤保障部队第九〇〇医院神经外科　主任医师

王守森　联勤保障部队第九〇〇医院神经外科　主任医师

望家兴　联勤保障部队第九〇〇医院神经外科　主治医师

魏梁锋　联勤保障部队第九〇〇医院神经外科　副主任医师
吴雪清　联勤保障部队第九〇〇医院神经外科　主管护师
薛　亮　联勤保障部队第九〇〇医院神经外科　副主任医师
应建彬　联勤保障部队第九〇〇医院神经外科　主治医师
于美娟　联勤保障部队第九〇〇医院神经外ICU　主管护师
曾炳香　联勤保障部队第九〇〇医院神经外科　主管护师、
　　　　病区护士长
曾子桓　联勤保障部队第九〇〇医院神经外科　主治医师
张辉建　联勤保障部队第九〇〇医院神经外科　主治医师
张尚明　联勤保障部队第九〇〇医院神经外科　副主任医师
朱先理　浙江大学邵逸夫医院神经外科　主任医师
朱秀梅　联勤保障部队第九〇〇医院康复医学科　副主任护
　　　　师、护士长
赵　琳　联勤保障部队第九〇〇医院神经外科　副主任医师
赵清爽　联勤保障部队第九〇〇医院神经外科　主治医师

前　言

　　每天早晨的交接班，对风尘仆仆的医护人员来说，不仅是一种严肃的仪式，还是医疗服务的延续；不仅是对昨日工作和夜班病情的小结，也是对当日工作重点的提示。交班记录中提示的各种线索，往往是对病情发展方向的推测和各种医疗预案制订的基础。因此，高质量交接班的重要性不言而喻。

　　护理夜班常由年轻人担任，她（他）们经过一夜忙碌之后，已经"人困马乏"。在这种情况下，护士的早会交班报告难免出现不规范和错误：表述欠规范，病情描述欠准确，患者观察欠细致，未对重点指标进行观察记录，甚至出现术语错误、错别字、读音错误和朗读停顿错误等。不规范和错误的交班报告可能会误导医疗判断，产生医疗隐患。为此，我们平时尽可能将这些错误记录下来，总结经验，吸取教训，并归纳出一本适于神经外科护士的交班手册。在决定撰写本书之时，我们也到多家医院观摩了解交班的总体状况，并参考相关的诊疗和专家共识，本着规范、实用和简明的原则，分工编写该手册。

　　本手册从颅脑损伤、功能神经外科、小儿神经外科、颅底外科、肿瘤外科、血管外科、脊柱外科、重症监护、神经康复和神经电生理等不同亚专业入手，围绕交班模式、常见解剖学名词、疾病名称、辅助检查、手术名称、围手术期观察与处理及交班常见错误分析等进行介绍和解读，为广大神经外科护士入门学习搭建了一个基本框架。手册还结合临床实践，强调相关新技术、新业务及各亚专业前沿知识的补充和完善，为神经外科护士深入学习打造了一个知识和理念的平台。

本手册主要由联勤保障部队第九〇〇医院和浙江大学邵逸夫医院为主的医护团队共同完成，主编们反复修稿，用三年多的时间来收集整理资料，甚至不放过外出学习、进修的机会，与兄弟医院切磋、交流。感谢浙江大学邵逸夫医院的葛慧青主任呼吸师和姜柳青主管呼吸师在百忙中撰写有关段落；感谢浙江大学邵逸夫医院综合 ICU 林玲主任医师对相关章节进行修改；感谢福州市台江区第三中心小学的许倩雯老师绘制精美插图！

本手册可作为神经外科护士的培训教材，也可作为临床专科护士的日常参考用书以及护理实习生的辅导用书，还可供相关低年资医师阅读参考。本手册不能完全代替专科教材，书中存在的不足之处恳请同道们批评指正。

李 琦　魏梁锋　王守森

2020.12 于福州

目 录

第一章　神经外科护理交班的流程与规范…………………… 1

第一节　交班的规范化程序………………………………… 1

第二节　交班的特点………………………………………… 10

第三节　交班的基本内容…………………………………… 25

第四节　交班的多种模式…………………………………… 42

第二章　神经外科解剖学名称和术语…………………… 53

第一节　头皮和颅骨的解剖学名称和术语………………… 53

第二节　脑和脑神经的解剖学名称和术语………………… 59

第三节　脊柱脊髓的解剖学名称和术语…………………… 77

第四节　脑和脊髓血液循环的名称和术语………………… 90

第五节　脑与脊髓的被膜、脑室及脑屏障………………… 97

第三章　神经外科疾病名称和术语……………………… 104

第一节　颅脑疾病的名称和术语…………………………… 104

第二节　脊柱脊髓疾病的名称和术语……………………… 132

第三节　功能神经外科疾病的名称和术语………………… 143

第四节　小儿神经外科疾病的名称和术语………………… 153

第四章　神经外科疾病的辅助诊断方法………………… 166

第一节　脑脊液检查………………………………………… 166

第二节　神经影像学检查 ……………………… 173

第三节　神经电生理检查 ……………………… 184

第四节　超声在神经外科的应用 ……………… 192

第五节　放射性核素在神经外科的临床应用 ……… 198

第六节　神经外科常用检测正常值及换算关系 …… 203

第五章　神经外科手术分级与名称 ……………… 213

第一节　神经外科一级手术 …………………… 214

第二节　神经外科二级手术 …………………… 217

第三节　神经外科三级手术 …………………… 226

第四节　神经外科四级手术 …………………… 237

第六章　各类神经外科疾病交班重点与规范 ……… 247

第一节　颅脑损伤的护理交班 ………………… 247

第二节　颅脑肿瘤的护理交班 ………………… 259

第三节　脑血管疾病的护理交班 ……………… 273

第四节　脊柱脊髓疾病的护理交班 …………… 281

第五节　脑功能性疾病的护理交班 …………… 293

第六节　小儿神经外科的护理交班 …………… 303

第七章　神经外科交班常见错误辨析 …………… 317

第一节　读音与停顿错误 ……………………… 317

第二节　疾病名称与解剖部位错误 …………… 333

第三节　手术名称不准确 ……………………… 349

第四节　交班内容未抓住重点 ………………… 355

第八章　神经外科重症监护病房交班规范 ……… 369

第一节　NICU 的设备与仪器 ………………… 369

第二节　NICU 交班报告的基本要求和常见问题 …… 399

第三节　床边交班内容的规范 …………………………… 410

第四节　NICU 相关感染性疾病交班规范 ………… 419

第五节　NICU 相关传染病交班规范 ……………… 433

第六节　NICU 交班本范文 ……………………………… 444

主要参考文献 ……………………………………………… 449

第一章

神经外科护理交班的流程与规范

　　交接班制度是护理核心制度之一，护理交接班的效率与质量直接关系到当天的护理质量、护理安全及患者对护理的满意度。交班过程中，护士需对患者的身体状况、病例报告和注意事项进行说明，为医护人员提供即时、正确无误的信息，避免不必要的混乱，以保证护理质量和患者生命安全。神经外科是一个高危科室，患者病情重、变化快、并发症多，护士工作忙、节奏快、任务复杂，而年轻护士往往经验不足，专业知识不扎实，容易出现遗漏和失误，因此健全科学、高效、规范化的交接班流程显得尤为重要。

第一节　交班的规范化程序

　　护理交接班是一组护理人员向即将负责相同患者的另一组护理人员进行患者病情信息交流、交代的过程，是临床护理实践的基础环节。不同的医院，交班的形式有所不同，医疗和护理交班常是同时进行的，医生也需要通过护理交班了解患者病情变化的细节。因此，护理交班的意义不仅局限于护理工作，更是医疗工作不可忽视的重要环节。在交接班时需要传递的信息丰富、内容繁多，如果护理人员对病区的全面情况掌握不够，对病情细节了解不深入，交接重点欠妥，覆盖面不全，护理措施落实不及时，就可能造成护理和医疗的安全隐患。为了减少和杜绝各种护理缺陷和不良事件，实行规范化的交班流程非常有必要。本节主要根据原卫生部 2008 年下发的《护士条例》和卫健委 2018 年下发的《医疗质量安全核心制度要点》，阐述适用于神经外科的交班程序。

一、交班形式规范

（一）晨会交班

晨会交班由科室主任主持，值班护士和医生依次汇报患者的整体情况。如果晨会结束时有医生问值班护士"××床现在情况怎么样？"，则提示本次交班中存在信息传递欠完整的情况。作为神经外科护士，在晨会交班时要抓住重点、简明扼要，除了汇报病区患者的动态，还要根据患者疾病特点及特殊情况进行汇报，要让在场的所有医生和护士感觉到重点突出而又细节完备，而不是流水账式的事无巨细，貌似面面俱到却缺乏有价值的细节。条理清晰很重要，要避免混杂各种无效的、甚至是干扰性信息。

① 病区动态。患者的总数、入院、转入、出院、转科、死亡、手术、病危、病重及一级护理等人数。

② 病情特殊情况。当日新入、危重及手术前后患者情况、突发病情变化的抢救、处理措施以及患者目前情况、特殊检查、处理患者情况等。不同病种各有特点，交班内容应有侧重点，避免千篇一律。例如：胸腰椎手术患者，术前术后运动、感觉及大小便功能评估对比是重点，而不是流于形式地报告神志、瞳孔情况。

③ 交班护士在晨会交班时要声音洪亮、清晰、自信。交班前需熟悉交班报告的内容，特别是新护士要熟读几遍，避免对内容不熟悉而增加紧张情绪，导致磕磕巴巴，出现错读、漏读现象。

④ 接班护士要认真聆听交班内容。对病区整体情况、病危、病重、手术等做到心中有数，初步熟悉重点患者的基本信息，为接下来的床边交班做好准备。

（二）口头与书面交班

晨会交班结束后，交接班护士在护士站进行口头及书面交班。口头交班中，要关注对家属的特殊要求、陪护情况以及各种标本采集等情况。书面交班要做到"四看"：看医嘱本、看交班本、看体温本、看护理记录单。

（三）床边交班

床边交班在书面交班后进行，了解病危、病重、手术后、新入、转入患者情况，及有行为异常、自杀倾向、擅自外出、医疗纠纷者情况，查看摔伤、压疮、烫伤等特殊患者。床边交班是直接观察、了解患者病情的交班方式，要事无巨细。有时可能在床边交班现场发现病情变化，并及时妥善处理。如果床边交班粗心大意，未及时发现病情变化迹象，后果将不堪设想。床边交班主要从"望、闻、问、查、触"五个方面进行。

1. "望"

进入病房后首先观察到的是患者的神志，其意识状态直接提示了病情的轻重；其次是瞳孔大小和对光反应情况，比对与交班时记录是否相符。对这二项重要体征进行评估时往往存在一定的主观差异，因此应与交接班护士共同评估。对面容、体态、管道等情况，也应共同评估和交接。例如，高血压患者多数面色潮红；严重贫血患者面色苍白；生长激素型垂体腺瘤患者面容较易分辨，表现为口唇增厚，鼻头、下巴、四肢末端指节增粗、增大；各个管道是否通畅、腹部是否胀气、膀胱是否充盈、会阴部是否清洁、下肢是否肿胀及足部有无下垂、肢体僵硬等。通过上述内容的观察，接班护士能初步了解患者目前的基本状况。

2."闻"

从患者身上散发出的"特殊"味道，接班护士也能对病情有所了解。例如：肝硬化患者常带有氨气和尿素的肝臭味，消化不良患者口腔的酸臭味，膀胱炎患者的腐败腥臭味，嗜酒患者身上的酒精味，铜绿假单胞菌感染患者的恶臭味，输入血小板患者的肝臭味。应力求从各种不同的味道中辨别病情状况。

3."问"

从与患者的交流中进一步判断患者的意识状态和神经功能。例如：是否存在不同类型失语，语言表达是否清晰，答非所问的程度及是否懒言。对神志清楚的患者，通过语言交流可以了解其心理状态。

4."查"

主要是从头至脚查看各类引流管。脑室外引流管的滴液口是否在合适的高度，硬脑膜下引流管是否引流过量，硬脑膜外引流管是否通畅；鼻胃管或空肠管是否妥善固定，是否存在食物或陈旧性出血反流；气管套管或插管是否通畅及痰液有无异味，痰液性状如何，患者是否有效吸氧；输注药液是否通畅，有无输液反应，输液滴速如何；导尿管是否通畅及妥善固定，尿液性状如何；腹股沟动脉穿刺处是否有出血、淤青，足背动脉搏动是否良好。查看心电监护各项参数是否正常，各种安全标识是否正确悬挂，患者全身皮肤是否完好。

5."触"

有经验的高年资护士往往会用手感受患者的皮肤、肌肉、体温、腹部、肢体运动，评估患者基本情况。

除了上述五点，对于不同的情况，还应有不同的侧重。对经历了抢救的患者，床边交班时要交接患者目前的生命体征、神志、瞳孔情况、用药情况等，以及最主要的护理问题。例如："患者经抢救后心跳恢复但无自主呼吸，正在使用呼吸机控制呼吸"，此时，还应关注患者血氧饱和度波动范围以及呼吸机模式的设置。而对择期手术后患者的交接，要根据疾病的特点进行。

二、药品交接规范

（一）急救药品交班

神经外科的急救车上备有常用的急救药品，如心肺复苏常用的盐酸肾上腺素、硫酸阿托品；抗心律失常常用的盐酸胺碘酮、去乙酰毛花苷；呼吸兴奋剂中常用的注射用盐酸纳洛酮、尼克刹米；抗休克常用的盐酸多巴胺注射液、重酒石酸去甲肾上腺素注射液、重酒石酸间羟胺注射液；降压药物中常用的注射用硝普钠、硝酸甘油等。各类急救药品要分类依次放置，用后及时补充，建立急救药品登记本，每个班次均须交接、清点。

（二）特殊药品交班

1. 毒、麻、精神药品

常用的有苯巴比妥钠注射液、地西泮注射液、盐酸哌替啶注射液等。要按规定使用专门的柜子、双人双锁保管，班班交接、清点。用后凭处方、空安瓿和登记本向药房领取，剩余药液须经两人查看丢弃，共同签名。

2. 高危药品

常用的有 10% 氯化钠注射液、10% 氯化钾注射液、盐酸利多卡因注射液、长/短效胰岛素、降压药物等，放置在高危药品专柜里。护士要严格掌握高危药品适应证，做好患者用药监测，给药前、后认真落实查对制度，加强巡视，班班交接，观察给药过程中患者的生命体征、血管情况，确保用药安全。

3. 贵重药品

专柜保管，在贵重药品登记本上详细写明用药患者的床号、ID 号、姓名、药物名称、用法、用量、给药的具体时间，执行者在相应的时间段内签字。每日 8:00 清点，若发现问题及时查明原因，做到日结日清。

4. 自备药品交班

建立患者自备药品接收本，每班只接收本班次使用的药品，班班交接，避免重复、遗漏或未按规定时间使用。

三、仪器、设备交班规范

神经外科常用的仪器、设备包括：心电监护仪、微量注射泵、输液泵、肠内营养泵、颅内压监护仪、呼吸机、吸引器、氧气装置、纤维支气管镜等。病区所有护士均应掌握常用仪器的使用方法，具备识别主要报警信息的基本知识和技能。

（一）使用中的仪器、设备交班

① 检查吸引器、氧气装置、抢救仪器等是否完好，检查正在使用中的微量注射泵、输液泵、肠内营养泵等是否正常运转。

② 检查呼吸机、心电监护仪、颅内压监护仪等，报警阈值是否根据患者的实际情况和病情而设置，测量间隔时间是否需要调整。

（二）备用仪器、设备交班

① 各类仪器、设备要有专人负责保管，定期在质检有效期内送医学工程科检测和维护。若发现故障，应及时送检维修，确保仪器、设备和抢救物品处在完好备用状态，各仪器、设备应定位放置、标识明显、蓄电充分，保管备用时不得随意挪动位置。

② 严格遵守操作规程和管理制度，使用人员认真填写仪器设备使用情况记录，每班专人清点记录。

四、病区环境交班规范

（一）光线

对光线有特殊要求的患者，交班护士需特别交代，如某些颞叶损伤的患者存在精神症状，灯光或手电筒照射刺激，均有可能加重精神症状，产生伤人、自残、毁物、发怒等表现。对于这类患者交班时就不能常规开灯、看瞳孔，需有所取舍地进行评估。

（二）安全

交班时要检查病区走廊、卫生间、浴室等地面是否干净、清洁，对存在水渍或潮湿的区域，须设立明显标识，避免患者滑倒。对躁动的患者要随时用床栏防护并有效约束，以防坠床。检查走廊墙面的扶手是否干燥、清洁，以方便患者锻炼行走。检查输液架是否有滑脱危险，悬挂输液瓶时要调整输液架的位置，避免置于患者头部或身体正上方。

（三）噪声

病区的噪声主要来自患者、医护人员、仪器设备等，如果长期处于高分贝的噪声中，患者易产生焦虑情绪，睡眠障碍，血压升高。

① 患者由于疼痛、精神症状、烦躁不安等产生噪声。护士首先排查患者不舒适的原因，再向医生汇报。如患者可能不耐尿管，或由于尿管夹闭、膀胱充盈而烦躁；术后颅内高压致头痛，蛛网膜下腔出血导致剧烈头痛，均会引发大声喊叫。

② 仪器、设备的运行及报警声过大。尤其是夜间，更容易影响患者及陪护人员休息，加重患者病情。护士在夜间交班时可根据情况适当降低报警音量，仪器一旦出现报警，应及时静音，并对报警原因进行分析处理。

③ 交接班时降低说话音量，以对方能听到为准，避免大声喧哗，做到"四轻"：说话轻、走路轻、开关门轻、操作轻。

五、神经外科护士素质要求

（一）行为仪表规范

按规定着装，仪态大方，精神饱满，挂牌上岗。

1. 普通病房护士着装要求

一律按规定着工作服、裤、帽、鞋。长发者需盘发，并戴发套。长、短发均应前不过眉，侧不掩耳，后不过领。燕帽要戴正戴稳，距发际 4～5cm，发夹固定于帽后。不得佩带外露首饰，如吊耳环、手链、戒指、脚链等。

2. 儿童病区护士着装要求

大多数孩子害怕打针，对白色制服有恐惧和抵触心理，护士宜着粉色、花色护士服，以减轻孩子的恐惧感，取得孩子的配合。

3. NICU 护士着装要求

着 NICU 的统一服装，上衣为短装，按要求佩戴圆帽，头发要全部收纳在帽子里，前不遮眉，后不露发梢，保持帽子整洁，每日更换。

（二）交班语言规范

在交接班过程中，沟通障碍会导致一些信息错误或遗漏，可能损害患者安全、影响护理的持续性、延误护理措施的实施。

1. 护士之间的沟通

护士在口头交接时语言要清晰，词义要准确，避免含糊不清。除了交接病情，还应对患者及其家属的心理状态、对治疗与护理的态度、家庭经济情况等做沟通交流。特别是床边交接时，涉及患者隐私问题时切勿高声谈论，对于患有某些预后不良疾病，或者可能因情绪波动产生不良结果的患者，如颅内恶性肿瘤、脑和脊髓转移瘤等，勿在患者面前交接病情。

2. 护士与患者及家属间的沟通

（1）语言沟通 "良言一句三冬暖，恶语伤人六月寒"。对待儿童、青壮年、老人宜采取不同的表达方式。在交接班过程中说话要轻柔，尽量通俗易懂，对患者及家属提出的疑问要耐心解答。对清醒的患者，要鼓励他们表达自己的感受，给予正确引导，耐心讲解引起躯体结构和功能改变的原因。如垂体瘤患者出现面容改变，听神经瘤患者出现面瘫、眼睑闭合不全，三叉神经痛患者的面部剧痛，面肌痉挛患者的面部抽动等。护士在为患者做健康教育、解释病情之后，可以教会患者缓解焦虑、烦躁的方法，如指导患者做深呼吸，对患者外貌或功能治疗取得成效要给予肯定，以增加其治疗的信心。护士在与患者或家属交流中，要注重语言的表达，多鼓励、安慰和理解。还要注意避免因方言、语音不同而出现误解。

（2）非语言沟通　遇有气管插管或气管切开、婴幼儿、昏迷、麻醉未醒、躁动等情况，护患沟通存在障碍。护士与患者建立起非语言沟通方式，是至关重要的。如对听力障碍的患者，可应用面部表情、手势等非语言的沟通技巧或应用书面语言、图片等沟通；对年老体弱患者，可通过摇铃呼唤护士，作为其他语言交流方式的补充，根据摇铃节奏的快慢可判断需求的急缓。

3. 护士与医生的沟通

神经外科护士要学会"眼观六路，耳听八方"，除了腿勤还要嘴勤。

① 对患者术中出现的情况、术后观察要点、危重患者可预见性情况等，医生与护士要做好交接。如术中出血量较大，则术后要重点观察神志、血压、体温，并适当加快输液速率；颅内动脉瘤、高血压性脑出血、脑动静脉畸形术后患者，血压宜控制于医嘱确定的范围内；硬膜外血肿患者，要警惕"中间清醒期"后出现再次昏迷。

② 对有疑问的医嘱，交班时要及时询问医生，做到不明确就多问。例如，对次日手术的腰椎间盘突出症患者，术前默认套餐医嘱误为"备头部皮肤"，护士处理医嘱时发现该患者的手术部位为腰椎，应及时与医生沟通，取消错误医嘱。

③ 在工作中遇到与医生产生矛盾时，首先要稳定情绪，理清问题的来龙去脉，积极与医生沟通并分析原因。如果无法解

决，可向责任组长甚至护士长汇报。

六、交班质量把握

① 患者的床单位应整洁、干燥、无碎屑（即皮屑、毛发、纸屑、残渣、废弃物等）。

② 危重患者的口腔无异味、气管切开创口清洁无痰液、尿道口清洁干燥、各类管道固定在位、通畅。

③ 患者的皮肤清洁、无压力性损伤。

④ 交班护士知晓患者的病情、交接班重点、护理要点。

⑤ 交班用语准确、发音清晰，床边交班注意交流技巧，注意以患者为中心。

⑥ 护士长在当日值班护士交接后进行小结，对危重患者、特殊患者提出前瞻性护理措施，使责任护士能重点观察护理过程中的关键问题。

⑦ 护士长对本次交接班做重点点评，讲评责任护士的接班情况和需要改进之处，必要时简要阐明相关知识点，提示学习要点，以助于责任护士快速学习，提高工作能力。

七、小结

神经外科对护士整体素质要求高，要做到交班前充分准备，交班时严谨、细致，交班后心中有数。唯有"交得清楚、接得明白"才能做到"以患者为中心"的优质护理服务，保证高质量、高效率的临床工作。

（林　铃　李　琦）

第二节　交班的特点

在繁杂的临床护理工作中，做到重点突出、条理清楚、逻辑分明地整理和传递信息，不仅与患者的生命安危息息相关，也是年轻护士的成长目标之一。接班者对病情的观察，不仅是对交班者所传递信息的检验核实，也是连续观察和评估病情变化的基础。年轻护士须学会总结患者病情变化的特点，分清轻重缓急。

一、非昏迷患者

1. 意识状态

根据全国高等医药院校教材《诊断学》的定义，将意识程度分为清醒、嗜睡、意识模糊、昏睡、昏迷。此外，还有一种以兴奋性增高为主的高级神经中枢急性活动失调状态，称为谵妄，表现为意识模糊、定向力丧失、感觉错乱（幻觉、错觉）、躁动不安、言语杂乱；有的患者可能好转，有的可能很快转为昏迷，均需严密观察。更为专科化的意识评估手段是 GCS 评分。与患者的交谈和一些必要的检查是评估患者意识状态的主要方法。交谈中要注意患者的年龄、性别、种族、教育背景和文化程度等，以针对性地采用不同的用词用语，达到有效沟通。在神经外科病房，患者入院时常规以 GCS 评分评估患者意识状态，并记录在"首次入院评估单"上；观察病情进展和治疗效果时，应随时评估，记录在"护理记录单"上。

2. 肢体状况

包括肌力、感觉及肌张力异常，有无不自主运动，站立是否平稳，步态情况，有无偏瘫、单瘫、三瘫及截瘫等肢体运动障碍。

3. 患者主诉

要重视患者的表达，有无头痛、头晕、眩晕、复视、恶心、呕吐、肢体抽动、麻木和剧烈疼痛等，有无大小便失禁，有无幻听、幻视、错觉等。

4. 液体入出量情况

入量即进入患者体内的液体量，包括饮食、水、输液量、输血量等。出量包括尿量、呕吐量、大便、汗液、胃肠减压、抽出液体（如腹水、胸腔积液、胃液等）、各种引流量（如腹腔引流液、胆汁、尿液）、出血量等；对尿量过少或过多的患者，应严格记录尿量和性质，注意观察每小时的尿量、色泽和性质及尿比重情况；上消化道出血患者，引流液可能为鲜血、咖啡色液体或草绿色胃液等。

5. 皮肤情况

有无破损、色素沉着、紫纹及压力性损伤，有无水肿、皱褶、皮疹、皮下出血，以及末梢循环状况、手足温度、指甲色泽等。

6. 饮食护理

观察有无误吸、呛咳及吞咽困难，留置鼻饲管是否在位和通畅，防止脱管、堵管、管道扭曲，还要观察管道处皮肤情况，有无呃逆、腹胀、呕吐、便血、腹泻等情况。

7. 重视患者的心理状态

有无抑郁、焦虑、烦躁等。颅脑损伤患者有的出现情绪高涨、激动亢奋，可能与脑损伤或糖皮质激素等药物使用有关；有的患者情绪低落、木讷、不爱理人，可能与某些中枢损伤或垂体功能低下有关；有的患者明显抑郁，要区分是神经功能缺损还是悲观心理状态所致。

二、昏迷患者

昏迷患者常留置多种管道，如脑室引流管、鼻氧管、鼻饲管、气管套管、深静脉管及导尿管等，注意各管道的位置及通畅情况，防止弯折、牵拉或脱落，记录引流液的颜色、性质和量。

1. 意识

关注意识状态及其变化，记录 GCS 评分、瞳孔表现和生命体征情况。

2. 体位

头部抬高 15°～30°，以利于改善脑静脉回流，降低颅内压。但在颅内低压时，以平卧或头低位为宜。对于可能呕吐的患者，宜头偏向一侧，以免呕吐误吸引起窒息，同时注意肢体摆放于良肢位。

3. 留置鼻管患者

鼻胃管或鼻肠管置入的长度，是否在位、通畅，喂入营养液的量，有无食物反流、误吸、胃潴留、消化道出血、腹泻、腹胀。

4. 气管切开患者

气管套管有无异常，固定带的松紧度，纱布有无沾染痰液，痰液的性状，有无异味；有无呛咳、误吸、呼吸困难、哨笛音，呼吸运动度，气囊充盈度，气道湿度。

5. 五官

（1）口腔　口腔黏膜是否清洁无异味，有无破溃、疱疹；牙齿是否清洁无异味，有无松动、牙龈出血。

（2）耳鼻　外耳道和鼻孔有无异常液体流出，如血液、脑脊液、脓液等，并记录流出的量。

（3）眼　睁眼情况，瞳孔大小、对光反应，有无结膜充血。对有面神经损伤的昏迷患者，眼睑可能闭合困难；三叉神经损伤患者，虽然眼睑闭合正常，但角膜感觉消失；这两类患者均易发生角膜溃疡，可用眼罩、防风镜或凡士林纱布护眼。

（4）泌尿系统　昏迷或脊髓损伤患者常有尿潴留或尿失禁，应注意下腹部膨胀情况，尿道口有无异常分泌物、会阴部皮肤有无湿疹。

三、围手术期患者

1. 评估交接

术前评估患者对疾病的认知程度，有无紧张、恐惧、焦虑等不良情绪。遵医嘱给予术前用药，更换清洁病号服；准备好病历、CT、MRI 等资料，以便带入手术室；打印好术前评估单与交接单，与手术室人员进行患者、患者腕带、药物等核对交接。

2. 心理护理

建立良好的护患关系，给予心理支持；向患者介绍治疗概况，帮助患者增强信心和安全感；告知术前、术后注意事项，解释手术的必要性及手术方式等，鼓励患者家属在言语和行动上给予关心和支持。

3. 术前健康指导

指导患者戒烟戒酒，练习深呼吸、有效咳嗽，练习床上使用大、小便器。

4. 饮食指导

一般成人术前 8h 开始禁食，4h 开始禁饮。局部麻醉术后 4h 即可进食。全麻术后，如不是腹部手术，一般醒后 6h 可酌情进少许流质饮食。对不能进食者，应遵医嘱静脉输液，通过肠内或肠外途径补充营养。对脊柱及功能外科等术后患者，可采用"加速康复外科（ERAS）"方法，不必拘泥于传统的禁食禁饮原则。

5. 常规准备

手术前 1d 完成皮试、备血、术前访视、沐浴；术前 2h 备皮；手术当日晨排空大小便，更换衣服，去除身上的饰物及假牙。根据需要留置导尿管，监测生命体征，如有异常或患者发生其他情况（如女性月经来潮），需及时报告医生。虽然月经来潮与术后出血及感染无明显关系，但患者通常还是不愿意在月经期接受手术。

6. 急诊手术

术前评估患者意识、瞳孔、生命体征、肢体活动及其他基础疾病，建立观察记录；建立静脉通道，迅速执行术前医嘱，如快速输入脱水剂、使用激素及通道维护等；迅速为患者更衣、备皮、备血、药物过敏试验、导尿等；准备术中用药和需要带入手术室的各种记录单、CT、MRI 片等；保持呼吸道通畅，吸氧，必要时吸痰。如呼吸存在暂停现象，应立即配合医生气管插管，使用简易呼吸器或呼吸机辅助呼吸，同时送往手术室。

四、手术后患者

1. 基本情况

了解麻醉方式、手术方式、术中情况、出血、输血、特殊用药及术中抢救过程。查看皮肤情况，伤口敷料，输液管道及术部引流管是否通畅、有否外渗，带回药品及输液量。

2. 体位

全麻未清醒患者给予平卧，头尽量偏向一侧，以避免口腔分泌物直接流向鼻咽部而发生误吸，有颅内压增高的患者床头抬高 15°～ 30°。

3. 呼吸道状况

给予的氧流量值，雾化吸入管理；对有气管插管或口咽通气管的患者，需注意呼吸频率及血氧饱和度的交班，是否耐受插管、咳嗽及吞咽反射情况。

4. 重要体征

记录神志、瞳孔、生命体征和重要的神经系统体征，若在原有基础上有异常改变，需及时报告医生，必要时 CT 复查，以排除颅内出血。

5. 卧床患者的手术管道情况

脑室外引流管置于医嘱规定的引流高度（例如，滴液口高于外耳道 20 ～ 25cm），通常术后 3d 内拔除引流管，在使用抗生素的情况下可以适当延长；注意观察每小时的脑脊液引流量

（或遵医嘱间断观察记录），保持单位时间内相对合理的引流量；若引流量出现波动，或性状发生改变（如突然变为血性或更浓），需及时向医生汇报并记录。脑脊液引流不可过快，通常限于 150～200mL/d 内。在拔除脑室外引流管之前，可试行夹管 24h，观察是否出现颅内压增高表现。颅内瘤腔引流管滴水口宜稍高于外耳道，硬膜外引流管的滴水口宜低于外耳道，术后 2d 内酌情拔管，期间需定时检查，保持管路通畅，观察引流液的性状、颜色及量，正常情况下手术当天引流液为暗红色，以后逐渐变淡、变清。若出现引流量或引流液性状变化，需及时报告医生，进行处理。

6. 输液通道情况

留置针及输液管道是否妥善固定，穿刺部位皮肤情况，管道是否通畅、滴速是否适当。

7. 导尿管情况

患者有无相关不适主诉，导尿管的位置和深度是否正确，管道是否有打折、受压、脱出，尿液颜色如何，有无沉渣或脓性絮状物，会阴部有无湿疹、霉菌性感染或直疝发生。

8. 肢体活动

肌力评分，有无异常动作，有无肌跳或抽搐发作，肌张力如何。若发生肢体抽搐，应保护大关节、遵医嘱给予抗癫痫药物、保持呼吸道通畅、防止舌咬伤及坠床；意识障碍者需及时清理口腔和气道分泌物，避免声光刺激。

9. 营养及补液

手术后清醒患者，一般在回科 6h 后，经过饮水试验确保吞咽反射正常后，可进流质饮食。术后昏迷患者，则酌情在 24h 内通过留置胃管进行肠内营养。对于静脉输液，掌握不同药物的输注速率十分重要，使用甘露醇等高渗性脱水剂时，宜以较快的速率滴注；而作为维持内环境的普通输液，则输注速率不宜过快。

10. 镇痛镇静

当今神经外科理论体系中，对于镇痛镇静的使用观念有了翻天覆地的变化。过去神经重症和手术后患者不主张镇痛与镇静，但今天镇痛镇静已经成为 ICU 治疗的基本环节，理想的镇痛镇静程度是患者处于清醒状态，以便保持眼神接触，能与医护人员交流，容许在不交流时入睡。阿片类镇痛药（如舒芬太尼、瑞芬太尼、纳布啡）是 ICU 镇痛治疗的核心用药，通过镇痛药物实现镇静的目的，而不是通过镇静药物实现镇痛。常用的镇静药主要包括咪达唑仑、右美托咪定等。在实施镇静治疗时，必须对患者基本生命指标进行严密监护。

五、气管切开患者

1. 病房环境

保持病房温度 20 ～ 22℃，相对湿度 60%～ 70%。每日空气消毒 2 ～ 3 次，地面用含有效氯消毒液每日湿拖两次，严格限制探视人员。

2. 并发症

有无切口渗血、皮下气肿、气胸、发热、痰痂堵塞、气管食管瘘，有无异味，记录体温、呼吸及血氧饱和度。

3. 气管套管

套管固定带应打死结，松紧度以通过一指为宜，不仅要避免气管套管脱出，还要防止颈部静脉回流受阻，颈部静脉受压可引发颅内压升高。在为患者翻身和摆放半侧卧、侧卧和侧俯卧等体位时，需注意因体位改变而导致颈部软组织受到牵拉，小心套管固定带松弛及套管摆动、脱出。气管套管外口需覆盖生理盐水纱布，有痰液污染时需及时更换。保持气道湿化，提倡雾化吸入，定时监测气囊压，压力保持于 25 ～ 30cmH$_2$O。

4. 体位

头部抬高 $15° \sim 30°$，颈下略垫高，使颈部稍后仰，保持呼吸道通畅。经常变换体位，胸腰椎手术患者翻身时，注意头、颈、躯干处于同一轴线。

5. 雾化吸入

应用微量注射泵对气道持续湿化，并保持呼吸道稳定于一个合理的湿度范围。

6. 呼吸道通畅

吸痰前可临时加大氧流量，增加吸入氧浓度；吸痰时严格无菌操作。在使用呼吸机辅助呼吸的患者，建议操作者在开始插入吸痰管时自己屏住呼吸，在完成吸痰、抽出吸痰管后，再恢复呼吸，即以操作者自己对停止呼吸的屏气耐受时间，模拟患者在吸痰时无呼吸辅助的屏气缺氧时间，吸痰时间不可超过操作者屏气时间，避免因吸痰时间过长导致患者缺氧。根据气管套管大小和痰液黏稠程度，选择直径适宜的吸痰管，吸痰动作轻柔，同时注意患者面色、呼吸、血氧饱和度变化。鼻腔有损伤或存在脑脊液鼻漏者，不宜从鼻腔吸痰。

7. 口腔

每日口腔护理 $2 \sim 3$ 次，张口呼吸者，将湿纱布覆盖口唇，保持口腔湿润。在口腔分泌物特别多者，除了加强吸出，还要报告医生，给予适当措施，以减少口腔分泌物，否则可能会大量漏入下呼吸道，加重呼吸道感染。

8. 拔管护理

拔除气管套管前，须评估患者呼吸功能恢复情况，咳嗽反射是否恢复完全，是否能自行有力咳痰。拔管前需彻底吸除口腔、口咽部、鼻咽部和气道内分泌物。拔管后严密观察有无呼吸困难、呼吸次数及血氧饱和度，用无菌纱布覆盖瘘口，通常普通胶纸固定即可，多在数天内愈合。

9. 心理

清醒患者气管切开后，无法讲话，易焦虑、烦躁。切开前需与患者及家属充分沟通，取得理解、信任及配合。昏迷患者气管切开前，还要向家属宣教气管切开后的注意事项和护理要求，并给予家属心理上的支持和鼓励。

六、瘫痪患者

1. 偏瘫

就是通常说的半身不遂，是指一侧上下肢、面肌、舌肌的运动障碍。交班时要关注偏瘫侧肌力、肌张力评分和变化情况，以及皮肤情况。对于偏瘫较重的卧床患者，宜保持患者功能位，即上肢伸直，下肢屈曲。指导患者和家属定时翻身叩背，避免一个部位长时间受压，预防压疮及坠积性肺炎。指导患者定时做深呼吸运动，避免局部肺不张。指导患者床上做肢体运动，等长、等张肌肉收缩锻炼，健侧带动患侧运动，防止肌肉萎缩变形。对于语言表达不清者，要耐心听，学会用手势交流，交代患者常用的手势及含糊不清的语言的意思。可以对瘫痪的肢体使用循环压迫气泵，预防深静脉血栓形成。保持患者大小便通畅，及时接尿，预防泌尿系感染。

2. 高位截瘫

是指第二胸椎以上脊髓横贯性病变引起的截瘫。高位脊髓损伤会出现很多并发症，基本上是针对这些并发症进行护理。包括定时翻身，防止压疮；预防深静脉血栓；间歇性导尿或定时导尿，进行膀胱训练，促进膀胱功能恢复；因为膈肌瘫痪，特别容易出现肺炎，所以要注意体位、排痰；因为皮肤感觉丧失，要防止烫伤、跌伤、碰伤，还要预防自伤、自杀等发生；由于肛门括约肌不协调，加之长期卧床，肠蠕动减慢，常发生便秘，因此宜多吃水果、蔬菜和富含纤维素的食物，不能依赖缓泻剂和肛门栓剂。

3. 重视心理和精神状态

不少神经外科疾病为突发起病，患者难免会有紧张、焦虑、恐惧等应激情绪，担心生活自理能力、面容改变、肢体残障、远期疗效，甚至担心影响未来家庭经济状况等，故护理过程中需适时给予心理支持及安慰。

七、失语患者

1. 要交代患者的一般情况

包括性别、年龄、文化程度、心理状态、性格特征、理解能力等。根据一般状况进行针对性评估，再规划相应的护理措施。言语训练时，发音练习要尽早开始。智能训练、作业训练也应尽早进行。

2. 交代失语类型及程度

（1）运动性失语　又称表达性失语，患者心里明白，对别人的话也能理解，但自己不能说话表达。

① 完全失语患者。康复训练要像教小孩说话一样从学发音开始，由简单到复杂，如让患者用喉部发"啊"音，然后再说常用单字，如"吃""喝""好"，再到"吃饭""喝水""好人"等单词；也可出示卡片，让患者读出上面的字；会说的词多了后，再练习简单的语句，训练者说上半句，患者接下半句，慢慢过渡到整句话，然后再训练复杂的句子，最后可让患者读简单的文章。训练时说话与视觉刺激结合，如说"吃"时与饭菜结合起来，或以看图识字法，说与看结合起来。

② 不完全失语患者。能说出一些单字、词组、句子或说话不流利，患者常有词汇贫乏、讲话缓慢、重复语言等，对这类患者要耐心地教，反复教句子，学阅读，练习灵活性，锻炼语言的运用技巧。

（2）感觉性失语　患者能说话表达且能听到语音，但不理解语言的含义，如同不懂外语的人听外语。这类患者的训练要比运动性失语困难些，可运用视觉逻辑法、手势法进行训练。如给患者端上脸盆，放好毛巾，并对患者说"洗脸"，患者虽不理解"洗脸"二字之意，但从逻辑上会理解你是让他洗脸。

（3）命名性失语　即看到实物而叫不出名字。可给他看生活中常用的物品，并说出名称和用途，同时还要注意反复强化已掌握的词汇。

（4）混合性失语　此类患者语言康复训练困难，宜采取说、视、听三结合的方法，反复多次进行。如让患者穿毛衣，则既说"穿毛衣"让患者听，又指着准备好的毛衣，并作出手势示意让患者看。

3.沟通技巧

（1）手势法　先确定几个简单手势，上竖大拇指是大便，上竖小指是小便，张口是吃饭，手掌上、下翻动是翻身，手掌捂住前额是头痛，手掌捂住胸口是胸痛，手掌来回在前胸移动是胸闷，手掌来回在腹部移动是腹胀等。反复向患者讲解示范，直至记清弄清为止，最后检验他是否能掌握运用。这种方法除偏瘫或双侧肢瘫者和听读、理解障碍患者不能应用外，其他失语患者都可以应用。

（2）实物图片法　借助一些实物图片，让患者与他人进行简单沟通，自制一些常用物品图片，如茶杯、碗、便盆、便壶、头像、病床等图片，反复教会使用，如拿茶杯图片表示要喝水，拿碗图片表示要吃饭，女性患者拿便盆图片表示要大便或小便，男性患者拿便盆图片表示要大便，拿便壶图片表示要小便，拿人头像图片表示头痛，拿病床图片表示要翻身。这种方法最适于听读、理解障碍患者的交流。

（3）文字书写法　有些患者文化素质高，当无机械书写障碍和视空间书写障碍时，在认识疾病特点后，他们多乐意以书写的形式与人沟通交流。需要什么，对医护人员、亲属有什么要求，均可用文字表达。

4. 心理状态

失语的患者内心往往焦虑、急躁，对他们应耐心、细心，不能因其领会慢而冷落，要不断鼓励患者，帮助患者克服困难，最大限度恢复说话功能。

八、自主神经功能障碍患者

自主神经功能障碍是由大脑神经功能失调造成的精神和身体活动能力减弱的疾病。一般来说，重大创伤、性格内向、生活压力大、作息不规律者是易发人群。症状较轻时，应指导患者疏泄出来，学会自我调节。症状严重时，要进行药物治疗和心理治疗，防止出现自伤，帮助患者建立心理应激机制。指导患者食清淡饮食，避免咖啡因、烟、酒精、可乐、油炸食物等；改善生活和工作环境，减少紧张刺激，注意劳逸结合；培养良好的生活习惯，早睡早起，生活要有规律，尽量多下床运动，多散步，多与人沟通交流，通过各种户外活动来调节自主神经功能。

九、脊髓脊柱外科患者

1. 体位

术后麻醉未清醒者，给予去枕平卧，搬动时保持脊柱正直，不可发生扭曲、弯转，尤其是高颈段手术，需特别注意颈部制动、颈托固定，颈部不可过伸过屈，以免脊髓损伤。

2. 呼吸状况

保持呼吸道通畅，观察呼吸频率、节律及血氧饱和度的变化，有无呼吸困难、烦躁不安等情况。

3. 术后镇痛

评估疼痛程度是否需要药物止痛，通常短期采用镇痛药物，减轻应激反应。腰部及下肢注意保暖，以防寒冷加重肌肉收缩，增加疼痛。

4. 切口引流情况

观察引流液的性质、颜色及量，分析是否存在活动性出血，是否存在脑脊液漏。

5. 肢体情况

评估运动、感觉功能，注意防止过早活动使手术部位丧失稳定性。运动前，宜根据患者手术部位的不同，给予颈托、胸托或腰围保护。对伴有肢体感觉功能障碍的患者，需采取有效措施防止烫伤或冻伤。

6. 大小便情况

脊髓脊柱疾病患者术前常有一定程度的大小便功能障碍，术后短期内较难恢复甚至加重，需注意观察，加强饮食指导、胃肠功能锻炼，并适当辅以通便药物。

7. 并发症预防

脊髓损伤或某些脊髓脊柱疾病术后患者卧床时间较长，要防治压疮、下呼吸道感染、泌尿系感染、腹胀、腹泻/便秘、关节僵硬和挛缩畸形等并发症。

8. 心理治疗

了解患者的心理反应，给予鼓励，增强疾病恢复的信心，做好健康教育。

9. 患者教育

出院后，要遵照医嘱安排锻炼，通常佩戴一定周期的脊柱护具，避免剧烈扭头、长时间低头，避免久坐久站，避免弯腰扭腰，避免提重物，避免外伤。

十、周围性面瘫患者

1. 一般护理

周围性面瘫的特征是除了口角歪斜，还出现患侧闭眼不能、额纹消失，而亨特氏面瘫（带状疱疹病毒感染面神经）往往伴有带状疱疹。由于眼睑不能完全闭合，球结膜和角膜不能被眼睑覆盖，长期暴露于空气中，可导致角膜炎，严重者可能造成失明。在急性期眼睑闭合不全时，要减少户外活动，保持眼部清洁；日间用眼药水滴眼，以生理盐水纱布覆盖；夜间涂抗生素软膏，必要时采用蝶形胶布固定或用眼罩等保护，防止干燥性角膜炎；对于可能会发生角膜溃疡者，需缝合眼睑。

2. 饮食护理

周围性面瘫患者由于面神经受累，可出现唾液分泌减少和味觉减退，应指导患者注意食物的冷热度，以防烫伤；从少量食物开始，将食物放在健侧舌后方，细嚼慢咽，避免坚硬、生冷刺激的食物；嘱患者饭后及时漱口，保持口腔清洁，多食含粗纤维及动物蛋白的膳食。

3. 高压氧治疗

高压氧能改善微循环，消除组织水肿，促进周围神经的血液循环，对周围性面瘫有一定疗效。患者进舱前 1h 不宜进食，需排空大小便，不可穿化纤衣服，不可带入易燃易爆物品。在加、减压过程中，应做好耳咽管调压动作，如捏鼻鼓气、吞咽、咀嚼等动作，患者在治疗过程中如感到耳部或者其他不适，应及时用对讲机及视频与医护人员沟通交流。减压过程中，严禁屏气。

4. 康复护理

指导患者对患侧进行早期热敷，促进局部血液循环。坚持进行患侧面部自我按摩训练，每日 3～4 次，每次 10～15min。

（曾炳香　彭巧玉）

第三节 交班的基本内容

护理交班是临床工作最基本的环节之一，作为信息收集者，护士观察患者的临床表现，记录和整理各种监测数据，将繁杂的病情信息去粗取精、去伪存真，重点突出地整理到交班记录中。这些记录不仅要反映患者的真实情况，使接班者很快了解病情，而且还能及时准确地向医生汇报，及时进行处理，有利于保障医疗护理安全。交班既是对前一班患者病情的总结，也能为下一步护理提供依据，是对有效医疗护理信息的总结，有利于帮助低年资护士和护理实习生总结归纳临床工作重点。

神经外科护理具有较多特殊内容，如术后卧床患者的特殊体位摆放，特殊状态下的神志、瞳孔准确评估，特殊的监测指标（如颅内压），不同引流管类型的引流要求，肢体活动及制动情况，水电解质及出入量的动态平衡，癫痫发作与处理措施等。如果护理交班出现大量错、漏、表述不完整、重点不突出、流于形式，甚至语言逻辑混乱，会给医疗工作带来潜在危险。

一、护理交班报告的书写

护理交班报告是护士根据病房里的每班工作动态和重点患者的病情、治疗、护理情况及注意事项等撰写的书面报告。

不同病种各有特点，交班内容需有侧重点，避免千篇一律。例如，脊柱脊髓手术患者，术前、术后肌力和感觉平面的评估对比是重点，若有突发的感觉、运动变化需及时汇报。又如，对听神经瘤术后患者，宜重点观察呼吸、角膜反射及吞咽情况，并采取相应措施；在眼睑闭合不全时，要涂眼药膏或带眼罩，防止角膜溃疡；术后第一天进食时，先试喂少许温开水，无呛咳及吞咽困难再行进食，否则宜置鼻饲管喂食。对面部感觉消失的患者，还需指导其避免进食过烫的食物，防止烫伤。交班记录需要有连续性，对上一班患者的病情要有交代，对下一班要提出病情观察重点内容，保证护理和医疗的连续性。例如，上个班次患者术后是"麻醉未清醒状态，双侧瞳孔直径为2mm，对光反射均迟钝"，那么本班次接班护士重点观察内容则是意识状态及瞳孔，如有变化，在交班报告中就需要记录："于××:××查房，患者神志转为清醒。查体：双侧瞳孔等大等圆。直径为2mm，对光反应均灵敏"；如果上个班次患者发生高热、抽搐，则接班护士就需记录本班次的体温变化、采取的治疗护理措施以及抽搐是否停止。只有用心细致地观察患者的各种反应，才能及时发现蛛丝马迹，警惕可能发生的潜在问题。

书写护理交班报告要语言通顺，医学术语的应用要规范，重点突出，同时要避免错别字，以免误导下一班护士。

二、医护集体交班的基本要求和内容

1. 交班者

着装整齐、精神饱满。交班前完成本班护理、治疗工作，认真填写交班记录本，检查各项护理记录是否准确、完整。再次查看危重、手术、新入院患者，做到心中有数。整理用物，保持治疗室、护士站整洁。查看病房环境是否清洁、安静、安全，病房摆设是否符合要求。在交班前要熟悉交班报告的内容，特别是新护士，最好预先熟读几遍，避免因内容不熟悉而增加紧张情绪，导致交班时磕磕巴巴，出现错读、漏读等情况。晨间交班时要自信，声音要洪亮、清晰。

2. 接班者

应提前15～20min到病房与交班者交接科室物品和药品，清点医院制度所规定的必查物品和药品，并记录签名，如精神麻醉药品、贵重药品、急救物品、医疗仪器等。

3. 医护集体交班内容

集体交班主要汇报本病房重点患者的疾病情况及相关护理问题，通常包括：新入院患者、当日拟行手术患者、昨日术后患者、病危及病重患者、病情异常变化患者、抢救或者死亡的患者。此外，病房里发生的各类突发事件、特殊的非医疗事件等也应列入交班内容。

（1）新入院患者交班内容　床号、姓名、基本情况、入院时间、入院诊断、主要阳性体征和重要的阴性体征。

（2）当日拟行手术患者交班内容　床号、姓名、诊断、拟实施的手术名称及麻醉方式、术前准备情况、有无手术禁忌。

（3）昨日术后患者交班内容　床号、姓名、诊断、手术时间、手术名称及麻醉方式、术后意识及生命体征、重点症状及体征、引流管道情况、术后处理情况。

（4）危重患者交班内容　床号、姓名、诊断、手术及病危病重情况、主要生命体征及监测指标、呼吸循环支持措施、病情变化及特殊用药情况、各类管道情况及全身皮肤状况。

（5）病情异常变化患者交班内容　床号、姓名、诊断、病情变化时间、变化的过程及处理措施、处理后的情况。

（6）抢救或死亡患者交班内容　床号、姓名、诊断、病情变化时间、抢救经过及抢救效果、死亡时间等。

三、床边护理交班内容

严格执行交班检查制度，按常规进行"四看""五查""一巡视"。

四看：看交班本，看医嘱本，看体温本，看各项护理记录，是否完整准确，有无遗漏或错误。

五查：查新入院、查术前准备、查危重瘫痪、查大小便失禁、查大手术后伤病员的各项处置，是否妥善、及时、齐全。

一巡视：对重危、大手术后、瘫痪卧床及病情有特殊变化的伤病员，交接班人员共同巡视，进行床旁交接，护士长必须提前上班巡视病房。

①患者总数，出入院、转科、转院、手术及死亡人数。

②新入院患者、抢救患者、大手术前后或有特殊检查处理、有行为异常、自杀倾向的患者病情变化及心理状态。

③医嘱执行情况，重症护理记录，各种检查标本采集及各种处置完成情况，未完成的工作，均应向接班者交代清楚。

④查看危重昏迷、瘫痪卧床患者有无压疮，基础护理完成情况，各种导管位置和通畅情况。

⑤贵重、毒、麻、精神类药品及抢救药品的登记，各器械、仪器的数量、技术状态等。

⑥交接班者共同巡视检查病房是否达到清洁、整齐、安静、安全，查看各项工作的落实情况。

四、口头交班

口头交班表达要清晰、准确，简明扼要，重点突出，注意使用专业术语。对心理状态异常的患者，需重点评估，防止发生安全隐患。对危重和手术后患者的症状，要仔细表述。如日班交班患者伤口渗血较多、出现呕吐等，夜间应交代是否已止血或仍在渗血，是新鲜还是陈旧性渗血，呕吐是否好转。夜班还应报告患者的睡眠情况。

五、专科交班内容

包括：体位，意识，瞳孔，术后引流管，颅内压监测，生命体征监测，肢体活动情况，尿量情况，神经外科常用药物使用注意事项。

（一）体位

正确的体位不仅令患者较为舒适，而且对术后治疗和康复也有重要作用（表 1-1）。临床上常常根据不同解剖部位、不同疾病及治疗的需要，采取对应的体位。体位不当可能会引起颅内压增高、呼吸不畅，造成脑肿胀或脑缺氧，甚至危及患者生命。例如，对于去枕平卧位的患者，头部往往会低于胸部，不利于头颈部静脉回流，不利于降低颅内压。

表 1-1　神经外科各种手术后的推荐体位

类型	体位
全麻未清醒	平卧，头偏向一侧，头高于胸
全麻清醒者	抬高床头 15°～ 30°
颅内肿瘤手术	瘤腔保持高位
经鼻蝶入路手术	抬高床头 15°～ 40°
脊柱脊髓手术	脊柱保持同一个轴线
婴幼儿脑脊膜膨出术后	俯卧位，切口应保持在高位
慢性硬膜下血肿	平卧或头低脚高位
后组脑神经受损、吞咽功能障碍者	侧卧位
颅后窝开颅手术	健侧卧位，翻身时应扶住头颈部，头颈同步转动，避免扭转脑干

（二）意识

意识障碍是病情加重的征兆和表现，是临床观察、治疗和护理的重点内容。格拉斯哥昏迷评分法（Glasgow coma scale，GCS）能较为准确地评估患者意识水平，评估者之间的偏倚较小。GCS 是 1974 年在英国 Glasgow 召开的世界神经外科创伤大会上，Glasgow 大学的神经外科教授 Graham Teasdale 和 Bryan J. Jennett 在大会上提出的测评昏迷的方法（表 1-2）。评估中，应采用患者的最佳反应状态。例如，对于偏瘫的患者，应该采用无偏瘫的肢体对痛觉刺激的运动反应。GCS 满分 15 分，分数越高意识状态越好，分数越低表示病情越重。一般来说，15 分为清醒，13 ～ 14 分为嗜睡，11 ～ 12 分为意识模糊，9 ～ 10 分为昏睡，8 分以下呈昏迷，3 分为深昏迷。

表 1-2　Glasgow 昏迷评分量表（改良版）

睁眼反应（E）	计分	言语反应（V）	计分	运动反应（M）	计分
正常睁眼	4	回答正确	5	遵命动作	6
呼唤睁眼	3	回答错误	4	定位动作	5
刺痛睁眼	2	含混不清	3	肢体回缩	4
无反应	1	唯有声叹	2	肢体屈曲	3
眼睑肿胀，无法睁眼	C	无反应	1	肢体过伸	2
		气管插管或气管切开，无法发声	T	无反应	1
		言语障碍，言语反应无法测	D		

为了评估小于 4 岁儿童的颅脑损伤程度，澳大利亚学者 Simpson CoCKington 将 GCS 的语言项目进行了修改，于 1982 年提出了 CCS（children coma scale），见表 1-3，它被称为 GCS 的儿童改良版。

对于意识障碍程度的描述，参见表 1-4。此表简明易懂，应用广泛，往往用于与非专科医生之间交流。用简化的口诀来表示：

定向完好，神志清楚；

失去警觉，意识模糊；

失去语言，进入昏迷；

失去痛觉，中度昏迷；

失去反射，深度昏迷。

表1-3 儿童版GCS评分（CCS）

评分	睁眼		功能测定（最佳言语反应）			最佳运动反应	
	12个月以内	12个月以上	24个月以内	2～5岁	5岁以上	12个月以内	12个月以上
6	—		—			自发活动	有遵嘱活动
5	—		微笑、发声	适当单词、短语	定向说话	局部刺痛后运动	疼痛定位
4	自发		哭闹、可安慰	词语不当	不能定向说话	疼痛回缩	疼痛回缩
3	声音刺激时	言语刺激时	持续哭闹、尖叫	持续哭闹、尖叫	言语不当	刺痛后屈曲反应	刺痛后屈曲反应
2	疼痛刺激时	疼痛刺激时	无法安慰的哭闹	呻吟	言语难以理解	刺痛后伸展反应	刺痛后伸展反应
1	无反应	无反应	无反应	无反应	无反应	无反应	无反应

表1-4　意识障碍程度

意识障碍程度	GCS 评分	患者表现
清醒	15 分	时间定向和空间定向功能完好，对外界环境保持警觉性
嗜睡	13～14 分	可被唤醒，并能正确回答和做出各种反应，但当刺激去除后很快又再入睡
神志模糊	11～12 分	能保持简单的精神活动，但对时间、地点、人物的定向能力发生障碍
昏睡	9～10 分	是接近于人事不省的意识状态，处于熟睡状态，不易唤醒。虽在强烈刺激下可被唤醒，但很快再入睡，醒时答话含糊或答非所问
浅昏迷	7～8 分	意识丧失，对高声呼唤无反应，对强烈的痛刺激或有简单反应，如压眶可出现表情痛苦及躲避反应，角膜反射、咳嗽反射、吞咽反射及腱反射尚存在，生命体征一般尚平稳
中昏迷	4～6 分	对疼痛刺激无反应，四肢完全处于瘫痪状态，角膜反射、瞳孔对光反射、咳嗽反射、吞咽反射等尚存在，但明显减弱，腱反射亢进，病理反射阳性，呼吸循环功能一般尚可
深昏迷	3 分	所有深浅反射消失，眼球固定，瞳孔散大，角膜反射、瞳孔反射消失

（三）瞳孔改变及临床意义

瞳孔改变在评估和判断颅内压增高患者的病情、指导治疗及估计预后具有重要意义，是护理工作中不可或缺的内容。

1. 正常成人瞳孔大小和形状

直径 2～4mm，两眼对称，通常差异不超过 0.25mm，两侧等大、等圆，边缘整齐。正常瞳孔的大小与年龄、生理状态、屈光、外界环境等因素有关。1 岁以内的婴儿瞳孔最大，其次为儿童和青少年时期，以后随着年龄增长，瞳孔会逐渐变小。近视眼的瞳孔大于远视眼。交感神经兴奋时，如表现为惊恐不安、疼痛时，瞳孔会扩大；副交感神经兴奋时，如镇静、睡眠状态等，瞳孔较小。

观察方法：检查者用一只手的大拇指和食指掰开患者上、下眼睑，另一手持手电筒先从眼睛外侧（颞侧）照射，避免强光进入视网膜，可以清楚地观察到瞳孔的大小和形状；然后再换手，观察另一侧瞳孔。注意，不要用强光从正面照射瞳孔，以免引起瞳孔缩小。对比瞳孔测量尺，使患者瞳孔与测量尺上的黑圆点数值对比，读出瞳孔大小数值，并比较双侧瞳孔大小、形状是否对称。

2.瞳孔大小的意义

瞳孔散大，大多是因为动眼神经麻痹或视神经损伤。在颞叶钩回疝早期，动眼神经受到颞叶钩回的刺激，可以出现动眼神经兴奋而导致瞳孔缩小；但不久后，动眼神经被勾回压迫导致功能丧失，出现动眼神经麻痹，于是该侧瞳孔放大，对光反射消失。

3.瞳孔对光反射

（1）反射弧　光线经进入眼底视网膜，通过视神经、视交叉、双侧视束、上丘臂将信号传递进入中脑顶盖前区的动眼神经副核（E-W核），E-W核发出信号，通过动眼神经（副交感神经节前纤维）、睫状神经节、节后纤维传出到双侧眼睛的瞳孔括约肌，指挥瞳孔收缩。对于强光刺激，动眼神经副核指挥瞳孔收缩，使得进入眼部的光线减少；反之，在黑暗处，需要增加进入眼部的光线而使眼睛能分辨所见之物时，就指挥瞳孔放大。

（2）意义　这个反射弧上任何一处有病损，都会导致瞳孔大小和对光反射异常。如视神经损伤，可产生患侧的瞳孔放大和直接对光反射消失，是因为失明的眼睛无法接受传入的光线信号；但照射对侧的健眼瞳孔时，同侧瞳孔仍会缩小，即间接对光反射存在。如果左侧视神经受损，而右侧完好，光线照射右眼时，出现双眼瞳孔都缩小，此时的右眼瞳孔缩小为"直接对光反射"，左眼瞳孔缩小为"间接对光反射"。如果动眼神经副核这个幕后的"司令部"被破坏，瞳孔就会出现各种异常，如脑桥损伤可出现瞳孔缩小，中脑损伤可出现瞳孔呈三角形、椭圆或多边形。

（3）观察方法　用手电筒从侧方30°照明眼球前房，对比观察双侧瞳孔的大小、形状，并迅速观察瞳孔是否缩小以及反应速度。如果瞳孔立即缩小则为"直接对光反射灵敏"；同时观察未照射侧瞳孔是否缩小，如果也迅速缩小则为"间接对光反射灵敏"。同样方法观察另一侧瞳孔的直接和间接对光反射是否灵敏，并准确记录。

4. 观察和记录错误的原因

①没有正确记录患者的基础状况，如眼部外伤或手术史；②观察瞳孔的方法错误；③凭感觉估计大小，未使用瞳孔测量尺。

（四）术区引流管

引流压力、引流量、引流液性状，是引流管管理的三大要素。如果硬膜完整，引流管仅用为创面引流，如大面积头皮清创术后或颅骨修补术后的皮下引流管，那么引流管需置于较低位置，以充分引流创面的渗血。凡涉及引流脑脊液的引流管，包括硬膜下引流、脑内瘤腔或血肿腔引流等，或为了治疗目的而进行脑脊液外引流（脑室外引流、腰大池引流），均需要控制引流压力，避免引流不足或引流过度。神经外科各种引流管的引流压力阈值（常通过引流器的滴液口高于外耳道的高度来粗略判断）、引流量、引流速率、引流液性状，都是术后护理的重要内容。如果单位时间内的引流量过大，宜提高滴液口的高度，或暂时关闭引流管；反之，单位时间内引流量不足，则可能与管道阻塞或高度不合适等有关，需要及时向医生反馈。如果引流液在短时间内转变为较浓的血性，可能提示颅内再出血，需报告医生并做 CT 复查准备。

（1）硬膜外引流管　置患者于平卧位，头偏向患侧，滴液口平或稍低于创腔。

（2）硬膜下引流管　滴液口宜平或高于创腔，具体高度要遵照医嘱调整。

（3）腰大池引流管　置管术后要去枕平卧 4～6h，之后可以适当翻身；观察量、色、性状和引流速率，引流不可过快，通常每日控制在 150ml 之内，无色澄清为正常，浑浊、毛玻璃状或絮状提示颅内感染。

（4）脑室外引流管　标签注明引流管名称、留置日期，贴于引流管上。引流器滴液口通常建议高于外耳道 20～25cm。翻身及护理操作时应力求避免牵拉引流管，搬运患者时宜暂时夹闭。观察引流的量、颜色、性状、通畅度，避免引流过多。

（五）颅内压监测

【颅内压（ICP）】　指颅腔内容物对颅腔所产生的压力，正常值（腰椎穿刺或脑室穿刺）：成人 0.7～2.0kPa（5～15mmHg，70～200mmH$_2$O），儿童 0.5～1.0kPa（4～7.5mmHg，50～100mmH$_2$O）。1kPa=7.5006mmHg=102mmH$_2$O，1mmHg=13.6mmH$_2$O。

【颅内压增高】　成人颅内压持续超过 200mmH$_2$O，儿童颅内压持续超过 100mmH$_2$O，从而引起相应的症状和体征。

① 头痛、呕吐、视神经乳头水肿是慢性颅内压增高的"三主征"，意识障碍、头痛、呕吐是急性颅内压升高的"三主征"。

② 进行性血压升高、脉搏慢而有力并呼吸慢而深，系库欣反应，提示处于颅内压增高的终末期。

③ 头痛程度随颅内压增高进行性加重，颅内压增高常出现喷射性呕吐，且呕吐次数较多。

【颅内压监测】 颅内压监测能及时、准确地反映颅内压的变化，可参阅具体数据及变化曲线，结合患者神志、瞳孔、生命体征情况，及时判断病情变化，并展开救治。一般以 20mmHg 为降低颅内压的临界值。

① 颅内压小于 20mmHg。抬高床头，防止躁动，预防颅内压进一步升高。

② 颅内压 20 ~ 40mmHg。及时向值班医生汇报，遵医嘱应用甘露醇、呋塞米等脱水药物；有脑脊液引流的患者，可以释放脑脊液并调整引流压力设定，酌情进行手术准备。

③ 颅内压大于 40mmHg。查头部 CT，了解颅内压升高的原因，排除颅内出血可能，做手术准备。

（六）生命体征监测

生命体征包括体温、心率、呼吸、血压、疼痛。体温、心率、呼吸、血压是经典的四大生命体征。

（1）体温 体温中枢位于下丘脑，其中散热中枢在前区，产热中枢在后区。使用电子设备时，须注意设备自身的工作状态和测量时注意事项，防止因传感器放置欠妥或设备自身误差导致观察记录失误。

① 中枢性高热。下丘脑体温调节中枢损伤，可持续高达 40 ~ 41℃。

② 不规则热。见于颅内及伤口感染，可伴有脑膜刺激征，脑脊液中白细胞增多。

③ 脑干损伤。严重者可出现高热，脑干衰竭时体温可能不升。

④ 体温降低也可见于全麻后早期、下丘脑损伤或濒临死亡的患者，可采取保暖措施。

（2）心率　指心脏每分钟跳动的次数。

① 中枢性病变。病变位于胼胝体、下丘脑及脑干附近时，可产生复杂多变的心率。特点：心率变化突然，无规律性。心率快者可达 200 次 / 分，慢者仅 30 次 / 分，也可表现为忽快忽慢。如果心率过快，大于 130 次 / 分，或心率过慢，小于 45 次 / 分，均应报告医生处理。中枢病变患者的心率变化快，对药物较为敏感。

② 非中枢性心率变化。主要见于有效循环血量不足，如失血、呕吐、出汗、大剂量应用脱水剂、补液不够、发热（一般体温每升高 1℃，脉搏增加 15 ～ 20 次 / 分）等。该类患者心率变化缓慢，幅度也小，处理上以纠正引起心率变化的原因为主，补充血容量。

（3）呼吸　正常成人静息状态下呼吸为 16 ～ 18 次 / 分，呼吸与脉搏之比为 1：4。新生儿呼吸约 44 次 / 分，随着年龄增长而逐渐减慢。

① 呼吸过快。呼吸大于 30 次 / 分，多见于高热、低氧血症、心衰、气胸、下呼吸道感染、代谢性酸中毒、高热、神经源性肺水肿、呼吸窘迫综合征等。有的患者可能因为癫痫发作或阵发性交感神经亢进（传统名称是"间脑癫痫"）而导致阵发性呼吸急促、心率过速、去大脑强直。

② 呼吸过慢。呼吸小于 10 次 / 分，多见于麻醉未醒、病变或手术累及呼吸中枢、颈髓手术、颅内压增高等。

③ 潮式呼吸。又称陈 - 施呼吸，特点是呼吸逐步减弱以至停止和呼吸逐渐增强两者交替出现，周而复始，呼吸呈潮水涨落样。潮式呼吸周期可长达 30s ～ 2min，暂停期可持续 5 ～ 30s。多见于重症脑缺氧、双侧大脑半球病变、间脑病变等。

④ 间停呼吸。又称 Biots 呼吸，表现为有规律的呼吸几次后，突然停止一段时间，又开始呼吸，周而复始。呼吸频率变慢，

逐渐发展为呼吸停止。间停呼吸是神经系统恶化晚期的不祥体征，呼吸频率、节律及深度不规则变化。多见于脑炎、颅内压增高、剧烈疼痛、中枢衰竭时。

⑤ 叹气样呼吸。表现为一段正常呼吸节律中插入一次深大呼吸，并常伴有叹息声。见于癔症、精神紧张或焦虑症、抑郁症。此外，在 NICU 内，叹气样呼吸也常被作为重症患者的濒死征象之一。

（4）血压　正常血压为：收缩压 140 ～ 90mmHg，舒张压 90 ～ 60mmHg。

① 血压过高（大于 140/90mmHg）。原发性高血压者，宜选择作用平缓的降压药物，防止血压骤降，引起脑血流量减少，导致脑缺血；急性颅内出血、颅内高压导致高血压者，以降低颅内压为主，必要时使用降血压药辅助，以免引起脑灌注压降低；脑血管痉挛所致血压升高，以治疗脑血管痉挛为主，维持血压在正常稍高的水平。

② 血压过低（小于 80/50 mmHg）。多见于血容量不足、脱水过度、脊髓损伤或颅内高压晚期。有效循环血量不足引起低血压者，宜及时补充血容量。

（5）疼痛　近年来，疼痛被认为是"第五生命体征"。减轻患者的疼痛，是从本质上"以人为本"改善患者就医感受，提升医疗质量，也是目前"无痛医院"的要求。无论是颅脑外伤，还是颅内病变或脊柱脊髓病变术后，对疼痛的观察和评估，都是术后护理的重要内容，如突发剧烈头痛可能提示颅内压发生骤然改变或颅内动脉瘤破裂而需紧急处理。此外，减轻椎管手术后疼痛不仅是单纯的对症处理，还对促进患者积极参与康复非常重要。

疼痛是患者的主观感受，为了便于向医护人员表达疼痛的程度，可以采用视觉模拟评分法（visual analogue scale/score，

VAS），这是国际上通用的一种评估方法。具体方法：在纸上划一条含有 10 个刻度的横线，横线的一端为 0 分，表示无痛；另一端为 10 分，表示无法忍受的剧痛；中间部分表示不同程度的疼痛。让患者根据自我感觉，在此刻度线上选择一个数字，表示其疼痛的程度。

VAS 疼痛评分标准（0～10 分）如下。

0 分：无痛。

1～3 分：轻微疼痛，能忍受。

4～6 分：疼痛并影响睡眠，尚能忍受。

7～10 分：有逐渐强烈的疼痛，疼痛难忍，影响食欲，影响睡眠。

（七）肢体活动情况

【肌张力】　是肌肉松弛状态的紧张度和被动运动时遇到的阻力。肌张力减低表现为肌肉弛缓柔软，被动运动阻力低。肌张力增高表现为肌肉较硬，被动运动阻力增加，关节活动范围缩小。

【肌力】　肌肉运动时的最大收缩力。

① 检查方法。嘱患者作肢体伸缩动作，从相反方向给予阻力，测试患者对阻力的克服力量，并注意两侧比较。

② Lovett 肌力分级（0～5 级）。

0 级—零（Zero，0）：无可测知的肌肉收缩。

1 级—微缩（Trace，T）：有轻微收缩，但不能引起关节运动。

2 级—差（Poor，P）：在减重状态下能做关节全范围运动。

3 级—可（Fair，F）：能抗重力作关节全范围运动，但不能抗阻力。

4 级—良好（Good，G）：能抗重力，抗一定阻力运动。

5 级—正常（Normal，N）：能抗重力，抗充分阻力运动。

③ 不同组合的瘫痪可分别命名为。

单瘫：单一肢体瘫痪。

偏瘫：一侧肢体（上、下肢）瘫痪，常伴有一侧脑神经损害。

交叉性偏瘫：一侧肢体瘫痪与对侧脑神经损害。

截瘫：双侧下肢瘫痪。

④ 临床意义。颅内不同部位病变可引起不同的运动／感觉障碍。皮质及皮质下病变时，偏瘫多不完全，或上肢重、或下肢重，可伴有癫痫发作及失用、失语、失认等症状。内囊病变时，多表现为"三偏"：偏瘫、偏身感觉障碍及偏盲。脑干病变常表现为交叉性瘫痪，即患侧病变平面脑神经周围性瘫痪，对侧平面中枢性脑神经瘫及上、下肢瘫痪。脊柱脊髓病变者，常表现为不伴面、舌瘫痪的上、下肢瘫痪。

（八）尿量情况

鞍区占位病变术后易发生尿崩症，术后尿量和水电解质紊乱是监测重点，最好留置导尿管，每小时观察尿液颜色、尿比重，用量杯准确测量尿量并记录。

（1）尿量　正常成人 24h 尿量约 1000～2000mL，平均 1500mL 左右。在普通病房，对于多尿的患者，宜将纸质版表格交代给家属记录，NICU 患者由负责护士记录，每天早上 7:00 统计过去 24h 的总尿量。注意：不要直接读取尿袋的刻度，应将尿袋里的尿液倒入有刻度的量杯中，再读数（每小时整点统计尿量）。如果每小时尿量大于 300mL，或连续两个小时均大于 250mL 时，应告知护士或医生。

（2）颜色　正常新鲜尿液呈淡黄色或深黄色，是由于尿液中含有尿胆原和尿色素。当尿液浓缩时，可见量少色深。尿液的颜色还受某些食物、药物的影响，如进食大量胡萝卜或服用核黄素，尿液呈深黄色；服用利福平或红心火龙果，则呈红色。在病理情况时，尿液的颜色可有以下变化：

① 血尿。血尿颜色的深浅，与所含红细胞多少有关，含红细胞多时呈洗肉水样。血尿常见于急性肾小球肾炎、输尿管结

石、泌尿系统肿瘤、结核及感染。

② 血红蛋白尿。大量红细胞在血管内破坏，形成血红蛋白尿，呈浓茶色，酱油样，隐血试验阳性。常见于挤压伤、溶血、恶性疟疾。

③ 胆红素尿。呈深黄色或黄褐色，振荡尿液后泡沫呈黄色。见于阻塞性黄疸和肝细胞性黄疸。

④ 乳糜尿。因尿液中含有淋巴液，故呈乳白色，见于丝虫病。

（3）比重　成人在正常情况下，尿比重波动于 1.015 ～ 1.025。若发现鞍区病变术后患者的尿比重低于 1.010 左右，提示尿崩可能，需准确记录尿量。

（九）神经外科常用药物使用注意事项

护理人员在执行医嘱时，须注意认真核查给药的剂量、方式、途径、输注速率，及时发现不良反应，这既是对医疗工作的执行、监督和反馈，也是确保合理用药的关键环节，把好护理工作质量关。神经外科最常用药物有：脱水药、糖皮质激素、抗生素、抗癫痫药、降压药、抗血管痉挛药及神经营养药等。

六、小结

护理人员应主动提升自身的专业素质，不断学习专业知识，善于做日常笔记，逐渐积累工作经验。随着神经外科新业务、新技术快速拓展，亚专业划分越来越细，专科护理学的发展也随之更加深入，这些无疑对神经外科护理提出了更高、更严的要求。因此，可从学习和掌握交班内容开始，构建完整的知识框架，掌握系统的理论知识并将其与临床实践相结合，加快成为一名合格的神经外科专科护士。

（唐云珍　李　琦　赵清爽）

第四节　交班的多种模式

护理交班是不同班次护士间的工作交流，参加护理交接班的人员常涉及不同级别和不同职责的护士，因交接对象不同及场合不同，交班的重点存在差异。模式上有晨会交班、床边交班、口头交班、书面交班等多种方式。随着临床护理模式的改进及信息化的运用，交班模式也推陈出新，与时俱进。

一、护士的工作职责

神经外科护士与其他护理工作者一样，其职称有主任护师、副主任护师、主管护师、护师、护士之分，每个等级的护士都有各自的职责。

（一）主任护师和副主任护师的职责

① 在护理部主任、副主任及科室主任和护士长的领导下，负责指导临床护理、护理科研和护理教学等工作。

② 协助护士长做好病区管理，按相应职称上岗工作，指导下级护理人员书写护理计划，实施以患者为中心的优质护理。

③ 检查指导本科室急、危、重、疑难患者护理计划的制订和讨论，以及危重患者的护理。

④ 主持护理会诊和指导病区护士查房，不断提高科室护士的专业水平和技能。

⑤ 参加医疗查房、大手术讨论、术后汇报及疑难病例和死亡病例讨论，全面了解科室患者的病情、治疗和护理情况，更好指导下级护士工作。

⑥ 组织主管护师、护师、护士、进修护士的业务学习、学术讲座、护理病例讨论，拟定教学计划，编写教材并负责讲授。

⑦ 指导和带领护理研究生和本科生的临床实习，讲授部分课程，负责对各级护理人员的培养，做好传帮带。

（二）主管护师的职责

① 在科室主任、护士长领导下，以及正、副主任护师指导下，开展护理、教学、科研、管理等工作。

② 参加临床实践，完成护士长安排的各班、各项护理工作，并负责监督、督促、检查科室护理工作质量，及时提出存在的问题，把好质量关。

③ 参加危重患者的抢救及专科特别护理，解决科室护理业务上的疑难问题，指导重危、疑难患者的护理诊断和护理计划的制订与实施。

④ 参加医疗查房及本科室主任护师、副主任护师的查房，全面了解本科室患者的病情、治疗、护理等情况。

⑤ 协助病区护士长组织护理查房及会诊，对护理业务给予具体指导，完成按职称上岗及优质护理工作。

⑥ 对本科室发生的护理不良事件进行分析鉴定，提出防范措施。

⑦ 配合护士长组织本科室护师、护士进行业务培训，编写讲义，负责讲课，组织护理本科生、进修生、大专生和护理实习生的临床实习，负责本科基础知识的讲解和成绩评定。钻研业务，成为专科护士。

⑧ 协助护士长做好业务技术管理和护理队伍建设工作。

（三）护师、护士的职责

① 在护士长的领导下和上级护师的指导下开展工作。

② 认真阅读病情交班报告、护理记录单、医嘱等。

③ 提前 15min 上班，清楚交接各种物品，包括抢救器材、特殊药物和贵重物品。与交班护士做好床旁交接班，全面了解所管患者的一般状况、姓名、性别、年龄、诊断、手术、治疗、

护理、饮食、心理等状况。

④坚守工作岗位，严格观察病情变化。

a.对循环、呼吸、体液、出入量、电解质、营养等进行连续监测和记录。

b.根据病情和医嘱，进行生命体征的观察和记录。

c.准确书写护理记录，客观、及时、全面地反映病情的动态变化。

d.患者有病情变化或化验结果异常时，需及时报告值班医生，及时采取对策。对发生频发室性期前收缩、心动过速、气管插管意外脱出、心室颤动、心搏骤停等紧急情况者，应立即抢救，同时报告值班医生。

⑤准确执行医嘱和各项护理计划。

⑥保证患者及床单位的整洁。

⑦做好生活护理及其他各项基础护理工作。

⑧交班报告书写应详细、准确、整洁、完整。

（四）办公（值班）护士的职责

①负责护士站的一切工作，参加晨会及交接班，对全科室患者诊断、病情、治疗及心理动态全面了解。

②负责接听电话，接待来访，联络病区内外的工作，如通知患者按照预约时间去做影像学检查、呼叫麻醉医师来紧急气管插管等。

③查对病区日志、夜晚班医嘱。了解患者住院费用、特殊检查的预约落实情况。

④接收新患者并及时通知医生和责任护士，办理患者转科、出院、死亡等手续。

⑤转抄、校对、打印各种医嘱、护理表格及执行单，同时交给各组责任护士查对执行。

⑥督促及时送出各种化验标本、检查单，签收各种检查单、

影像片袋、化验结果，分别清理后置于患者病历夹内。

⑦ 负责各种护理文件书写检查，保持各种记录的整洁性、科学性、真实性。

⑧ 下班前整理护士站，做好护士站的整洁、办公电脑的清洁与维护，整理次日化验、检查单据和手术患者特殊交班内容。

（五）治疗护士的职责

① 负责输液药品的准备和静脉营养液的配制。

② 负责仪器设备的清洁、保养和维护。

③ 负责液体的请领、补充和管理。

④ 负责无菌物品的检查、清点、消毒和请领。

⑤ 负责治疗室管理，保持环境整洁，各种物品定点放置。

⑥ 负责各种消毒液的配制和浓度检测。

（六）日班护士的职责

① 负责分管患者一切护理工作，参加交接班。在本班结束前和下一班护士进行书面和床头交接班，确保护理工作的连续性。

② 接待新患者，进行入院宣教，介绍负责医生、责任护士、病区环境。

③ 通过护理检查、会谈等方式及时收集和记录患者资料，评估患者病情及生理、心理、文化、社会、环境和护理需要，24h 内完成患者的入院评估及护理计划，根据具体问题制订护理措施。

④ 完成所负责患者的各项治疗及生活护理，进行各阶段的健康指导和效果评价；经常深入病房，与患者及家属沟通，指导患者或家属配合治疗与护理的实施。

⑤ 评价护理计划的实施情况及效果，了解患者心理及病情动态，评估原有护理问题，提出新的健康问题，及时修订护理

计划，以保持对患者身心护理的连续性和科学性。

⑥ 参加本组医生查房，了解所负责患者对护理工作的满意度。

⑦ 每月组织或参加本组护理查房一次，并协助护士长做好病室日常管理工作。

⑧ 对出院患者进行指导。

（七）上夜班护士的职责

① 交接、检查麻、精药品并登记。

② 书面交接全科患者情况，对危重、手术后、卧床及特殊患者进行床头交接。

③ 核对上一班医嘱，转抄、校对、执行当班医嘱，根据医嘱准备及完成次晨抽血、特殊检查、手术医嘱。

④ 按时记录患者意识、瞳孔、生命体征，对发热患者及时降温处理，落实护理措施。

⑤ 核对次日药品，并签名。

⑥ 按护理等级进行巡视，落实等级护理及各项护理措施，及时发现异常，并报告配合处理。

⑦ 完成本班各项治疗，处理急诊入院，做好当班出院、死亡患者终末护理。

⑧ 负责班内病房管理工作，按时查房关灯，保持病室有序、安静。

⑨ 随时保持办公室、治疗室整洁，书写交班报告，与接班护士床头交接班，向护士长汇报特殊情况。

（八）下夜班护士的职责

① 交接、检查毒、麻、精药品并登记。

② 负责患者的病情监测、护理，并做好记录。

③ 负责查对、处理和执行各项医嘱。

④ 按时完成各项夜间治疗。

⑤ 协助做好晨间护理。

⑥ 保持病区环境清洁、有序、安静、安全，保证患者休息和睡眠。

⑦ 做好次日标本留取和治疗准备工作。

⑧ 完成标本留取和手术及检查准备工作，向患者详细交代注意事项。

⑨ 负责病区所有物品、药品等的管理工作。

⑩ 参加晨会交班，整理前一日的患者动态，对全科患者诊断、病情、治疗及心理动态全面了解；与次日白班护士进行书面和床头交接班，确保护理工作的连续性。

（九）早晚班护士的职责

① 协助主班护士完成各项治疗护理。

② 做好病区患者的晨、晚间护理。

③ 扫床换单，保持床单位整洁。

④ 负责危重或一级护理需要鼻饲患者的进食。

⑤ 协助卧床患者按时翻身叩背，做好高危压疮患者的皮肤护理。

⑥ 协助主班护士做好病区管理，保证护理工作有序进行。

二、交班模式

交班模式是适应当前护理模式而形成，目前最为普遍的模式是医护晨会交班、护-护早晚大交班及床边交班。

（一）医护晨会集体交班模式

病区医生、护士（简称医护）各值班人员提前到达科室会议室，做好交班准备。参加晨会人员包括科主任、护士长、医生、值班医生、夜班护士、责任组长、进修生、实习生。

① 各病区夜班护士对本病区患者动态及总人数进行交班，详细汇报新患者、重危患者、抢救患者、一级护理患者、大手

术后、有特殊病情变化及死亡患者情况。对手术患者，要汇报麻醉方式、手术名称、整体病情；对病危、病重患者，要汇报主要病情及救治情况；对特殊病情变化患者，要汇报各项抢救处置情况与现状；对检验科报告有危机值的患者，要汇报危机值数值及处置情况。

② 各病区值班医生对本病区进行医疗交班。

③ 科主任总结前日科室内医疗护理工作，布置和提出当日工作要求，传达落实医院有关重要事宜。

④ 护士长布置当日各班护理工作重点，传达与护理工作有关的医院、护理部会议精神。

（二）护 - 护早晚大交班模式

1. 早交班

① 早交班由夜班护士对夜间患者病情、医嘱内容、治疗及护理情况进行详细汇报。

② 在床边，向护士长及责任组长、责任护士介绍患者情况，包括新入患者、转入患者、危重患者、手术后患者、瘫痪卧床及大小便失禁患者等。护士长及责任组长查看病房环境、仪器、心电监护导联是否在位，及各项具体指标、患者的体位是否合适、皮肤的完整性、各留置导管在位情况、引流管是否通畅，同时评估患者心理、了解饮食、睡眠及服药情况。

③ 重要医疗器材及急救药品、物品的交班。由办公护士和服供护士对急救药品、物品及医疗仪器进行交接，保证急救药品、物品储备充足，仪器处于良好备用状态。

④ 护士长重点检查交班质量，对不正确、不全面的地方做更正和补充；检查评估一级护理、危重患者、病情突变患者的病情及各种重要措施的落实；总结当日患者情况，组织讨论疑点、难点并解决，同时布置当日护理工作。

⑤ 床旁交班结束后，交接班者、责任组长再次进行书面交

接。交接内容包括医嘱本、病史报告、体温本、护理记录。校对临时医嘱，确认执行情况，避免遗漏；病史报告有无特殊，有无危机值，是否已处置；体温本是否记录，高热者重点交班；生命体征记录是否连续，有无遗漏或错误；护理记录内容是否客观、真实、及时、准确、全面。

2. 晚交班

① 晚交班由责任护士进行交班前总结，护士长检查交班本，与上一班护士共同了解当日患者病情、治疗、护理及主要医嘱。对危重患者、病情变化患者、手术后患者及卧床患者要重点交接，加强巡视。

② 对特殊治疗用药的患者，核实当日用药剂量、时间、浓度及有无不良反应，交代特殊治疗及护理的患者。

③ 检查各种急救物品、药品、贵重仪器是否在位，数目是否准确。

④ 护士长重点检查护理措施的落实情况，评价新入院患者的入院介绍效果，当日重要治疗执行情况，向接班者交代特殊患者的观察重点。

（三）标准化医护沟通（SBAR）交班模式

为了更好地了解病情，抓住护理要点，保障班班传达不出错，衍生出标准化医护沟通交班模式（即 situation—现状、background—背景、assessment—评估、recommendation—建议），简化为四个字：情、景、评、议。它是采用英国医疗行业内医护人员间关于标准化病情交流的模式，并将此制成简化的SBAR交班表。它是一种以证据为基础的高效标准沟通，根据科室特点应用于护理交接班，重点运用于护理交班中的急危重患者或一级护理患者的病情交接。科室可建立体现专科特点的SBAR报告模式和交班报告表格，如表1-5所示。

表 1-5　神经外科 SBAR 报告模板样式

形式	内容
情	现在 ×× 床出现了（患者主诉、症状、体征）当班护士测量患者的生命体征
景	患者意识 ×× 诊断 ×× 入院时间 ×× 手术名称 ×× 手术时间 ×× 治疗 ××
评	患者可能是 ×× 或与 ×× 有关问题不确定并且还有可能出现什么
议	建议医生 ×× 建议下一班护士 ××

【案例一】

情：2 床，陈 ××，15:45—16:00 心率波动于 135 ～ 154 次 / 分，护士 A 给予测体温为 38.9℃。

景：护士 A 报告值班医生，患者陈 ××，65 岁，现 GCS 评分为 6 分，特重型颅脑损伤，两天前入院并急诊行开颅左侧额部硬膜下血肿清除 + 去骨瓣减压术，入院时心电图示房颤，给予盐酸胺碘酮注射液静脉泵入后好转，现测体温为 38.9℃。

评：值班医生查看患者，心电监护波形示房颤，给予下达床边急诊心电图，盐酸胺碘酮注射液静脉泵入控制心率，并予以冰袋物理降温。护士 A 遵医嘱执行，于 16:35 患者心率下降为 112 次 / 分，复测体温为 38℃。

议：护士 A 于 17:30 交与下一班护士 B，继续关注心率及体温的变化，根据心率调节盐酸胺碘酮注射液的泵入速率。

【案例二】

情：10 床，林 ××，9:00—9:30 颅内压检测值波动于 22 ～ 25mmHg，于 9:30 护士 B 测心率为 84 次 / 分，血压为 135/78mmHg，呼吸为 23 次 / 分。

景：护士 B 报告经管医生 L，患者林 ×× 车祸伤，两天前入院，昨日神志转昏迷，GCS 评分 6 分，急诊行颅内压电极置入术。现 GCS 评分 9 分，双侧瞳孔等大等圆，直径为 2mm，对光反应均灵敏，留置经口气管插管，较烦躁，给予镇痛镇静药，并约束双上肢。今日 8:00 给予甘露醇注射液 125mL 静滴，颅内压为 12mmHg，患者烦躁不安，颅内压波动较大。

评：值班医生查看后带患者复查 CT，回病房后给予拔除气管插管，并要求加强巡视观察。

议：护士给予吸痰，并加强呼吸，观察血氧饱和度和颅内压检测值。

【案例三】

情：7床，梁××，于 19:00—20:00 尿量 350mL，颜色淡黄色。

景：护士 S 报告经管医生 M，患者梁 ×× 颅咽管瘤，今日行开颅颅咽管瘤切除术，于 14:40 回病房，神志清楚。18:00尿量为 220mL，19:00 尿量为 270mL，现尿量为 350mL，颜色淡黄色，术后 7h 入量 1350mL，出量 1645mL，主诉口渴。

评：值班医生查看后急查生化，下达医嘱给予醋酸去氨加压素注射液 2μg 皮下注射，要求加强巡视观察，护士 S 遵医嘱执行。

议：护士 S 继续观察尿量，交与护士 C 加强观察神志、生命体征及出入量，及时汇报。

SBAR 交班表　按现状 - 背景 - 评估 - 建议的框架汇报，有条理、重点突出。交班表里能清楚地看到患者现在情况、简要病史、辅助检查异常结果、用药治疗和特殊处理，使护理人员便捷地从专科特点来判断患者活动、神志、瞳孔、皮肤及管路情况。根据这些信息分析出需持续关注的指标及持续完成的护理措施。该交流模式是医护人员之间快速准确传递病情的一种方式，运用 SBAR 模式进行晨交班，内容精简且具有针对性，提高了接班者对有效信息的接受率，简化了交班流程，缩短了交班时间。同时也使护士对患者的病情掌握、病情分析、语言组织和表达能力有明显提高,有助于提高护士的评判性思维及表达能力。

(四)早期预警评分(modified early warning score, MEWS)风险评估联合 SBAR 交班模式

MEWS 风险评估联合 SBAR 交班模式最早由青岛西海岸新区人民医院试行并推广,获得中国护理管理创新奖。MEWS 风险评估是指分别把体温、意识水平、收缩压、心率、呼吸五个常用的生理指标赋予相应分值,根据不同的分值判定出不同级别的医疗处理干预原则,一旦分值达到一定标准,即"触发"水平,需尽快处理,同时通过对患者的连续评分,来判断临床干预措施是否有效。MEWS 在病情评估方面为青年医护人员提供了量化、科学、准确的评估工具,SBAR 为青年医护人员提供了一个有效沟通的工具。

三、小结

集中交班容易形式化,重点不易突出。接班护士是信息的被动接受者,对危重患者的重点病情变化、皮肤、各管道情况及连续性护理措施易出现漏交或交接不清现象,从而影响护理质量。床旁护理交班可以及时确认各项信息,检查有无遗漏信息,以快速融入角色,保证患者治疗、护理得以延续。同时,在床旁交班过程中给予患者鼓励及指导,也是护患沟通的良好时机,可对患者进行有效的心理护理。

(吴雪清　朱先理)

第二章
神经外科解剖学名称和术语

神经系统分为中枢部和周围部。中枢部包括脑和脊髓，周围部包括脑神经和脊神经。脑神经 12 对，脊神经 31 对。周围神经可分为躯体神经和内脏神经。内脏神经分布于心肌、平滑肌和腺体，不受主观意识控制，又称自主神经或植物神经。自主神经的传出神经又分为交感神经和副交感神经。神经外科护士，不仅要学习神经解剖学知识，还要在工作中使用规范的解剖名称和专业术语，不可把口语或不确切的术语带到晨会交班和交班本的编写中。

第一节　头皮和颅骨的解剖学名称和术语

一、头皮

头皮的解剖层次为：皮肤、皮下组织（浅筋膜）、帽状腱膜与颅顶肌、腱膜下疏松结缔组织层、骨膜。因皮肤、皮下组织及帽状腱膜粘连紧密，难以分离，故合称为临床头皮。

【皮肤】　包括表皮和真皮的浅部，是皮肤的最外一层。该层致密而厚实，含有大量毛囊、皮脂腺、汗腺、淋巴管和血管，外伤时出血多。

【皮下层】　即皮下组织，位于真皮下部，由脂肪和粗大而垂直的纤维束构成，富含血管和神经。皮下层的厚度依年龄、性别、部位及营养状态而异，有防止散热、储备能量和抵御外来冲击的功能。因该层受皮下纤维隔限制，当出现血肿时，表现为体积小、张力高的局部隆起。

【帽状腱膜】 为覆盖于颅顶上部的大片腱膜结构，前连于额肌，后连于枕肌，且坚韧有张力。存在头皮外伤时，若腱膜未断裂，则创口裂开不明显；若腱膜断裂，则创口较大。

【腱膜下层】 又称腱膜下间隙，由纤细而疏松的薄层结缔组织构成，头皮撕脱伤多沿此层分离。

【骨膜层】 又称颅骨外膜，紧贴颅骨外板，可自颅骨表面剥离。

【皮瓣】 手术学名词，指一片皮肤。在开颅手术中，为了形成骨窗，需要把头皮弧形切开形成一个带蒂皮瓣。皮瓣的设计，一方面要满足美观需求，切口尽量位于发际内；另一方面要满足血供需求，即皮瓣基底有动脉主干作为血供来源。

【颞浅动脉】 为颈外动脉的延伸，分布于腮腺、颞部和颅顶软组织。颞浅动脉在外耳道前方位置表浅，可摸到其搏动，当颅顶头皮外伤时，可在此处压迫止血。此外，颞浅动脉也是颅内外搭桥的重要动脉。

【枕动脉】 为颈外动脉分支之一，在乳突根部内侧向后行至枕部，途经上项线的中外 1/3 交界处，可作为颅内外搭桥的备选动脉。

【导静脉】 是穿过颅骨孔道、连接颅内静脉窦与头皮 / 颅底静脉之间的小静脉（图 2-1）。包括：①顶骨导静脉，穿过顶骨孔，连接上矢状窦与头皮；②乳突导静脉，穿过乳突孔，连接乙状窦（或横窦）与枕静脉或耳后静脉；③髁导静脉，穿过髁管，连接乙状窦与枕下静脉丛；④破裂孔导静脉，穿过破裂孔，2～3 支，连接海绵窦与翼静脉丛和咽静脉丛；⑤岩鳞窦，连接横窦与颞深静脉，少见；⑥舌下神经管静脉丛，有时为 1

支静脉，穿过舌下神经管，连接乙状窦与颈内静脉；⑦卵圆孔静脉丛，穿过卵圆孔，连接海绵窦与翼丛；⑧韦萨留斯静脉，通过韦氏孔（Vesalius' foramen，卵圆孔内侧的小孔），连接海绵窦与翼丛；⑨颈内静脉丛，连接海绵窦与颈内静脉；⑩额导静脉，穿过盲孔，连接上矢状窦与鼻腔及额窦的静脉，成人常阙如；⑪枕导静脉，穿过枕外隆凸，连接窦汇与枕静脉，可阙如；⑫边缘窦，围绕枕骨大孔，连接枕窦与椎静脉丛；⑬眼静脉，连接海绵窦与内眦静脉和翼丛；⑭脑膜中静脉，伴随脑膜中动脉穿棘孔，连接蝶顶窦与翼丛。还有一些板障静脉，连接头皮静脉与静脉窦。头皮感染可通过这些静脉蔓延至颅内，导致静脉窦炎症及血栓。

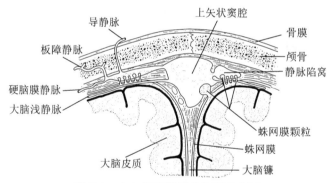

图 2-1　上矢状窦的冠状切面示意图

【眶上神经】　为眼神经的末端分支，经眶上切迹伴眶上血管穿出，分布于额顶、上睑部皮肤。眶上神经痛是指眶上神经分布范围内（前额部）持续性或阵发性疼痛。

【滑车上神经】　为眼神经的末端分支，经滑车上方出眶，分布于鼻背及内眦附近的皮肤。

【枕大神经】　为来自第2颈神经后支的皮支，穿斜方肌肌腱达到皮下，分布于枕、项部皮肤。

【耳后淋巴结】 颅顶部缺乏淋巴结，头部浅淋巴管均注入头颈交界的淋巴结，其中位于胸锁乳突肌止点表面的称为耳后淋巴结，也称为乳突淋巴结，引流颅顶部、颞区和耳郭后方的淋巴。

【颞肌】 呈扇形，起自颞窝和颞筋膜深面，经颧弓深面，止于下颌骨冠突。颞肌深部有颞深血管分布，临床上对脑缺血性疾病可采用颞肌贴敷术，把血供丰富的颞肌贴在缺血的脑组织表面，随着时间的延长，颞肌血管会自动与皮质血管吻合，缓解脑供血不足，对儿童烟雾病常疗效显著。

【颞筋膜】 上方附着于颞上线，向下分为深浅两层，浅层附着于颧弓的外面，深层附着于颧弓的内面，两层之间夹有脂肪组织，颞中动脉、颞中静脉及面神经额支由此经过。

二、颅骨

颅骨由 23 块形状不同的骨连接而成，包括上后部的脑颅和前下部的面颅。

【颅盖】 脑颅借枕外隆凸 - 上项线 - 乳突根部 - 颞下线 - 眶上缘的连线分为颅盖部和颅底部。颅盖部包括额骨、顶骨、枕骨、颞骨及部分颧骨和蝶骨大翼，经冠状缝、矢状缝、人字缝和鳞状缝连接在一起。硬膜与颅盖骨内板结合不紧密，颅骨骨折时易形成硬膜外血肿。颅盖内面凹凸不平，存在多种颅内结构形成压迹，包括脑回、蛛网膜颗粒、静脉窦及脑膜血管。

【颅底】 分内外两面，内面借蝶骨嵴和岩骨嵴分为前、中、后窝；外面前部被面颅遮盖，后部中央为枕骨大孔，孔前外侧有枕骨髁，孔后方为枕外嵴，其上端为枕外隆凸，隆凸两侧是上项线（与枕横沟相对应）。在颅底部，硬膜与颅骨内板结合紧密，故颅底骨折时硬膜易撕裂，产生脑脊液漏。

【额窦】 位于额骨额鳞内部的空腔，开口于鼻腔。脑脊液可经额窦后壁的骨折缝流入鼻腔，发生脑脊液鼻漏。

【蝶窦】　是蝶骨体内含气的空腔，开口于鼻腔顶部的蝶筛隐窝。出生时蝶窦非常小，3～4岁开始气化，青春期向后扩大，到成人后达到最大限度的扩张。蝶窦位于垂体窝的下方，故成为经鼻蝶入路垂体瘤切除术的必经之路。

【眉间】　位于两侧眉弓之间，俗称"印堂"，微微隆起，下面是额窦。

【额结节】　为额骨额鳞外侧最突出处，向下距眉弓约5cm，深面正对额中回，是额部手术的重要标志点。

【嗅沟】　解剖学上称为"嗅窝"，位于筛骨筛板的上面，嗅球伏于沟底。此处骨板很薄，前颅底骨折往往波及此处，导致嗅觉丧失及脑脊液漏。此处存在脑膜皱褶，容易发生"嗅沟脑膜瘤"。

【筛板】　是多孔的水平骨板，构成鼻腔的顶和嗅沟的底。筛板有多个筛孔，大量嗅丝经筛孔入颅，进入嗅球。在切除嗅沟脑膜瘤时，要注意重建颅底结构，防止脑脊液漏。

【视神经管】　位于蝶骨小翼根部与蝶骨体之间，外口开于眶腔，内口开于鞍结节的侧方。视神经表面被覆硬膜、蛛网膜和软膜，和眼动脉一起自视神经管内通过。如果眉额部受到外力，可以造成视神经管骨折和视神经损伤，导致视力下降或失明。

【眶上裂】　眶腔后上部的人字形开口。动眼神经、滑车神经、展神经、三叉神经眼支以及眼上静脉经由此入眶。此处骨折可发生眶上裂综合征。

【矢状缝】　双侧顶骨之间的骨缝，位于正中矢状位，下面为上矢状窦。

【太阳穴】　即解剖学上的"翼点"，由蝶、顶、额及颞骨汇合成"H"形骨缝，是颅骨在颞区的薄弱处，距颧弓上方3.8cm左右，内有脑膜中动脉前支通过，此处骨折时易形成硬膜外血肿，因此也是最早被各家武术拳谱列为要害部位的"死穴"之一。

【枕外隆凸】 位于枕骨外面正中的隆起，与枕骨内面的窦汇相对应。枕外隆凸的下方为枕骨导血管，颅内压增高时此导血管常扩张。少数人枕外隆凸突出显著，个别人甚至向后下方伸出 2cm 以上，影响正常生活。

【蝶骨嵴】 是蝶鞍两侧的弧形骨嵴，形似伸展的鸟翼，内 1/3 大致为前床突，中 1/3 大致为蝶骨小翼，外 1/3 大致为蝶骨大翼。经翼点入路时须尽量磨除该部分骨质至眶上裂，以拓开手术路径。此处也为颅底脑膜瘤的好发部位之一。

【鞍结节】 蝶骨体上面的隆起，蝶鞍的前界，为脑膜瘤的好发部位之一。

【枕骨大孔】 位于颅后窝最低部的中央，呈卵圆形，是颅颈交界的通道，前部为枢椎齿状突占据，后部容纳脑干和椎动脉，两侧穿行后组脑神经和上颈髓脊神经。

【斜坡】 位于颅后窝正中，是鞍背至枕骨大孔的倾斜状骨坡，表面平坦，从上到下依次为鞍背、蝶骨体后面和枕骨基底部。此处为颅底脑膜瘤和脊索瘤的好发部位。

【岩斜区】 是颅底解剖结构最复杂的区域之一，由颞骨岩尖、蝶骨后下部及枕骨斜坡共同构成。岩斜区脑膜瘤位于三叉神经前方，位置深，手术难度大。

【颅前窝】 由额骨眶板、筛板、蝶骨体前部及蝶骨小翼构成，容纳额叶；中央凹陷，正中纵行骨嵴为鸡冠、两侧为多孔的筛板；额骨眶板薄而不平，构成筛板外侧颅前窝的底，也是额窦和筛窦的顶以及眶顶，是颅底骨折的好发部位，也是脑挫裂伤的常见部位之一。

【颅中窝】 分正中部和外侧部。正中部为不规则状的蝶骨体，骨体中空为蝶窦，体上面为蝶鞍，鞍中央凹陷为垂体窝，蝶鞍两侧为海绵窦。外侧部前方为蝶骨小翼，后方为岩骨上缘，从前向后有眶上裂、圆孔、卵圆孔和棘孔。岩骨上面有三叉神经半月节压迹，压迹外侧有弓状隆起，下隐上半规管，隆起外侧为薄层骨板（鼓室盖），下有中耳鼓室。若岩骨骨折伤及内耳迷路，将出现眩晕和平衡障碍；伤及鼓室盖并伴硬脑膜撕裂且伴有鼓膜破裂时，就出现"脑脊液耳漏"；如果此时鼓膜没有破裂，则脑脊液可经耳咽管流到鼻咽部，即形成"脑脊液耳鼻漏"。

【颅后窝】 前界为岩骨嵴，后界为枕横沟，窝中央为枕骨大孔，其前方为平坦的斜坡，舌下神经管位于枕骨大孔前外侧缘；后壁的十字隆起中点为枕内隆凸，其两侧有枕横沟，向前下续为乙状窦沟，乙状窦沟末端接颈静脉孔。颈内静脉和舌咽神经、迷走、副神经由颈静脉孔通过。若颅底骨折损伤颈静脉孔，可出现颈静脉孔综合征。

【颞窝】 位于颅的侧面，颧弓将其分为上方的颞窝和下方的颞下窝。颞窝上界为颞线，前下部较薄，由颞肌覆盖。

【板障静脉】 位于颅骨外板与内板之间的板障内（图2-1）。板障静脉包括 4 组：额板障静脉、颞前板障静脉、颞后板障静脉和枕板障静脉，它们之间借分支吻合成网，并由导静脉与颅内、外静脉交通。

（鹿松松　朱先理）

第二节　脑和脑神经的解剖学名称和术语

脑位于颅腔内，分为端脑、间脑、小脑和脑干。

一、端脑

端脑即大脑，由左、右大脑半球、半球间连合及内腔构成。大脑半球表面的灰质层称为大脑皮质（习惯上称为大脑皮层），深部的白质称为髓质，埋在大脑髓质内的灰质核团称为基底核

（习惯上称为基底节），大脑半球内的腔隙称为侧脑室。每侧大脑半球借三条恒定的沟，即外侧沟（裂）、中央沟和顶枕沟分为5个叶：额叶、顶叶、枕叶、颞叶及岛叶（图2-2、图2-3）。

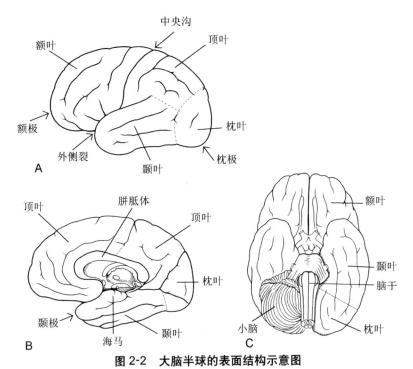

图 2-2　大脑半球的表面结构示意图

A.左侧大脑半球凸面；B.右侧大脑半球内侧面；C.脑的底面

【大脑纵裂】　左、右大脑半球之间的纵行裂隙，正中矢状位，内有大脑镰分隔左右，底面为连接左、右大脑半球的纤维束板，称为胼胝体。

【外侧裂】　位于大脑凸面的外侧，起于大脑半球下面，行向后上方，至上外侧面，再向后上方行进，末端分为短的前支、升支和长的后支。它是大脑凸面最明显和最深的沟，分隔额叶、颞叶、顶叶及岛叶。

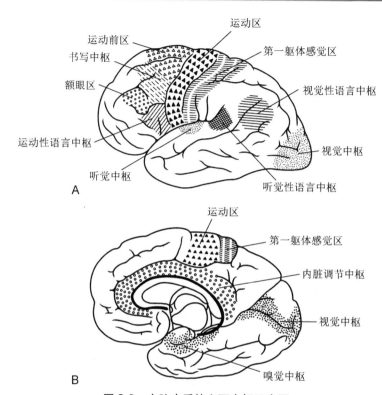

图 2-3　大脑皮质的主要中枢示意图
A. 左侧大脑半球凸面；B. 右侧大脑半球内侧面

【中央沟】　位于中央前、后回之间，起于大脑半球上缘中点稍后方，斜向前下，下端与外侧沟隔一脑回。

【胼胝体沟】　沿胼胝体背面绕行，移行于海马沟。在胼胝体沟上方，有与之平行的扣带沟。

【白质】　由各种神经纤维聚集而成。由于神经纤维表面的髓鞘含有类脂质，色泽亮白，而称白质。白质控制着神经元共享的讯号，协调脑区之间的正常运作。20 岁时白质才基本发育完全，其生长的时机与成熟程度，会影响到学习、自我控制与精神疾病，例如精神分裂症、自闭症及病态性说谎等，"年少轻狂"的原因之一是白质未发育完全。

【灰质】 由大量的神经元胞体及其树突聚集在一起形成，灰色产生于神经元细胞体和毛细血管。灰质主要包括三部分：①脊髓灰质，位于脊髓深部；②脑深部灰质，如丘脑、下丘脑、基底核、脑干（黑质、红核、橄榄核、脑神经核团）及小脑深部核团；③皮质，大脑表面及小脑表面。

【胼胝体】 是联络左右大脑半球的纤维构成的束板，位于大脑正中矢状切面上，呈弓状，分为嘴、膝、干、压四部分。组成胼胝体的纤维向两半球内部的前、后、左、右辐射，连系额、顶、枕、颞叶。胼胝体阙如或发育不全是一种罕见的儿童疾病，可能会出现轻度智力低下，轻度视觉障碍，交叉触觉定位障碍；严重者出现运动发育迟缓、智力发育迟缓和癫痫。

【中央旁小叶】 在半球的内侧面，是中央前、后回向大脑内侧面的延伸部分。其后部接受对侧足、趾的感觉；前部支配膀胱和肛门括约肌的运动和对侧小腿以下骨骼肌的运动。此处病损可引起膝以下肢体运动和感觉障碍，以及排尿、排便障碍。

【扣带回】 扣带沟与胼胝体沟之间的脑回。前部参与许多复杂的躯体和内脏运动功能和痛反应，后部监控感觉和空间定位及记忆作用的组织。扣带回还与注意有密切关系。

【运动区】 位于中央前回和中央旁小叶的前部。功能上左右交叉，上下颠倒，但头部是正的；身体各部分投影区的大小与各部形体大小无关，而取决于功能的重要性和复杂程度。该区的前方是"辅助运动区"，主要是参与自身产生和控制的运动，而不是在外界刺激下所产生的运动，例如运动规划、运动序列规划和身体两侧的协调（如双手协调）。

【感觉区】 位于中央后回和中央旁小叶的后部，身体各部在此区的投射，左右交叉，上下颠倒，但头部是正的；身体各部在该区投射范围的大小也取决于该部感觉敏感程度，例如手指和唇的感受器最密，在感觉区的投射范围就最大。

【运动性语言区】 在优势半球额下回后 1/3 部，即三角部的后部和岛盖部，又称 Broca 区（布罗卡语言区）。主司说话功能，如果此区受损，患者虽能发音，却不能说出具有意义的语言，称运动性失语。

【书写区】 在优势半球额中回的后部，紧靠中央前回的管理上肢（特别是手肌）的运动区。此中枢主管书写功能，若受伤，虽然手的运动功能仍然保存，但写字、绘图等精细动作发生障碍，称失写症。

【听觉性语言区】 位于优势半球的颞上回后部，它能调整自己的语言和听到、理解别人的语言。此中枢受损后，患者虽能听到别人讲话，但不理解讲话的意思，自己讲的话混乱而割裂，答非所问，不能正确回答问题和正常说话，称感觉性失语。

【视觉性语言区】 又称阅读中枢，位于优势半球顶下小叶的角回，靠近枕叶的视觉区，与文字的理解和认图密切相关，受损时，尽管视觉无障碍，但对原来认识的字不能阅读，也不理解文字符号的意义，称失读症。

【Wernicke 区】 研究表明，听觉性语言中枢和视觉性语言中枢之间没有明显界限，故将它们合称为 Wernicke 区（威尔尼克区），于 1874 年由德国学者 Wernicke C. 发现。该区包括颞上回、颞中回后部、缘上回以及角回，损伤后产生严重的感觉性失语症。

【基底核】 俗称"基底节"，是大脑深部一系列神经核团组成的功能整体，位于白质内，位置靠近脑底，包括纹状体（尾状核和豆状核）、屏状核和杏仁体。主要功能为控制自主运动、整合调节细致的意识活动和运动反应。

【尾状核】 是由前向后弯曲的圆柱体，分为头、体、尾三部，位于丘脑背外侧，延伸至侧脑室前角、中央部和下角。

【豆状核】 位于岛叶深面,在水平切面上呈三角形,并被两个白质的板层分隔成三部,外侧部最大称壳,内侧两部分合称苍白球。在种系发生上,尾状核和壳出现较晚且起源于端脑,合称新纹状体;苍白球出现较早且起源于间脑,称旧纹状体。

【屏状核】 位于岛叶皮质与豆状核之间,它与豆状核之间的白质称外囊,与岛叶皮质之间的白质称最外囊。

【内囊】 位于丘脑、尾状核和豆状核之间的白质,水平切面上呈 V 字形,分前肢、膝和后肢三部。内囊不是"囊",而是一条 V 形的狭窄地带,相当于海峡,是一侧大脑半球白质纤维的交通枢纽,是脑卒中的高发区。内囊损伤时,出现"三偏":对侧偏身感觉丧失、对侧偏瘫和对侧偏盲。

【杏仁体】 就是常说的杏仁核,属于基底核,位于侧脑室下角前端的前上方,海马旁回钩的深面,与尾状核的末端相连。杏仁体与内脏和躯体运动、内分泌、行为、记忆等有关。研究发现,杏仁体是恐惧记忆建立的神经中枢组织,在人的各种情绪当中,占有着重要角色。一般认为,精神运动型癫痫发作的焦点在杏仁核和海马。

【海马】 为沿着侧脑室颞角基底的凸起结构,酷似海马,故名,长约 5cm。海马结构包括海马、齿状回和海马残体三部分。海马结构不仅与嗅觉有关,更与内脏活动、情绪反应和性活动关系密切,损伤后主要引起短期记忆和空间记忆障碍。海马结构还与复杂部分性癫痫有关,80% 的颞叶癫痫源自海马,并伴有海马硬化表现。

【海马旁回钩】 海马旁回的前部环绕海马沟的前端形成的钩状脑回,其内侧缘位于中脑外侧。临床常讲的"颞叶钩回疝"的疝物就是这个结构。

【伏隔核】 位于隔区与尾状核头之间偏下方,是基底前脑的一个较大的核团,与躯体运动、内脏活动整合以及镇痛机制等有关。伏隔核参与多巴胺能奖赏系统，与成瘾机制有关，有学者将伏隔核定向毁损术用于辅助戒毒。

【侧脑室】　左右各一，分为四个部分：中央部位于顶叶内，介于室间孔与胼胝体压部之间；前角伸向额叶，属于室间孔前方的部分；后角伸入枕叶，下角伸入颞叶。侧脑室经室间孔与第三脑室相通。

【第五脑室】　即透明隔间腔。胎儿4个月时，原始透明隔内形成中缝，发展为分离的小叶，小叶间隙双侧壁平行，内充脑脊液，在生后2个月小叶融合，透明隔腔消失。但有12%～15%的腔直到成年仍存在。

【第六脑室】　又称穹窿腔、Verga腔，位于穹窿连合与胼胝体间的水平裂隙，不恒定。多由海马连合闭合不全所致，不属于脑室系统，常由第五脑室向后扩展形成，亦可单独存在。大多数无特异性临床表现。

【脉络丛】　位于各个脑室中，由软脑膜及其上的血管与室管膜上皮共同构成脉络组织，其中有些部位血管反复分支成丛，连同其表面的软脑膜和室管膜上皮一起突入脑室而形成脉络丛，为产生脑脊液的主要结构。

【丘纹静脉】　即丘脑纹状体静脉，左右各一，由分布于脑室壁、纹状体和丘脑等处的静脉汇合而成，自后向前行至室间孔后缘与隔静脉相连。侧脑室手术中，该静脉为重要解剖标志，损伤后会引起严重并发症。

【豆纹动脉】　为大脑中动脉的中央支，包括内侧豆纹动脉和外侧豆纹动脉两组，自大脑中动脉M1段发生，供应基底核区，临床上常见的高血压性基底核区出血，大多为此血管上的微小动脉瘤破裂所致。

【大脑大静脉】　又称Galen静脉，是连接和汇入直窦的最大静脉，主要引流大脑深部的静脉血流。

【脑膜中动脉】 为营养脑膜的主要动脉，来自上颌动脉，从棘孔入颅。在巨大型中颅底脑膜瘤手术之前，可以将该动脉行血管内栓塞，以减少出血风险。

二、间脑

间脑位居中脑与端脑之间，包括背侧丘脑、后丘脑、上丘脑、底丘脑和下丘脑等 5 部分，是仅次于端脑的中枢高级部位。两侧间脑之间为一个矢状位的窄腔，即第三脑室（图 2-4）。

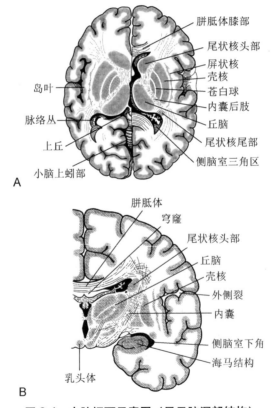

图 2-4 大脑切面示意图（显示脑深部结构）

A. 通过基底神经核的水平切面；B. 通过丘脑和乳头体的冠状切面

【背侧丘脑】　又称丘脑，为一对卵圆形的灰质团块，为全身感觉信息（除视、听觉外）向大脑皮质传递的最后中继站。

【丘脑综合征】　是丘脑病变引起的临床综合征，表现为丘脑三联征：①病变对侧肢体轻瘫；②病变对侧半身感觉障碍，以深感觉障碍为主；③对侧肢体共济运动失调。偏瘫一般较轻，偏身感觉障碍比较明显，偏身共济失调一般在也比较轻。有的可以表现为一侧肢体疼痛，称丘脑痛，一旦出现，逐年加重，典型表现为对侧肢体的弥漫性、难以忍受的持续性疼痛，呈爆发样加重，触碰、冷热等不同刺激均可引发长时间的弥漫性异常不适感或疼痛。患者往往诉说这种痛比死都难受，临床处理非常麻烦。

【内侧膝状体】　是听觉传导通路在间脑的中继站，接受下丘来的听觉纤维，发出纤维组成听辐射投射至颞叶的听觉中枢。

【外侧膝状体】　为视觉传导通路的中继站，接受视束的传入纤维，继而发出纤维组成视辐射，投射至枕叶的视觉中枢。

【底丘脑核】　紧邻内囊的内侧，黑质内侧部的上方，与苍白球之间有往返纤维联系。底丘脑核与苍白球同源，主要功能是对苍白球起抑制作用，一侧病变可致半身颤搐。深部电刺激治疗帕金森病的手术中，为可选靶点之一。

【下丘脑】　位于丘脑的前下方，被第三脑室分成左、右两半，从前向后分为4个区：视前区（位于视交叉前缘）、视上区（位于视交叉上方）、结节区（位于灰结节内及其上方）和乳头体区（位于乳头体内及其上方）。它是调控内脏活动、内分泌功能和情绪行为等活动的中枢，通过三个途径对机体进行调节：①发出下行传导束，到达脑干和脊髓的自主神经中枢，调节内脏活动；②视上核和室旁核分泌的加压素（抗利尿激素）和催产素，沿下丘脑-垂体束输送到神经垂体内贮存，在神经调节下释放入血；③分泌多种多肽类激素，对腺垂体的分泌起特异性刺激或抑制作用。

【漏斗】 是连接灰结节与垂体腺之间的圆锥状中空结构。第三脑室伸入漏斗的部分称漏斗隐窝，通常位于垂体柄的上半段内。生殖细胞瘤可生长于此而造成尿崩症。

【垂体】 为一橘黄色的椭圆形小体，位于蝶鞍内（图2-5），表面包裹结缔组织被膜，分为腺垂体和神经垂体两部分，腺垂体分泌催乳素、生长激素、促甲状腺激素、促肾上腺皮质激素和促性腺激素，神经垂体储存并释放催产素和抗利尿激素。垂体腺瘤起源于腺垂体。

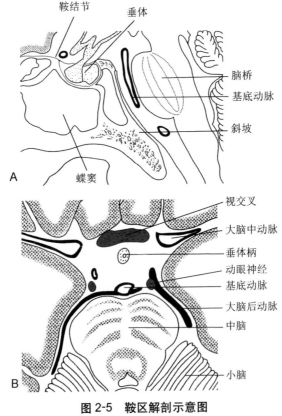

图 2-5　鞍区解剖示意图

A.鞍区的正中矢状断面；B.经垂体柄的横断面

【垂体柄】　相当于下丘脑与垂体之间的连接桥梁，主要由神经垂体的漏斗柄和腺垂体的结节部构成，血管丰富，长度约1cm。

三、小脑

小脑位于颅后窝，包括两侧膨大的小脑半球和中间狭长的小脑蚓。小脑损伤的典型表现为：①平衡失调，走路时两腿间距过宽，东摇西摆，状如醉汉；②共济失调，运动时控制速度、力量和距离障碍，如不能闭眼指鼻、不能做快速的轮替动作；③意向性震颤，肢体运动时，产生不随意的有节奏地摆动，越接近目标时越加剧；④眼球震颤，眼球非自主性有节奏地摆动；⑤肌张力低下，主要为旧小脑损伤所致。小脑拥有大脑的许多功能，如小脑某些部位损伤后也会出现失语或偏瘫。

【小脑扁桃体】　位于小脑半球下极的突出部分，紧邻延髓和枕骨大孔的两侧，当颅后窝压力增高时，小脑扁桃体可被挤入枕骨大孔，形成枕骨大孔疝，压迫延髓呼吸中枢，危及生命。小脑扁桃体下疝畸形也称 Chiari 畸形，为小脑扁桃体疝入枕骨大孔平面以下引起的一系列临床改变。

【小脑蚓部】　位于小脑正中，从前向后依次为小结、蚓垂、锥体和结节。第四脑室病变手术入路往往涉及该部位，损伤后有发生缄默症的风险。小脑上蚓部病损时易向前倾倒；下蚓部病损时易向后倾倒。

【小脑核】　位于小脑白质内，由内侧向外侧依次为顶核、球状核、栓状核和齿状核，共 4 对。齿状核最大，呈皱缩的口袋状，属于新小脑，该核团损伤可致共济失调，也可发生缄默症。

【小脑下脚】　又称绳状体，连于小脑和延髓之间，由小脑的传入纤维和传出纤维两部分构成。

【小脑中脚】　又称脑桥臂，最粗大。位于最外侧，连于小脑和脑桥之间，几乎全部由对侧脑桥核发出的脑桥小脑纤维构成。

【小脑上脚】 又称结合臂，连于小脑与中脑之间。

【小脑前下动脉】 起自基底动脉下段，向外侧行，分支供应小脑前下面、绒球、蚓锥、蚓小结及小脑髓质和齿状核，该动脉还发出小支供应脑桥基底部、延髓、脑桥臂和绳状体以及第四脑室脉络丛。

【小脑后下动脉】 是椎动脉在颅内的重要分支，主要供应延髓背外侧和小脑半球后下部。行程迂曲，分为五段：①延髓前段；②延髓侧段，从橄榄最隆凸部至舌咽、迷走、副神经根起始处，此段走行不一，或上升，或下降；③扁桃体延髓段，从副神经平面沿扁桃体下行，终于扁桃体内面，常形成一个下袢；④帆扁桃体段，在小脑延髓裂内沿扁桃体内侧面向第四脑室顶上升，再转而向下，到达小脑下面，形成凸向上方的上袢；⑤皮质段，沿小脑半球表面走行，分为蚓支和半球支。

【小脑上动脉】 起自基底动脉近终点处，走向外上方，绕大脑脚至四叠体后部，发出分支供应小脑半球上面、上蚓部、结合臂、小脑髓质、齿状核等。

四、脑干

脑干由延髓、脑桥和中脑三部分组成，附有第Ⅲ～Ⅻ对脑神经（图 2-6）。

【延髓】 形似倒置的圆锥体，下端以第一颈神经最上根丝与脊髓为界，上端借延髓脑桥沟与脑桥为界。

【呼吸中枢】 指中枢神经系统内产生呼吸节律和调节呼吸运动的神经细胞群。分布在大脑皮质、间脑、脑桥、延髓和脊髓等各级部位，参与呼吸节律的产生和调节，共同实现机体的正常呼吸运动。20 世纪初 Lumsden 提出三级呼吸中枢观点：

脑桥上部有呼吸"调整中枢",下部有"长吸中枢",延髓有"喘息中枢"(基本节律呼吸中枢)。延髓呼吸中枢具有内在节律活动,急性枕骨大孔疝可导致呼吸骤停。延髓闩部附近的手术操作风险极高,很容易引发呼吸暂停,甚至术后呼吸很难恢复。

【脑桥】 介于中脑与延髓之间,分为腹侧的基底和背侧的被盖部。基底部主要由大量的横行纤维和部分纵行纤维构成,其正中线上的纵行浅沟称基底沟,容纳基底动脉。

【脑桥小脑三角】 在延髓脑桥沟的外侧部,延髓、脑桥和小脑的结合处,常见病变有前庭神经鞘瘤、脑膜瘤和胆脂瘤(图2-6)。

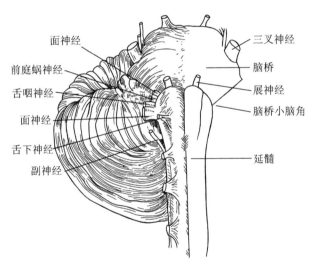

面神经

前庭蜗神经

舌咽神经

面神经

舌下神经

副神经

三叉神经

脑桥

展神经

脑桥小脑角

延髓

图2-6 脑桥小脑角结构示意图

【中脑】 由中脑导水管周围灰质、顶盖和大脑脚3部分组成。大脑脚浅部主要由大脑皮质发出的下行纤维构成。两侧大脑脚之间的凹陷为脚间窝,窝底为后穿质。背侧面为四叠体,由上、下两对圆形的隆起构成,分别称上丘和下丘,其深面分别含有上丘灰质和下丘核,是视觉和听觉反射中枢。

【中脑导水管】 位于中脑背侧部，连接第三脑室和第四脑室。通常导水管中部较宽，上、下端稍窄。邻近部位病变可令该狭窄通路闭塞，导致梗阻性脑积水。

【菱形窝】 是第四脑室的底，呈菱形浅窝。由脑桥下部和延髓背面的敞开部组成，窝底覆盖薄层灰质，灰质浅面由薄层胶质细胞构成。

【锥体束】 包括皮质核束（又称皮质延髓束）和皮质脊髓束，主要由中央前回及中央旁小叶前部的锥体细胞及其他类型锥体细胞发出的轴突构成，亦有部分纤维起自其他皮质区，传播大脑的运动指令。皮质核束终于脑干的一般躯体运动核和特殊内脏运动核。皮质脊髓束形成本侧半脊髓的皮质脊髓前束和对侧半脊髓的皮质脊髓侧束。

【脑干网状结构】 脑干被盖的广大区域内，除了明显的脑神经核、中继核和长纤维束外，尚有神经纤维纵横交织成网状，其间散在有大小不等的神经细胞核团结构，称脑干网状结构。主要位于中脑导水管周围灰质、第四脑室底灰质和延髓中央灰质的腹外侧。除调控功能外，还参与觉醒、睡眠的周期节律，中枢内上、下行信息的整合，躯体和内脏各种感觉和运动功能的调节，并与脑的学习、记忆等高级功能有关。

【上行网状激动系统】 包括向脑干网状结构的感觉传入、脑干网状结构内侧核群向间脑的上行投射，以及间脑至大脑皮质的广泛区域投射。使各种特异性痛、温觉以及视、听、嗅觉等信息被转化为非特异性的信息，广泛地投射到大脑皮质。这种非特异性上行投射系统称为上行网状激动系统，使大脑皮质保持适度的意识和清醒。

【上行网状抑制系统】 位于延髓孤束核周围和脑桥下部内侧的网状结构内，对脑干网状结构的上部施予抑制性影响，与上行网状激动系统的动态平衡决定着睡眠 - 觉醒周期的变化和意识的水平。

【延髓外侧综合征】　又称 Wallenberg 综合征。临床表现：①三叉神经脊束受损，同侧头面部痛、温觉障碍；②脊髓丘脑束受损，对侧上、下肢及躯干痛、温觉障碍；③疑核受损，同侧软腭及咽喉肌麻痹，吞咽困难，声音嘶哑；④下丘脑至脊髓中间外侧核的交感下行通路受损，同侧 Horner 综合征，表现为瞳孔缩小、上睑轻度下垂、面部皮肤干燥、潮红及汗腺分泌障碍；⑤小脑下脚受损，同侧上、下肢共济失调；⑥前庭神经核受损，眩晕，眼球震颤。

【延髓内侧综合征】　即 Dejerine 综合征，又称延髓旁正中综合征；如为单侧损伤，又称舌下神经交叉性瘫。临床表现：①锥体束损伤，对侧上、下肢瘫痪；②内侧丘系损伤，对侧上、下肢及躯干意识性本体感觉和精细触觉障碍；③舌下神经根损伤，同侧半舌肌瘫痪，伸舌时舌尖偏向患侧。

【脑桥基底部综合征】　如为单侧损伤，又称展神经交叉性瘫，由基底动脉的脑桥支阻塞所致。临床表现：①锥体束受损，对侧上、下肢瘫痪；②展神经受损，同侧外直肌麻痹，眼球不能外展。

【脑桥背侧部综合征】　以脑桥尾侧被盖损伤为例，主要临床表现：①展神经核受损，同侧眼球外直肌麻痹，双眼患侧凝视麻痹；②面神经核受损，同侧面肌麻痹；③前庭神经核受损，眩晕，眼球震颤；④三叉神经脊束受损，同侧头面部痛、温觉障碍；⑤脊髓丘脑束受损，对侧上、下肢及躯干痛、温觉障碍；⑥内侧丘系受损，对侧上、下肢及躯干意识性本体觉和精细触觉障碍；⑦下丘脑至脊髓中间带外侧核的交感下行通路受损，同侧 Homer 综合征；⑧小脑下脚和脊髓小脑前束受损，同侧上、下肢共济失调。

【大脑脚底综合征】　如为单侧损伤，又称动眼神经交叉性瘫（Weber 综合征）。由大脑后动脉的分支阻塞所致,临床表现:①动眼神经损伤,同侧除外直肌和上斜肌以外的眼外肌麻痹,瞳孔散大;②皮质脊髓束受损,对侧上、下肢瘫痪;③皮质核束损伤,对侧面神经和舌下神经的核上瘫。

【本尼迪克特（Benedikt）综合征】 累及一侧中脑被盖的腹内侧部,侵犯动眼神经、黑质、红核,而锥体束不受影响。临床表现:①动眼神经损伤,同侧除外直肌和上斜肌外的眼外肌麻痹,瞳孔散大;②黑质、红核损伤,对侧肢体震颤、强直（黑质受损）,或对侧肢体舞蹈、手足徐动及共济失调（红核受损）;③内侧丘系损伤,对侧上、下肢及躯干意识性本体觉和精细触觉障碍。

【凝视中枢】 眼球运动具有同时性、协调性,该功能通过内侧纵束完成,两侧的内侧纵束连接眼肌运动神经核（动眼、滑车、展神经核）,并与皮质侧视中枢（额中回后部）及皮质下侧视中枢（脑桥）及听觉中枢（上丘及下丘）发生联系,以完成由视觉或听觉刺激,头及眼向刺激侧发生的反射性转动。核上性眼肌麻痹定位于大脑皮质眼球同向运动中枢或其传导束,表现为两种:①侧方凝视麻痹,皮质侧视中枢（额中回后部）破坏性病变时双眼向病灶侧凝视,刺激性病变时双眼向病灶对侧凝视;脑桥皮质下侧视中枢的破坏性病变时双眼向病灶对侧凝视。但临床上,高血压性内囊、外囊或丘脑出血及基底节区梗死的患者,多出现双眼向病灶侧凝视,其神经解剖基础可能与额中回后部发出的纤维经内囊前肢后部下行有关。②垂直凝视麻痹,上丘是眼球垂直同向运动的皮质下中枢,上丘病变时,可引起眼球垂直运动障碍。上丘上半破坏性病变时,出现双眼向上同向运动不能,即 Parinaud 综合征;上丘上半刺激性病变时,可出现发作性双眼转向上方,称动眼危象。上丘下半损害时,可引起双眼向下同向注视障碍。

五、脑神经

脑神经是与脑相连的周围神经，共 12 对（图 2-6）。

【嗅神经】　第Ⅰ对脑神经，负责嗅觉。损伤后（前颅底骨折或肿瘤）嗅觉可减退或缺失；受到刺激时（癫痫发作或某些肿瘤）可引起幻嗅（臭皮蛋味、烧胶皮味）。

【视神经】　第Ⅱ对脑神经，主管视觉。损伤后可出现视力障碍与视野缺损。视觉通路的不同部位损害，可产生不同程度的视力障碍及不同类型的视野缺损。如双颞侧偏盲，多为视交叉受累所致，常见于垂体腺瘤。

【动眼神经】　第Ⅲ对脑神经，自大脑脚内面出脑，向前穿过海绵窦侧壁及眶上裂入眶。主管眼球向上、向下、向内侧运动，上睑上提及瞳孔缩小。损伤后表现：上睑下垂，眼球外斜，向上外、上内、下内、同侧方向运动障碍，瞳孔散大，对光反应及调节反应消失，头向健侧歪斜。一侧瞳孔缩小多见于霍纳（Horner）综合征。双侧瞳孔缩小，见于脑桥出血、脑室出血压迫脑干及镇静安眠药中毒。瞳孔散大多见于小脑幕切迹疝，视神经受损及阿托品类药物中毒时瞳孔亦散大。

【滑车神经】　第Ⅳ对脑神经，支配上斜肌，主管眼球向外下方转动。损伤后表现为眼球向外下方运动受限，患者下楼时有复视，下楼动作十分困难。

【三叉神经】　第Ⅴ对脑神经。感觉纤维第一支（眼神经）主管眼裂以上皮肤、黏膜的感觉；第二支（上颌神经）主管眼、口之间的皮肤、黏膜的感觉；第三支（下颌神经）主管口以下皮肤、黏膜的感觉。出现病变时可出现三叉神经痛或面部感觉障碍及同侧角膜反射减弱或消失。运动纤维支配咀嚼肌，受损后可出现咀嚼肌瘫痪，受累肌肉萎缩。角膜反射通路：角膜→三叉神经眼支→三叉神经感觉主核→面神经核→面神经→眼轮匝肌（出现闭眼反应）。眼神经或面神经损害时，均可出现角膜反射减弱或消失。

【展神经】 第Ⅵ对脑神经，主管眼球向外侧运动。损伤后表现：眼内斜视，不能外展，并有复视。

【面神经】 第Ⅶ对脑神经，主管面部表情肌的运动、部分唾液腺的分泌以及舌前2/3味觉。中枢性面瘫是指中脑面神经核以上病变导致的面部肌肉瘫痪，也称为"核上瘫"。如基底核出血表现为对侧下部面肌瘫痪，只出现"下三征"，即鼻唇沟变浅、口角歪斜、鼓腮不能，而上部面肌不受累。周围性面瘫是指面神经核以下的病变导致的面部肌肉瘫痪，也称为"核下瘫"，如听神经瘤所致，同时表现有"上三征"（额纹消失，不能皱眉、不能闭眼）和"下三征"。用力闭眼时，若眼球向上外方转动，且眼睑不能覆盖眼球而暴露出白色巩膜，称为Bell征。

【前庭蜗神经】 第Ⅷ对脑神经，由前庭神经和蜗神经组成，又称位听神经。前庭神经损害表现眩晕、眼球震颤及平衡障碍，蜗神经损害后表现为耳聋和耳鸣。

【舌咽神经】 第Ⅸ对脑神经，主管咽喉部黏膜感觉、唾液腺分泌、舌后1/3味觉及咽喉部肌肉运动。

【迷走神经】 第Ⅹ对脑神经，主管咽喉部肌肉、心脏、血管、胃肠道平滑肌的运动。舌咽和迷走神经因解剖结构紧邻，功能相似，常一起受累，主要表现为声音嘶哑、吞咽困难、饮水返呛、咽反射消失。

【副神经】 第Ⅺ对脑神经，负责转颈、耸肩等运动。受损时，同侧胸锁乳突肌及斜方肌瘫痪，因对侧肌肉功能存在，故平静时下颏转向患侧；患侧肩下垂，不能耸肩。

【舌下神经】 第Ⅻ对脑神经，只受对侧皮质脑干束支配，主管舌肌运动。损伤后表现为患侧舌肌瘫痪，伸舌时健侧肌运动将舌推向患侧。

【后组脑神经】　即第Ⅸ～Ⅻ对脑神经。而连接脑桥的第Ⅴ～Ⅷ对脑神经被合称为中组脑神经。

【球麻痹】"球麻痹（bulbar paralysis）"不是规范的术语，正确的术语应该是"延髓麻痹"，"球"特指"延髓"。真性延髓麻痹是直接累及延髓核团导致，属于下运动神经元性障碍，表现为说话鼻音、饮水呛咳、声音嘶哑、吞咽困难，还有伴咽部感觉缺失、咽反射消失、舌肌萎缩及震颤等表现，病理征常为阴性。"假性延髓麻痹"是指由双侧上运动神经元病损所致，此时咽部感觉和咽反射存在，无舌萎缩和震颤，双侧病理征阳性。

（鹿松松　洪景芳　王守森）

第三节　脊柱脊髓的解剖学名称和术语

脊柱是背部中线骨骼的统称，由 7 块颈椎、12 块胸椎、5 块腰椎、1 块骶骨（刚出生时 5 块）和 1 块尾骨（可分为 4 块）借韧带、关节及椎间盘连接而成（图 2-7，图 2-8）。脊柱的长度，3/4 由椎体构成，1/4 由椎间盘构成。在正常情况下，脊柱有 4 个弯曲，即颈椎前凸、胸椎后凸、腰椎前凸和骶椎后凸。脊柱上端承托颅骨，下联髋骨，中附肋骨，内部有纵行的椎管容纳脊髓。脊髓是中枢神经系统的低级部分，发出 31 对脊神经分布到四肢和躯干，同时也是神经系统的初级反射中枢。脊髓表面有 6 条纵行的沟裂：前正中裂、后正中沟、前外侧沟（2 条）、后外侧沟（2 条）。另外，在颈髓和胸髓上部，后正中沟与后外侧沟之间均有 1 条浅沟，称后中间沟，为薄束和楔束表面的分界标志。

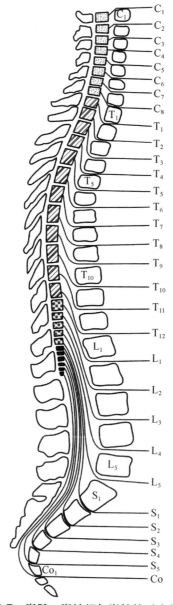

图 2-7 脊髓、脊神经与脊柱的对应关系

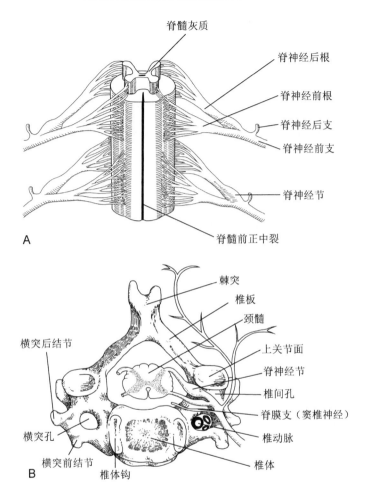

脊髓灰质

脊神经后根

脊神经前根

脊神经后支

脊神经前支

脊神经节

脊髓前正中裂

A

棘突

椎板

颈髓

上关节面

脊神经节

椎间孔

脊膜支（窦椎神经）

椎动脉

椎体

横突后结节

横突孔

横突前结节

椎体钩

B

图 2-8 脊柱、脊髓及脊神经的结构

A. 脊髓与脊神经前面观；B. 第 5 颈椎、脊髓与脊神经上面观

一、脊柱脊髓的一般名称

【脊髓节段】 脊髓分 31 个节段：颈髓 8 节、胸髓 12 节、腰髓 5 节、骶髓 5 节和尾髓 1 节。脊髓节段与椎体的对应关系：成人颈 1～4 脊髓节段对应颈 1～4 椎体；颈 5～8 和胸 1～

4 脊髓节段，对应同序数的上 1 个椎体；胸 5 ～ 8 脊髓节段，对应同序数的上 2 个椎体；胸 9 ～ 12 脊髓节段，对应同序数的上 3 个椎体；腰 1 ～ 5 脊髓节段与胸 10 ～ 11 椎体相对应；骶 1 ～ 5 和尾 1 节段与胸 12、腰 1 椎体对应（图 2-7）。

【颈膨大】 指脊髓上部粗大的一段，相当于颈 4 ～胸 1 节，以颈 6 节最粗。由其内部的细胞和神经纤维较多所形成，与上肢劳动功能有关。

【腰骶膨大】 指脊髓下端的粗大部分，位于腰 1 ～骶 3 节，是发出支配下肢神经的部位。

【脊髓圆锥】 指脊髓下端逐渐变细呈圆锥状，主要包括骶 3 ～尾节。位于腰膨大以下，下续终丝。脊髓圆锥下极位于胸 12 ～腰 1 椎体水平之间，多数在腰 1 椎体平面。腰椎穿刺一般应在圆锥以下部位进行。

【椎体】 是椎骨负重的主要部分，呈短圆柱状，内部充满松质，表面的密质较薄，上下面粗糙。

【椎弓根】 起于椎体后上部，短而厚，呈弧形，与椎体、关节突和椎板融为一体。椎弓根是椎间孔的组成部分，其上面有一较浅的上切迹，下面有一较深的下切迹。

【椎间孔】 由椎上切迹和椎下切迹构成，是节段性脊神经出椎管、供应椎管内结构的血管及神经进入椎管的门户（图 2-8B）。

【椎管】 是由游离椎骨的椎孔和骶管连成的中空骨管，上接枕骨大孔，下达骶管裂孔，主要容纳脊髓，以及脊髓被膜、脊神经根、血管及少量结缔组织（图 2-8B）。

【椎板】 连于椎弓、上下关节突、横突及棘突之间的骨板，位于椎管的后壁，两侧对称。

【钩椎关节】 1834 年，Rathke 首先发现了钩突这一解剖结构，为颈椎上面后外侧缘的骨性隆突；1858 年，德国解剖学家 Von Luschka 提出"椎体间外侧半关节"这一概念，后被称为 Luschka 关节或钩椎关节。钩突位于颈 3 ～ 7 椎体终板的外侧缘，可包括胸 1 ～ 2 椎体，4 岁左右时开始向上生长并形成骨性突起。钩椎关节为钩突与上位椎体下面斜坡（唇缘）相吻合而形成一个假性关节，功能为：①限制椎间盘向侧方突出；②维持颈椎活动度；③维持颈椎稳定性。在颈椎退变过程中，由髓核脱水、椎间盘高度丢失等因素导致钩突与上位椎体的直接接触面积增大或承载压力变大，因而在钩突周围出现骨赘，即骨质增生，可压迫脊神经或椎血管，在颈椎外科有重要意义。

【椎体终板】　在生长发育过程中，椎体上、下面的骨骺板骨化停止后形成骨板，轻度凹陷，此即骨性终板（endplate），厚约 0.5mm。骨性终板的中央为一薄层透明软骨覆盖，并终生存在，即软骨终板，厚约 0.5mm，上下软骨终板与髓核和纤维环连接，共同构成椎间盘。骨性终板与软骨终板共同构成椎体终板，主要作用是防止髓核组织嵌入椎体，同时具有平衡分散应力的作用。椎体终板炎，又称为椎体终板骨软骨炎，多由颈 / 腰椎过度劳损、外伤等所致。

【椎间盘】　两个相邻椎体之间的软骨连结，是骨块相互之间起衬垫作用的弹性软骨性圆盘，由外围的纤维环和中心的髓核组成。髓核富于弹性的胶状物质，纤维环由多层纤维软骨环按同心圆排列。颈腰椎纤维环前厚后薄，髓核易向后外侧脱出，突入椎管或椎间孔，压迫脊髓或脊神经。

【前纵韧带】　是人体中最长的韧带，位于脊柱前面。上起枕骨大孔前缘的枕骨咽结节，下至第 1 或第 2 骶椎前面，有限制脊柱过伸的作用。

【后纵韧带】　为脊柱的长韧带，窄而坚韧，位于椎管内椎体的后面，上起枢椎并与覆盖枢椎椎体覆膜相续，下达骶骨。后纵韧带有限制脊柱过分前屈及防止椎间盘向后脱出的作用。

【黄韧带】 连接椎板之间的韧带,起于颈椎2,止于骶椎1,分节存在;从上位椎板的下缘和内面,连至下位椎板的上缘和外缘,从上往下依次增厚,限制脊柱过度前屈。如果黄韧带增厚,可压迫脊髓和脊神经根。

【棘间韧带】 连接于相邻棘突间的薄层纤维带,附于棘突根部到棘突尖。向前与黄韧带融合,向后移行于棘上韧带。

【硬脊膜】 由致密结缔组织构成,厚而坚韧,形成长筒状的硬脊膜囊,下端在骶椎2水平形成盲端。每对脊神经根穿硬脊膜囊时被包被,形成神经外膜,并与椎间孔周围的结缔组织紧密相连。

【硬脊膜外腔】 为硬脊膜与椎管骨膜之间的狭腔,内含淋巴管、静脉丛、疏松结缔组织和脂肪,有脊神经根及其伴行血管通过。上端起自枕骨大孔,下端终于骶管裂孔,不通颅内。硬膜外麻醉时将药物注入此腔,可阻滞脊神经根。硬脊膜囊下端包裹终丝,有纤维索连于骶管前后壁。

【终池】 又称为腰大池,为椎管蛛网膜下腔下端的扩大部分,位于脊髓圆锥下方,充满脑脊液,内有终丝和马尾神经。临床上常经腰椎穿刺此处,抽取脑脊液进行化验。

【终丝】 即软脊膜在脊髓下端移行后形成的一根无神经组织的膜性结构,在骶椎2水平以下由硬脊膜包裹,终止于尾骨背面。脊髓栓系综合征是一种神经轴先天性畸形,病理变化主要为终丝增粗并张力增高,导致脊髓圆锥低位。

二、脊髓的内部结构与综合征

脊髓由中央部的灰质及周边部的白质构成(图2-8)。

【脊髓中央管】 为位于脊髓灰质连合中央的细长管道,纵贯脊髓全长。新生儿中央管充满脑脊液,成人中央管腔不连续,且常闭塞。

【脊髓灰质】　横截面呈蝴蝶形或"H"形,中心有中央管,中央管前后的横条灰质为灰质前/后连合。灰质的每一半由前角和后角组成。前角内含有大型运动细胞,其轴突经前外侧沟出脊髓,组成前根。后角内有痛觉和温度觉的第二级神经元细胞。脊髓灰质炎是前角运动神经元遭受病毒破坏,造成瘫痪。

【后角】　由接受各种不同感觉的联络神经元的细胞体群构成,主要接受后根的感觉纤维,其轴突主要有两种取向:一些进入对侧或同侧白质,形成上行纤维束入脑;另一些在脊髓内,起节段内或节段间的联络作用。脊髓后角受刺激可出现自发性疼痛或感觉过敏,受损则会造成该节段的痛觉和温度觉障碍。脊髓背根入髓区(dosal root entry zone,DREZ)切开术,是通过破坏伤害性传入的二级神经元,治疗神经根撕脱后疼痛、幻肢痛(脊髓损伤后痛)。DREZ包含背根分支、后外侧束及脊髓后角的Ⅰ~Ⅴ灰质板层。"背根"即"后根"。

【后索】　是脊髓白质的一部分,位于后正中沟与后根之间,主要含薄束、楔束及逗点束。

【白质前连合】　指脊髓灰质前连合前方、连接两侧白质及左右交叉的纤维,包括脊髓丘脑前束和侧束的交叉纤维。受损时可出现节段性分离性感觉障碍,即皮肤痛、温觉减退或缺失,深感觉存在;同时由于脊髓丘脑前束有部分纤维不交叉,粗触觉所受影响不大。浅感觉障碍的平面比病灶低1~2个节段。

【纤维束】　指在中枢神经系统内,起止、行程和功能相同的神经纤维集聚并走行在一起,如脊髓丘脑束、皮质脊髓束。

【深感觉】　指感受肌肉、肌腱、关节和韧带等深部结构的本体感觉,即感受肌肉是处于收缩或舒张状态;肌腱和韧带是否被牵拉以及关节是处于屈曲还是伸直状态等。躯干、肢体的深感觉第一级神经元细胞体位于脊神经节内,轴突进入脊髓,在同侧后索内组成薄束和楔束,终止于延髓的薄束核和楔束核,在此更换第二级神经元后，交叉到对侧，组成内侧丘系，再在丘脑外侧核的腹后部更换第三级神经元，换元后纤维参与组成丘脑皮质束，经内囊投射至中央后回、中央前回上 2/3 及下肢运动感觉区。

【本体感觉】 是指肌、腱、关节等运动器官本身在不同状态（运动或静止）时产生的感觉，如人在闭眼时能感知身体各部的位置。因位置较深，又称深感觉。

【薄束】 上行纤维束之一，位于脊髓后索，在第 4 胸节以下占据全部后索，在第 4 胸节以上只占后索的内侧半。薄束传导来自下肢和躯干下部的肌、腱、关节、皮肤感觉器的冲动，最终传至大脑皮质，引起本体感觉和精细触觉。如后索发生病变（薄束、楔束均受损害），则闭目时不能确定各关节的位置和运动的方向，并站立不稳，精细触觉也丧失。

【楔束】 位于脊髓后索，自第 4 胸节以上开始出现，位于薄束的外侧，传导上胸部和上肢的本体感觉和精细触觉。

【脊髓丘脑束】 从脊髓上行到丘脑，传导躯干和四肢的痛、温、触及压觉。它在白质前连合处分为两部分，一部分传导痛温觉，发生交叉，形成脊髓丘脑侧束；另一部分传导触压觉，部分交叉，形成脊髓丘脑前束。半侧脊髓损伤时，出现对侧 1～2 节段以下痛、温觉障碍，而粗触觉和压觉保存。

【皮质脊髓束】 是最大的下行纤维束，是随意运动的主要通路。神经元在中央前回及其他皮质区，纤维在同侧内囊后肢汇集，下行至延髓形成锥体，在锥体下端大部交叉至对侧，形成皮质脊髓侧束，在外侧索下行，并直接或间接止于前角运动神经元；小部未交叉的纤维形成皮质脊髓前束，在前索下行，同样直接或间接终止于前角细胞。注意，不交叉的纤维只到达支配躯干肌的下运动神经元，即躯干肌受两侧大脑皮质支配，而上、下肢肌仅受对侧大脑皮质支配。

【上运动神经元】　主要是位于皮质运动区的锥体细胞，其轴突组成下行的锥体束，其中下行至脊髓的纤维称为皮质脊髓束。它们抵达相应的脊髓节段后，在脊髓前角与"下运动神经元"形成突触联系，将皮质的运动指令经后者送达相应的骨骼肌，指挥肌肉活动。

【内侧纵束】　脊髓下行传导束之一，始自前庭内侧核、网状结构、上丘、中介核、连合核等，行于脊髓前索。此束在颈髓上部明显，少量纤维可到腰髓，可能参与头颈肌的共济活动和姿势反射。

【脊髓空洞症】　是脊髓的一种慢性、进行性病变，特点是脊髓中央管扩大。常好发于颈髓，也可向下延伸至胸髓。主要以痛觉、温度觉减退或消失，而触觉和深感觉保留的分离性感觉障碍为主要表现，可伴有下运动神经元瘫痪。向上延伸累及延髓时，则称为延髓空洞症。

【脊髓半切综合征】　半侧脊髓损伤引起特定临床征象：病损平面以下同侧肢体运动和深感觉消失，精细触觉障碍，血管舒缩功能障碍，对侧肢体痛温觉消失，双侧触觉保留。致病原因常为脊柱外伤、脊髓炎、脊髓血管性疾病等。

【下运动神经元损害综合征】　下运动神经元是指脊髓前角的突触后运动神经元，直接指挥骨骼肌运动。病损后出现相应肌肉瘫痪，以某一动作瘫痪为主要表现，如腕背伸不能。特点是肌张力降低，腱反射消失，明显肌萎缩，锥体束征阴性。

【肌纤维颤动】　是脊髓前角细胞或脑神经运动核的刺激现象，是在一块肌肉的肌腹上数厘米范围内的细小、快速或蠕动样颤动，肌群呈持续波动性起伏，而不是整个肌肉或肌群的收缩。肌电图提示周围神经源性损害，属于下运动神经元病变。

【分离性感觉障碍】　指皮肤的某一区域有一种或数种感觉发生减退或消失，而其他感觉存在，包括浅感觉分离性障碍和深浅感觉分离性障碍等。常见的是节段性分离性感觉障碍，表现为痛温觉减退或消失，而深感觉保存，多见于脊髓空洞症、脊髓内肿瘤、脊髓结核等疾病。其机制是感觉传导纤维在其走行路径中的交叉，在某个病损点发生受损，而其他纤维没有受损。

【前索综合征】 脊髓前部损伤。因为脊髓前部主要是传导痛觉、温度觉以及运动功能的纤维束，所以会造成损伤平面以下运动和痛温觉丧失；而传导本体感觉的纤维束在后索，所以本体感觉（关节位置觉、振动觉等）存在。常表现为损伤平面以下肢体瘫痪和痛觉、温度觉障碍，易发生压疮。

【闭目难立征】 又称 Romberg 征，是平衡性共济失调的体征。患者双足并拢站立，两手向前平伸，闭目时出现身体摇摆及倾倒感，即为闭目难立征阳性。闭目难立征提示关节位置觉的减退或缺失，是深感觉障碍的一种表现，常见于脊髓后索病变。小脑或前庭病变时，无论睁眼、闭眼，身体均站立不稳，而在闭目时由于没有视觉代偿，站立不稳会更明显，即闭目难立征阴性。小脑蚓部病变易向前后方向倾倒，一侧小脑半球病变或一侧前庭损害则向病灶侧倾倒。

【脊髓休克】 也称脊休克，为脊髓与高位中枢突然断离时，脊髓暂时丧失反射活动的能力，骨骼肌和内脏反射活动完全抑制或减弱。此时，横断节段以下骨骼肌紧张性降低或消失、外周血管扩张、血压下降、发汗反射消失、膀胱内尿充盈、直肠内粪积聚。脊髓休克是暂时现象，不久之后可逐渐恢复，一般持续 1～6 周，也可能持续数月，但横断面以下的感觉和运动功能几乎不能恢复。

三、脊髓的反射和病理反射

脊髓反射是脊髓固有的反射，其反射弧并不经过脑，但受脑的下行纤维控制。

【腱反射】　又称深反射，是快速牵拉肌腱时发生的不自主的肌肉收缩。腱反射是单突触反射，反射的潜伏期很短。例如膝反射，叩击膝关节下的股四头肌肌腱，股四头肌即发生一次收缩。腱反射减弱或者消失多提示反射弧受损，见于脊髓灰质炎、脊髓后索病变、锥体外系病变、脊髓休克等；而腱反射亢进，提示高位中枢病变。有时，叩击肌腱或骨膜一下，却引出连续的震颤，称多动性反射，也叫阵挛，这是典型的腱反射亢进。腱反射亢进是皮质运动区或皮质脊髓束受损引起，为上运动神经元病变特征之一。在神经系统兴奋性普遍增高的神经症、甲状腺功能亢进、破伤风、手足搐搦症等也可出现对称性腱反射不同程度增强。

【浅反射】　是刺激皮肤或黏膜所引起的肌肉收缩反射。常用的浅反射有角膜反射、咽反射、腹壁反射、提睾反射、跖反射、肛门反射。有些浅反射（如腹壁反射、提睾反射）的完成，除了相应的脊髓节段性反射弧之外，还需要一个通过脊髓至大脑皮质，再经锥体束至前角细胞的反射弧，故锥体束损伤后，腹壁反射与提睾反射减退或消失。

【腹壁反射】　患者处于平卧位，屈膝，医生用棉签分别在上腹、中腹、下腹自外向内划过皮肤表面，如果局部腹肌收缩，表示存在反射。对于反射弧受损的患者，如该节段的脊髓病变，该节段反射就会减退或消失。对有颅内病变患者，由于中枢神经受损，也会发生一侧反射减弱或消失。

【提睾反射】　用棉签由下向上轻划股上部内侧皮肤，可以引起同侧提睾肌收缩，使睾丸上提。双侧提睾反射消失为腰1～2节病损；一侧反射减弱或消失见于锥体束损害。

【肛门反射】　患者平卧或俯卧，以棉签或小针在会阴区划过，正常时，肛门外括约肌会收缩。用于检查脊髓腰骶段的功能。

【Babinski 征】　是锥体束病损时大脑失去了对脑干和脊髓

的抑制作用而出现的异常反射，属于病理反射。患者仰卧，下肢伸直，医生手持被检查者踝部，用棉签划足底外侧缘，由后向前至小趾跟部并转向内侧，正常反应为拇指跖屈，阳性反应为拇指背屈，余趾呈扇形展开。

【Hoffmann 征】 这是上肢的一种病理反射，也是锥体束病损的表现。检查方法是用左手托住患者一侧的腕部，使腕关节略背屈，各手指轻度屈曲，医生以右手食、中两指夹住患者中指远侧指间关节，以拇指迅速向下弹刮患者中指甲，正常时无反应，如拇指内收，其余各指也呈屈曲动作，即为阳性。

四、脊神经

脊神经为混合性神经，由脊髓发出，主管颈部以下身体和四肢的感觉、运动和反射。每对脊神经由前根（运动性）和后根（感觉性）与脊髓相连，二者在椎间孔处合成一条脊神经干（图2-8）。

【前根】 发自脊髓前外侧沟，包括躯体运动纤维和内脏运动纤维，在 $T_1 \sim L_2$ 和 $S_2 \sim S_4$ 节段神经前根内有内脏运动纤维。

【后根】 有时称作背根，发自脊髓后外侧沟，包括躯体感觉纤维和内脏感觉纤维。后根一般较前根粗，并于椎间孔处（骶、尾神经后根于骶管内）有一个膨大的脊神经节。在 $T_1 \sim L_2$ 和 $S_2 \sim S_4$ 节段神经后根内有内脏感觉纤维。

【脊神经干】 很短，出椎间孔后立即分为前支、后支、脊膜支和交通支。脊膜支经椎间孔返回椎管，所以又称脊膜返支或窦椎神经。

【脊神经节】 是感觉神经节之一，位于脊神经后根的膨大部，神经元大多为假单极型。脊神经节一般位于椎间孔内，在后根硬脊膜鞘之外，第1、2颈神经节位于相应颈椎椎弓的上面，但骶尾神经的脊神经节则位于椎管内。

【脊神经后支】 混合性神经,经相邻横突之间向后行走(骶部的出骶后孔),都有肌支和皮支,其分布有明显的节段性。颈髓的脊神经有一定特殊性,分布至皮肤的仅有第 2～5 颈神经后支。第 2 颈神经后支比相应前支粗大得多,在寰椎后弓与枢椎椎板之间后行,分为较小的外侧支和较大的内侧支,内侧支为枕大神经。枕大神经穿经颈部伸肌附着处发生病变时,或者 1、2 颈椎椎间关节炎累及第 2 颈神经后内侧支时,常引起枕大神经分布区疼痛和感觉异常,称枕大神经痛。

【脊神经前支】 混合性,分布于躯干前外侧和四肢的肌肉和皮肤。除了 12 对胸神经外,其余脊神经前支共组成 4 个神经丛(颈丛、臂丛、腰丛和骶丛)。

【窦椎神经】 1850 年由德国解剖学家 Luschka 发现并命名窦椎神经(sinuovertebral nerve),又称脊膜支或返神经(图 2-8B),起于脊神经干,通过椎间孔之后又重返椎管,分为较大的升支和较小的降支,各相邻的升支与降支相互吻合,形成脊膜前丛和脊膜后丛,遍布脊膜全长。它在椎间孔内有数个分支,一支是主窦神经,主要支配硬膜前间隙及周围组织;另有 3～6 支较细的副窦椎神经,主要支配椎间盘纤维软骨环、关节突、黄韧带、侧隐窝等,它是无髓或薄髓纤维,是椎管内存在无菌性炎症、化学性或机械性损害时引起颈肩腰痛的传导系统。窦椎神经主干在颈部位于椎间盘之后,当颈椎间盘突出或骨质增生时可直接刺激它。退行性关节变性或慢性损伤,也可通过窦椎神经分支导致不同程度的疼痛。小关节突内压增加、位置改变或增生及椎弓根崩裂等也能引起根性疼痛。腰椎间盘急性突出时,刺激窦椎神经可引起腰背痛。

【颈丛】 由第 1～4 颈神经前支组成。皮支分布到颈前部皮肤,肌支分布于颈部深肌、舌骨下肌群和肩胛提肌。其中最重要的是膈神经,为混合性神经,由第 3～5 颈神经前支发出，主要支配膈肌的运动以及心包、部分胸膜和腹膜的感觉。

【臂丛】 由第 5 ～ 8 颈神经前支和第 1 胸神经前支的大部组成，其后分为根、干、股、束四段，在腋窝围绕腋动脉形成外侧束、内侧束和后束，由束发出分支主要分布于上肢和部分胸、背浅层肌。

【腰丛】 由第 12 胸神经前支的一部分、第 1 ～ 3 腰神经前支及第 4 腰神经前支的一部分组成。

【骶丛】 由第 4 腰神经前支的一部分、第 5 腰神经前支合成的腰骶干以及骶、尾神经的前支编织而成，位于骶骨和梨状肌前面，分布于会阴部、臀部、股后部、小腿和足的肌肉与皮肤。

【马尾神经】 指脊髓圆锥以下的腰骶神经根，由 $L_2 \sim L_5$、$S_1 \sim S_5$ 及尾节发出的共 10 对神经根组成，垂直向下行走，依次穿过相应的椎间隙，因状似马的尾巴，故称马尾。

（应建彬　魏梁锋）

第四节　脑和脊髓血液循环的名称和术语

脑和脊髓的血液循环，既相对独立，又连为一体。脑和脊髓的血管解剖就是脑血管在颅腔和椎管内的分支分布状况，可以把它们想象成一个非常复杂的管网系统，有主干道和侧支，还有旁路。

一、脑的血液循环

（一）脑的动脉

1. 前循环

即颈内动脉循环。颈总动脉上行，分为颈外动脉和颈内动脉。颈内动脉在颈部没有分支，垂直上升至颅底，穿颞骨岩部经颈动脉管抵岩尖，通过破裂孔入颅，穿经海绵窦到达硬脑膜内，依次分出眼动脉、后交通动脉和脉络膜前动脉，最后分为大脑前动脉和大脑中动脉（图2-9）。

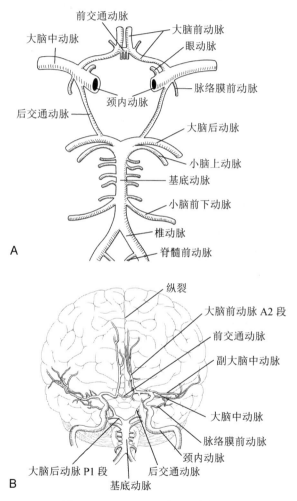

图2-9　Willis动脉环结构示意图

A. Willis动脉环的构成；B. Willis动脉环的立体形态及其与神经结构的关系

【眼动脉】 90% 的眼动脉起源于颈内动脉床突上段，其余的起源于颈内动脉海绵窦段或脑膜中动脉。眼动脉与视神经一起经视神经管入眶，终于滑车上动脉。

【后交通动脉】 是颈内动脉床突上段的第二个重要分支，行向后方，与大脑后动脉吻合。后交通动脉变异多见，如两侧后交通动脉不等大，也有一侧缺如的；一侧后交通动脉粗大，直接向后延续为大脑后动脉，即胚胎型大脑后动脉。后交通动脉的中央支供应内囊后肢、视束前部、丘脑腹侧部及下丘脑。

【脉络膜前动脉】 为颈内动脉床突上段的第三个重要分支，70% 的人此动脉只有 1 支，30% 的人有 2 ～ 3 支，甚至 4 支。自颈内动脉外侧壁发出后，走向后外侧方，自颞叶内侧进入侧脑室颞角，参与形成脉络丛。闭塞后表现：①内囊后肢受累，出现对侧轻偏瘫，对侧偏身轻触觉与痛觉缺失；②视束及外侧膝状体受累，出现对侧同向性偏盲或象限性盲，也可出现少见的对侧同向性上部或下部视野缺损，而水平子午线视野保留；③少数丘脑受累，出现感觉过敏和丘脑手。

【大脑前动脉（ACA）】 为颈内动脉的终支，在视交叉上方转入纵裂，沿大脑半球内侧面延伸。在转弯处，与对侧同名动脉在中线上借前交通动脉相连。其皮质支供应大脑半球内侧面前 3/4 及额顶叶背侧面上 1/4 皮质及皮质下白质，深穿支供应内囊前肢及部分膝部、尾状核、豆状核前部。闭塞后表现为病变对侧下肢瘫痪，也可伴有下肢感觉障碍。按 Fischer 分段法分为 5 段：A1 段（水平段）—从起始至中线；A2 段（上升段）—从前交通动脉至胼胝体膝部下方；A3 段（膝段）—沿胼胝体膝部向后呈弧形弯曲；A4、A5 段—胼周段和终段。

【大脑中动脉（MCA）】 是颈内动脉的延续，分为 5 段：M1 段—自颈内动脉分叉至转弯（含分叉前段和分叉后段）；M2 段—自膝部至侧裂顶部（血管造影的侧裂点）；M3 段—自环状沟的顶部至外侧裂表面；M4 段（分叉段）—沿脑表面分支延伸；M5 段（终段）—角回动脉。其中，M1 段发出豆纹动脉（中央支），分为内侧组和外侧组。豆纹动脉破裂出血，导致对侧肢体运动和感觉障碍。

2. 后循环

即椎基底动脉循环，主要供应顶枕沟以后的大脑半球（后 2/5）、部分间脑、脑干及小脑。

【椎动脉】　由锁骨下动脉发出，通过颈 1～6 的横突孔，在寰枕关节后方成环状，经枕骨大孔入颅，立即发出分支组成脊髓前动脉。主干发出小脑后下动脉，供应延髓后外侧部和小脑半球下部。还发出其他小支供应延髓的其余部分。

【基底动脉】　两侧椎动脉在脑桥延髓连接处的前面合成一条基底动脉，发出多支旁中央支、二支小脑前下动脉及二支小脑上动脉。

【大脑后动脉（PCA）】　基底动脉上行至脑桥与中脑交接处分为左、右大脑后动脉，在小脑幕切迹水平绕中脑后行，发出多支丘脑穿通支、丘脑膝状体穿通支和脉络膜后动脉。分为 4 段：P1 段（交通前段）—自基底动脉分叉至与后交通动脉会合处，P2 段（环池段）—在小脑幕上面绕大脑脚后行，P3 段（四叠体段）—自四叠体水平至距状裂，P4 段（距裂段）—在距状裂内的终支（距状裂动脉和顶枕动脉）。

3. 侧支循环

【脑底动脉环】　即 Willis 环。两侧大脑前动脉由前交通动脉互相连接，两侧颈内动脉和大脑后动脉各由后交通动脉连接，共同组成一个动脉环。在正常情况下，组成环的各动脉血流方向一定，相互并不混合，只是在某动脉近端血流受阻，环内各动脉间出现压力差时，动脉环才发挥其侧支循环作用。动脉环可发生多种变异，有可能使侧支循环不能迅速、有效地发挥作用，这是脑梗死发生的重要因素之一。

【穿通支】 又称深支或中央支、旁中央支，主要由脑底动脉环、大脑中动脉近侧段及基底动脉等大血管直接发出，随即垂直穿入脑实质，供应深部结构。供应壳核、丘脑、内囊部分的中央支及供应脑桥的旁中央支，是高血压性脑出血和脑梗死的好发部位。

【皮质支】 又称旋支，这类分支在脑的腹面绕过外侧至背面，行程较长，主要供应皮质、皮质下白质及脑干背外侧。

【其他侧支循环】 ①在大脑表面，大脑前、中、后动脉皮质支之间彼此交通，密如蛛网；②颈内、外动脉围绕眼、耳、鼻的深浅分支互相吻合；③大脑动脉皮质支与脑膜动脉分支也存在丰富的侧支吻合；④相邻中央支之间也存在细小的吻合。

（二）脑的静脉

脑静脉系统主要包括大脑浅静脉、大脑深静脉、间脑静脉、脑干静脉、小脑静脉以及硬脑膜静脉窦。行程：皮质和皮质下髓质毛细血管逐渐过渡到直径 0.2 ～ 1.0mm 的小静脉，穿出脑实质，在软膜下形成软脑膜静脉丛或静脉网，然后集合成较大的静脉，在软脑膜内行程一小段，再穿过软脑膜进入蛛网膜下腔，汇合成较大的浅静脉，穿过蛛网膜和硬脑膜内层，最终注入静脉窦。

【大脑浅静脉】 主要由大脑上静脉、大脑中浅静脉、大脑下静脉组成，收集大脑皮质和皮质下髓质的静脉血，注入静脉窦。行程分为 5 段：起始段、软膜段、蛛网膜下腔段、硬膜下腔段和硬膜段。大脑上静脉有 8 ～ 15 条，引流大脑半球上外侧面，汇入上矢状窦，其中最大的 2 条是 Trolard 静脉和 Rolando 静脉（中央沟静脉）。

【大脑深静脉】 主要收集大脑半球深部髓质、基底核、内囊、间脑和脑室脉络丛的静脉血，汇合成大脑大静脉，注入直窦。

【静脉窦】 由硬脑膜的两层围成的静脉血流管道（图 2-1），内衬一层内皮细胞。窦腔内无瓣膜，但在脑静脉汇入静脉窦的入口处可以有类似瓣膜的装置，如半月瓣或中隔，这些结构有调节入窦血流的作用。静脉窦分为后上组（上、下矢状窦，直窦，横窦，窦汇，乙状窦，岩磷窦，枕窦）和前下组（海绵窦，海绵间窦，蝶顶窦，岩上、下窦，基底窦，边缘窦）。

【桥静脉】 是连接大脑浅静脉与静脉窦之间的"纽带静脉"，一般都是游离的，在大脑半球和小脑半球都存在。如：额顶叶外侧面及内侧面的引流静脉，先是穿过软脑膜、蛛网膜下腔，到达硬膜下，然后游离走行一段，这游离的一段就是桥静脉，由桥静脉进入上矢状窦；或者桥静脉先进入硬脑膜内的静脉通道，再转入上矢状窦。

【Trolard 静脉】 是将外侧裂浅静脉与上矢状窦连接起来的最大的静脉，又称上吻合静脉，多数位于中央前静脉、中央静脉或中央后静脉的位置，最常位于中央后静脉的位置。通常以单一通道汇入上矢状窦，以单一或分叉通道连至外侧裂浅静脉。因为定义混乱和不确定，有人专门描述：凡是自外侧裂的后支走向后上方，并注入上矢状窦后三分之一的大吻合支均称为 Trolard 静脉，其余位置的称为 Trolard 吻合，相比而言，Trolard 吻合多见。

【外侧裂静脉】 包括外侧裂浅静脉和外侧裂深静脉。外侧裂浅静脉又称大脑中浅静脉，始于大脑半球侧面，沿着外侧裂的上下唇走行，到达海绵窦或蝶顶窦。外侧裂深静脉又称大脑中深静脉，主要引流岛叶及附近的静脉，沿外侧裂下部走行。外侧裂浅静脉通过 Trolard 静脉和 Rolando 静脉与上矢状窦相连，通过 Labbé 静脉与横窦相连，通过外侧裂深静脉与基底静脉相连。

【Labbé 静脉】 由 17 世纪法国外科医生 Charles Labbé 首

先描述，又称下吻合静脉，是大脑中浅静脉与横窦、乙状窦间最大的吻合静脉，可以是一条或一组，通常起自外侧裂的中后部，向后下汇入横窦外侧部。

【Rosenthal 静脉】 又名基底静脉，分布于大脑半球底面的后内侧。起于前穿质，收集间脑底部、基底核和钩回附近的血液，注入大脑内静脉或大脑大静脉。

【Galen 静脉】 又名大脑大静脉，由双侧大脑内静脉、基底静脉等汇合而成，流向直窦，引流大脑深部结构的血液。

【蛛网膜颗粒】 主要分布于上矢状窦、横窦及其附近，形状上看似许多绒毛状和颗粒状突起，大小不一，突入静脉窦、静脉陷窝及颅骨内（图 2-1），脑脊液通过这些颗粒回流入静脉系统。

二、脊髓的血液循环

1. 脊髓的动脉

脊髓的血液供应有两个来源，一是椎动脉发出的脊髓前、后动脉，二是来自节段性动脉，如锁骨下动脉、肋间动脉、腰动脉、骶外侧动脉等的脊髓支。脊髓前、后动脉在下行过程中不断得到节段性动脉的增补。上区（颈胸区）相当于颈髓和上胸髓（胸节 1～3），血液供应来源于颈升动脉、椎动脉等分支形成的前髓动脉。中区（中胸区）相当于胸节 4～8，血液供应主要来源于肋间动脉分支形成的前髓动脉；该区的动脉细、数量少、血运差。下区（胸腰区）由下胸髓至脊髓圆锥，血液供应主要来源于腰动脉、髂腰动脉和骶外侧动脉分支形成的前髓动脉；此区动脉粗、数量多。

【脊髓前动脉】 由左右椎动脉各发出一条脊髓前动脉，二者合成一条动脉干，沿脊髓前正中裂下行，沿途不断接受来自颈、胸、腰各部节段性动脉分出的前髓动脉，延伸至脊髓圆锥。脊髓前动脉的血流方向是自上而下，到脊髓下端，供应脊髓前三分之二区域。

【脊髓后动脉】　由椎动脉或小脑后下动脉发出左右两条脊髓后动脉，沿脊髓后外侧沟下行，沿途接受后髓动脉的补充。它供应脊髓后三分之一区域。

【根动脉】　脊柱两侧的节段性动脉经椎间孔进入椎管，除发出细支营养椎体、椎弓等外，较粗大的分支营养脊神经节和脊神经前、后根，并沿前、后根达到脊髓，分别称为前根动脉和后根动脉，分别汇入脊髓前、后动脉。

2. 脊髓的静脉

脊髓表面有 6 条纵行静脉，即前正中裂的脊髓前正中静脉，后正中沟的脊髓后正中静脉，以及沿前外侧沟和后外侧沟走行的两条脊髓前外侧静脉和两条脊髓后外侧静脉。脊髓的静脉与相应动脉伴行，注入硬脊膜外的椎内静脉丛，再经椎外静脉丛与节段性静脉及胸、腹、盆等处静脉交通。行于脊髓表面的纵行静脉干和椎内静脉丛，还与颅内静脉相通，形成一个连续无瓣膜的静脉系，从而成为胸、腹、盆的肿瘤或感染进入颅内的通路。

（张尚明　黎连杰）

第五节　脑与脊髓的被膜、脑室及脑屏障

一、脑的被膜

（一）硬脑膜

硬脑膜为厚而坚韧的双层膜，有丰富的神经和血管走行其间。外层为颅骨内面的骨膜，与颅盖骨结合疏松，与颅底结合紧密，在脑神经出颅处移行为神经外膜。内层在枕骨大孔周围与硬脊膜相续，并在某些部位形成板状隔，伸入各脑部之间，

对脑起保护作用，包括大脑镰、小脑幕、小脑镰、鞍膈。

静脉窦是位于两层硬脑膜之间的静脉通道，主要有：①上矢状窦，位于大脑镰上缘（图2-1）；②下矢状窦，位于大脑镰下缘；③直窦，位于大脑镰与小脑幕相接处，后通窦汇；④横窦，位于枕骨内面的横窦沟；⑤乙状窦，位于乙状沟；⑥海绵窦，蝶鞍两侧，借眼静脉与面静脉交通，借卵圆孔静脉与翼丛相交通；⑦岩上窦和岩下窦，分别位于颞骨岩部的上缘和后缘。跨静脉窦处发生骨折时，可能压迫或直接损伤静脉窦壁，可继发窦内血栓形成，造成静脉回流障碍。

【小脑幕】 俗称天幕，为硬脑膜的特殊结构，呈半月状横隔于小脑与颞枕叶之间，其内侧缘游离，形成小脑幕切迹。"切迹"意指凹陷、弧形的游离缘。"小脑幕切迹疝"中的"切迹"，指的是呈弧形的小脑幕内侧缘。当幕上占位性病变造成压力过高时，可挤压海马回钩进入小脑幕裂孔，产生小脑幕切迹疝。

【大脑镰】 呈镰刀状，位于大脑纵裂内，由颅顶向下伸至两侧大脑半球之间。其前端窄，连于鸡冠；后端宽，连于小脑幕顶。上缘附着在颅顶内面的矢状窦沟，内隐上矢状窦；下缘游离，与胼胝体相邻，游离缘内隐有下矢状窦。

【小脑镰】 位于颅后窝，正中矢状位，后部附着于枕内嵴，前缘游离，呈镰刀状，部分分隔小脑半球，向上连于小脑幕，下接枕骨大孔边缘。小脑镰个体差异大，多数比较小。

【枕窦】 起自窦汇，沿小脑镰附着缘下行，常为1支，有的为2支，其下端向两侧分开，与乙状窦或颈静脉球相连，与椎内静脉丛吻合。小儿时期该窦发达，开颅手术中需谨慎处理。

【寰枕筋膜】 为枕骨与寰椎之间的韧带组织，起稳固作用，其后部有椎动脉穿入。

（二）蛛网膜

脑蛛网膜为排列疏松成网的纤维，与脊髓蛛网膜相连，衬于硬脑膜内面，不伸入脑沟，几乎无血管。蛛网膜在上矢状窦的两侧形成许多绒毛突起，突入上矢状窦及两侧的静脉陷窝内，称为蛛网膜颗粒，参与脑脊液回流。

【蛛网膜下池】　位于蛛网膜与软脑膜之间，为蛛网膜下隙（腔）的局部扩大处，如：①小脑延髓池，小脑与延髓之间；②脚间池，两侧大脑脚之间；③视交叉池，视交叉下方；④桥前池，脑桥腹侧；⑤外侧裂池，规范名称是外侧窝池，位于大脑外侧沟内；⑥纵裂池，位于大脑纵裂内，池底绕于胼胝体周围，称胼胝体周池；⑦环池，分本部和翼部，本部环绕大脑脚外侧面，向前连于脚间池，向后连于四叠体池；翼部向外延伸至丘脑枕后下方，也称丘脑后池；⑧四叠体池，四叠体后面，容易发生蛛网膜囊肿。

【枕大池】　即小脑延髓池，位于颅后窝的后下部，延髓背侧面与枕鳞下部之间，向前经小脑溪通第四脑室；向前外经延髓侧面通延髓池。"小脑溪"是两侧小脑扁桃体之间的裂隙，位于小脑蚓部的下方，如果小脑萎缩，此处即可成为一个蛛网膜下池。

（三）软脑膜

软脑膜由纤细的网状纤维和弹性纤维构成，薄而富有血管，覆盖于脑表面并深入沟裂内。软脑膜在脑表面包绕小血管形成血管鞘，与血管伴行进入皮质内。在脑室壁的某些部位，软脑膜及其血管与室管膜上皮共同构成脉络组织。

二、脊髓的被膜

硬脊膜厚而坚韧，下端包裹终丝，两侧在椎间孔处与脊神经外膜延续。脊髓蛛网膜为半透明薄膜，与脑蛛网膜相延续，与脊神经的外膜融合。软脊膜薄而富有血管，紧贴脊髓表面，在脊髓下端形成终丝；在脊神经前后根之间形成齿状韧带，尖端附于硬脊膜，起固定脊髓的作用。

【脊髓蛛网膜炎】 也称粘连性脊蛛网膜炎，是蛛网膜的一种慢性炎症过程，在某种病因的作用下，使蛛网膜逐渐增厚，引起脊髓和神经根损害，或形成多发粘连性囊腔，或瘢痕形成，影响脊髓血液循环，最后导致功能障碍。病因有感染、外伤、蛛网膜下腔出血、药物（麻醉药、抗生素）等，一半患者原因不明。发病年龄多在 30 ～ 60 岁，以胸腰段多见。临床主要表现是胸腹部束带样疼痛、感觉障碍、运动障碍，治疗困难。

【骶管囊肿】 属于硬脊膜囊肿，1938 年由 Tarlov 尸检发现，又称 Tarlov 囊肿。多数被认为是先天性的，也有部分是后天获得的。骶管囊肿在临床上比较常见，MRI 检出率为 4.6% ～ 9.0%；20% ～ 25% 可出现骶神经牵拉、受压症状，表现为下腰部、腰骶部、会阴部痛、麻木、酸胀感，甚至出现小便排不尽，大便时有里急后重感，男性性功能障碍，以及大腿外侧、足踝外侧、小腿外侧的疼痛和麻木，一些患者还会出现肌肉抽搐。在显微镜下行囊肿切除并交通孔封闭术，可取得较好疗效。

三、脑室

脑室包括侧脑室、第三脑室和第四脑室，周壁衬以室管膜，室内充满脑脊液。每个脑室均有脉络丛，侧脑室脉络丛经室间孔与第三脑室脉络丛相连。

（一）侧脑室

侧脑室左右各一，为对称的窄裂（图 2-4）。

【侧脑室前角】 在额叶内，从前端延伸至室间孔。空间相对较大，没有脉络丛，因此成为临床常用的脑室穿刺部位。在颅内积气时，平片上可见侧脑室额角的气液平面。内囊膝部位于室间孔的外侧。

【侧脑室中央部】 是侧脑室从室间孔向后至胼胝体压部之

间的部分，略上拱，为一狭窄的裂隙。

【侧脑室后角】 从体的后部进入枕叶，左右常不对称。

【侧脑室下角】 绕过丘脑枕的后面行向下外，再向前进入颞叶，终于距颞极 2.5cm 的海马旁回附近。

【侧脑室三角区】 又称房部，是侧脑室下角、体部和后角的汇合处，在水平断面上呈三角形。该区脉络丛最发达，常呈球状，称脉络丛球。

（二）第三脑室

第三脑室是两侧间脑之间的狭窄腔隙，在中线上，呈矢状位。上方经室间孔与同侧侧脑室相通，后下方连通中脑导水管。外侧壁由两侧的丘脑和下丘脑围成，前界由终板和前连合构成，顶部为第三脑室脉络组织，脉络丛呈左右两排下垂。室底由乳头体、灰结节、漏斗和视交叉构成，底前部有视上隐窝和漏斗隐窝。松果体、后连合和中脑导水管组成第三脑室后界。两侧壁之间由丘脑间黏合相连。

（三）第四脑室

第四脑室似帐篷，位于延髓、脑桥和小脑之间，上通中脑导水管，下接脊髓中央管。经正中孔（Magendie 孔）和两个外侧孔（Luschka 孔）通蛛网膜下腔。在矢状面上，第四脑室呈三角形，顶朝向小脑，其前部由小脑上脚及其间的上髓帆组成，后部由下髓帆和第四脑室脉络组织构成。第四脑室脉络丛呈 U 形分布，下部沿正中线两侧平行排列，上升至下髓帆附近时，分别向两侧横行，经外侧孔突入脑桥小脑池。底即菱形窝，两侧下外侧界之间的圆弧形移行部称为闩（obex），位于菱形窝下角尖的背侧，此处为呼吸节律中枢。

【孤立性第四脑室】 又称第四脑室积水，系第四脑室正中孔、侧孔闭锁，导水管亦闭锁，致使第四脑室与第三脑室、蛛网膜下腔互不相通而形成的孤立性膨大。少数为先天性，多数是后天性，主要发生于侧脑室 - 腹腔分流术或侧脑室外引流术后的颅内感染或脑室内出血。CT 扫描或 CT 脑池 / 脑室造影可显示孤立、膨胀扩大的第四脑室，中脑导水管和第四脑室的正中孔、侧孔均闭塞。

四、脑屏障

中枢神经系统内神经元的正常功能活动需要稳定的微环境，维持这种稳定性的结构即脑屏障，它能选择性引入某些物质，同时阻止另一些物质通过。

【血脑屏障】 位于血液与脑、脊髓的神经细胞之间，其结构基础是：①脑和脊髓内毛细血管内皮细胞无窗孔，内皮细胞之间为紧密连接，使大分子不能通过，但水和某些离子仍能通过；②毛细血管基膜；③毛细血管基膜外有星形胶质细胞终足围绕。脑的某些部位缺乏血脑屏障，如松果体、神经垂体等，毛细血管内皮细胞有窗孔，因而具有一定通透性。

【血脑脊液屏障】 位于脑室脉络丛的血液与脑脊液之间，结构基础主要是脉络丛上皮细胞之间有闭锁小带相连（属紧密连接）。但脉络丛的毛细血管内皮细胞有窗孔，故仍具有一定通透性。

【脑脊液 - 脑屏障】 位于脑室和蛛网膜下腔的脑脊液与脑、脊髓的神经细胞之间，其结构基础为室管膜上皮、软脑膜和软膜下胶质膜。但室管膜上皮之间主要为缝隙连接，不能有效地限制大分子通过，软脑膜的屏障作用也很低。因此，脑脊液的化学成分与脑组织细胞外液的成分大致相同。

【抗生素与血脑屏障的通透性】 ①较易透过血脑屏障的抗生素、哌拉西林、阿莫西林、头孢曲松钠、甲硝唑、利巴韦林、阿昔洛韦、更昔洛韦、异烟肼、利福平、吡嗪酰胺、利福喷汀、利奈唑胺、磺胺嘧啶、磺胺二甲嘧啶、磺胺甲噁唑；

②一般不易透过血脑屏障，但能透过有炎症性血脑屏障的抗生素，青霉素钠、氨苄西林、舒巴坦 - 氨苄西林、头孢呋辛、头孢噻肟钠、头孢他啶、头孢哌酮钠、头孢吡肟、美罗培南、硫酸阿米卡星、克林霉素、盐酸万古霉素、盐酸去甲万古霉素；③难于透过血脑屏障的抗生素，头孢克洛、头孢拉定、头孢唑啉、林可霉素、红霉素、亚胺培南 - 西司他丁钠。

（张尚明　黎连杰）

神经外科疾病名称和术语

神经外科疾病种类繁多，每种疾病根据不同的分类或分型标准，可以细分出很多名称，易导致混淆。神经外科专科护士全面了解这些分类和名称是非常必要的，对护理工作和交接班有指导意义。本章选取几个亚专业的常见病种，介绍疾病名称和常用术语。

第一节　颅脑疾病的名称和术语

一、颅脑损伤

（一）分类

1. 根据受伤机制分类

（1）直接损伤

【加速性损伤】　静止的头部被运动的物体打击，颅脑因突然加速而受伤，如击打伤（着力伤）。

【减速性损伤】　运动的头部撞击静止物体引起的损伤，比如跌倒伤（着力伤＋对侧的对冲伤）。

【挤压性损伤】　两个及以上不同方向的外力同时施加于头部，使颅骨损伤变形，如车轮碾压伤。

（2）间接损伤　头部未直接受伤，由其他部位受伤传导至颅脑而致伤。

【挥鞭伤】　又称挥鞭综合征，由颈椎突然屈曲／伸展运动的创伤事件引起，以道路追尾事故高发。急刹车时，由于汽车的惯性，脖子先前屈后弹回，犹如鞭子挥动。临床表现：①颈痛和头痛；②背痛和上肢放射痛及感觉、运动障碍；③其他症状，如吞咽困难、头晕、视力障碍、脑神经损伤以及斜颈、前胸痛等，重者高位截瘫。

【创伤性窒息】　又称为胸部挤压伤，常见于车祸、塌方、房屋倒塌或踩踏事件。在胸部挤压瞬间，受伤者声门突然紧闭，呼吸道和肺内空气不能够外溢，胸腔内压骤升，迫使静脉血向头肩、上胸皮肤黏膜外溢，造成点状出血，典型特点是紫面、红眼。如果不合并颅脑、胸部及其他脏器损伤，会自行恢复，一般不需要特别治疗。极少数上腔静脉压持续增高并导致脑组织损伤。

2. 依据时间分类

急性（72h 以内）、亚急性（72h 至 3 周）、慢性（3 周以后）。

3. 依据伤情轻重分类

广泛采用 GCS 评分法，分为：轻度（13 ～ 15 分）、中度（9 ～ 12 分）、重度（3 ～ 8 分）。我国参照苏联的临床病理分型体系，于 1960 年首次制订了"急性闭合性颅脑损伤的分型"，后经 1964 年和 1978 年两次修订，分为轻、中、重、特重 4 型。

（二）常见颅脑损伤名称和术语

【脑震荡】　受伤时脑组织在颅腔内发生了震荡，并未发生破裂，没有组织病理性损伤，只有脑功能性受损。表现为外伤后出现短暂恍惚或昏迷（时间小于 30min），近事遗忘（逆行性遗忘），可以有头痛、头晕、恶心、呕吐等症状，但神经系统查体没有阳性体征，且颅脑 CT 和腰穿均无明显异常。

【逆行性遗忘】　指回忆不起在疾病／事件发生之前某一阶段的经历，也就是从某个时间点向前的一段时间内发生的事情没有记忆。"一段时间"的长短与疾病发生的严重程度及意识障碍的持续时间有关。对于颅脑损伤，逆行性遗忘表现为不能回忆受伤过程及时间点，为短暂记忆系统轻微受损导致的，新收到的信息还没有来得及储存就丢失了，以后几乎不能恢复。而顺行性遗忘指回忆不起疾病/事件发生以后一段时间的经历，不能接收或保留新获得的信息，而远期记忆尚保留。头部外伤后也可以发生顺行性遗忘，是脑的记忆系统受伤后暂时还未恢复造成的。

【脑挫裂伤】 指钝暴力使脑组织发生破裂（图3-1）。脑挫裂伤区可能有明显的脑实质出血及周围水肿。

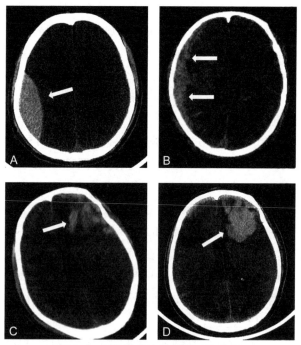

图3-1　创伤性颅内出血的CT表现

A. 硬脑膜外血肿（箭头）；B. 硬脑膜下血肿（箭头）；C. 脑挫裂伤（箭头）；D. 脑内血肿（箭头）

【弥漫性轴索损伤】　弥漫即到处都是。轴索是指神经元的轴突和感觉神经的长树突，其外包绕髓鞘。弥漫性轴索损伤是指脑内多处神经轴索损伤，是外伤时头部遭受旋转外力作用（旋转加速度），使脑中央轴索区域（白质区）断裂，表现为伤后即出现长时间的意识障碍，CT 或 MRI 见脑中线区小灶性出血。目前认为，脑震荡为较轻的弥漫性轴索损伤，而原发性脑干损伤为最严重的类型。

【硬膜外血肿】　是由于颅骨骨折所致，出血来自脑膜血管或骨折缝，多见于受伤的着力部位。CT 表现为颅骨内板下凸透镜状高密度影（图 3-1）。

【硬膜下血肿】　急性或亚急性出血主要是由对冲性脑挫裂伤时脑皮质血管破裂，出血聚集在脑挫裂伤区周围，称为复合型硬膜下血肿；另一种类型是外伤时脑表面的血管或桥静脉撕裂所致，范围较广，不伴脑挫裂伤，称为单纯型硬膜下血肿。慢性硬膜下血肿主要见于中老年患者，多数有轻微外伤史。CT 表现为颅骨内板下新月形异常密度影。

【迟发性外伤性颅内血肿】　指伤后首次 CT 检查时无血肿，而在以后 CT 复查时发现了血肿；或在原无血肿的部位出现了血肿。确诊须依靠多次 CT 检查对比。

【颅盖骨折】　可分为线性骨折和凹陷性骨折。线性骨折应警惕硬膜外血肿发生可能，而凹陷性骨折若深度大、功能区受压或骨折片刺入脑内，宜手术治疗。

【颅底骨折】　前颅底骨折常表现为"熊猫眼"征，可伴有脑脊液鼻漏或视力受损；中颅底骨折可发生脑脊液耳漏、面瘫及听力下降；后颅底骨折在乳突和枕下区可见皮下淤血斑。颅底骨折可以损伤颈内动脉，造成颈动脉 - 海绵窦瘘或鼻腔大出血。

【熊猫眼征】　前颅窝骨折累及额骨眶板和筛骨，附近骨折缝的渗血流入眶内、眶周皮下及球结膜下形成淤血斑，看似熊猫的眼圈。注意，球结膜下淤血斑的特点是周围重，越接近角膜越轻。如果角膜附近严重，周围减轻，则为眼部直接损伤所致，不属于熊猫眼征。

【脑脊液鼻漏】 脑脊液通过颅底骨质破损处外溢，经过鼻腔流出。表现为鼻腔间断或持续流出清亮、水样液体。早期因与血混合，呈淡红色。

【皮下血肿】 范围局限，局部隆起。有时血肿周围组织因为肿胀而隆起，中心部位因血肿液化呈软而凹陷，容易被误认为凹陷性骨折。

【帽状腱膜下血肿】 为暴力致帽状腱膜下层软组织内小血管和（或）导血管破裂出血引起。因帽状腱膜下层为疏松的结缔组织且富含血管，出血量大且不易局限。血液可以向周围扩散，波及整个帽状腱膜下层，其边界与帽状腱膜附着边缘相一致。临床表现为血肿范围广泛，血肿量可达数百毫升，触诊质地软，有明显波动感，疼痛不明显。在新生儿则形成所谓"产瘤"，可有贫血貌，可引起失血性休克。

【骨膜下血肿】 一般不跨骨缝，较软，伴有颅骨骨折的患者不宜加压包扎，避免血肿进入颅腔。

【头皮撕脱伤】 撕脱伤是大范围头皮同时受力被撕扯所致，例如转动的车轮或传动带将头发卷入，导致皮肤和皮下组织从深筋膜深面或浅面强行剥脱。尚有部分组织连于头部者为部分性撕脱伤，完全脱落的为完全性撕脱伤，严重者整个头皮连同额肌全部撕脱。易发生大量失血而休克，现场急救需局部压迫止血，争取尽快清创缝合或植皮。

【开放性颅脑损伤】 外伤使头皮、颅骨、硬脑膜同时破裂，使脑组织与外界直接相通。颅底骨折引起的脑脊液漏，广义上也属于开放性颅脑损伤，有人称为"内开放性颅脑损伤"。

【火器性颅脑损伤】 火器就是热武器，与冷兵器相对，即枪炮和炸弹。凡是以火（炸）药为动力的兵器所致的损伤，统称为火器伤，多由枪、炮、火箭、手榴弹等发射的投射物（枪弹丸、炮弹等）所致，包括弹丸伤和弹片伤。火器伤主要发生于战时，是颅脑损伤中最致命的损伤，2/3 死亡于受伤现场。子弹穿入和穿出颅骨特点是，入口一般小于出口。

【原发性脑损伤】　暴力作用于头部，直接、即刻造成的脑损伤，如脑震荡、脑挫裂伤、脑血管损伤、轴索损伤。目前医疗手段难以挽救原发性脑损伤。

【继发性脑损伤】　暴力产生的间接结果，继发于原发性脑损伤之后数小时至数天发生的一系列损害脑组织的变化，主要是指脑水肿、脑肿胀、脑血流下降及颅内血肿等。继发性损伤是导致患者残障和死亡的重要因素，也是临床医疗的救治重点。

【二次脑损伤】　由 Miller 于 1978 年提出，指在原发脑损伤后，由于血压、体温、颅内压、脑血流及脑灌注压等的异常改变，加重原发性脑损伤和脑水肿。致伤因素涉及：脑缺血、能量代谢障碍、钙离子超载、氧自由基堆积、兴奋性氨基酸的神经毒作用、炎性因子刺激等。

【颈动脉 - 海绵窦瘘】　海绵窦段颈内动脉壁或其分支破裂，使之与海绵窦直接交通，典型表现为"搏动性突眼"，多因颅底骨折所致，少数继发于颈内动脉海绵窦段动脉瘤破裂。治疗方法是采用血管内介入手段，应用各种栓塞材料（可脱球囊、弹簧圈、非粘连性液体栓塞剂 等）封闭瘘口。

二、颅内肿瘤

原发性中枢神经系统肿瘤近半数为恶性肿瘤，其中胶质瘤约占中枢神经系统肿瘤的 40%（图 3-2、图 3-3）。2016 年 WHO 中枢神经系统分类将肿瘤分子遗传学纳入分类，建立了组织学病理诊断 + 基因特征的综合诊断模式。

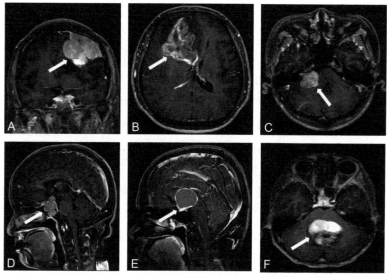

图 3-2　几种常见颅内肿瘤的 MRI 表现

A.脑膜瘤（箭头）；B.脑胶质瘤（箭头）；C.听神经瘤（箭头）；
D.垂体腺瘤（箭头）；E.颅咽管瘤（箭头）；F.儿童髓母细胞瘤（箭头）

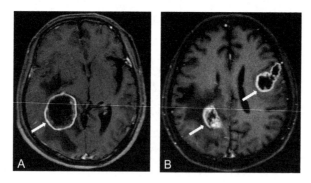

图 3-3　脑转移瘤的 MRI 增强扫描表现

A.单发病灶（箭头）；B.多发病灶（箭头）

（一）常见疾病名称

【弥漫性胶质瘤】　星形细胞瘤和少突胶质细胞瘤的统称，来源于神经上皮，是颅内最常见的恶性肿瘤。"弥漫"是指肿瘤呈逐渐蔓延增长。异柠檬酸脱氢酶（IDH）突变和染色体 1p/19q 缺失状态是胶质瘤临床病理分型的重要组成。IDH 突变型生长相对缓慢，生存期长。MGMT 基因（O^6- 甲基鸟嘌呤 -DNA 甲基转移酶）甲基化、microRNA-181 等分子标志物均提示对替莫唑胺敏感。端粒酶逆转录酶（TERT）启动子区突变是近年来发现的另一个胶质瘤分子标志物，其总突变率在 50% 左右，在原发性胶质母细胞瘤中可达 70% ～ 80%。IDH 和 TERT 突变联合检测可将弥漫浸润性胶质瘤分为 4 个分子亚组，其中 IDH 和 TERT 双突变患者预后最好，TERT 单突变患者预后最差。胶质瘤的首选治疗方案是手术切除，根据病理结果确定是否进一步放射治疗及化疗。

【脑膜瘤】 起源于蛛网膜细胞，发病率占颅内肿瘤的第二位，通常表现为一种颅内脑外肿瘤（图 3-2A），也有少数发生在脑室内。儿童脑膜瘤恶性者较成人多见，生长快，复发率高，患儿多合并有神经纤维瘤病（约占 20%）。头痛和癫痫常为首发症状。已引起症状的脑膜瘤，手术切除是首选治疗方法。对于小的脑膜瘤或高龄患者，可以定期复查。对于恶性脑膜瘤（WHO Ⅲ级）或复发的不典型脑膜瘤（WHO Ⅱ级），建议术后放疗。

【垂体腺瘤】 起源于腺垂体，是最常见的鞍区肿瘤。按大小分为微腺瘤（直径＜ 1cm）、大腺瘤（直径≥ 1cm）和巨大腺瘤（直径＞ 4cm）。其中，泌乳素腺瘤最常见，典型表现为女性闭经 - 泌乳 - 不孕三联征，男性表现为性功能下降；生长激素腺瘤可表现为巨人症或肢端肥大症；促肾上腺皮质激素腺瘤表现为向心性肥胖。经鼻蝶入路是最常用的手术方式，术后容易发生尿崩及脑脊液漏。

【颅咽管瘤】 属于良性鞍上肿瘤，由外胚叶形成的颅咽管残余的上皮细胞发展起来的一种胚胎残余组织肿瘤，为颅内最常见的先天性肿瘤。好发于儿童，成年人较少见。主要临床特点有下丘脑 - 垂体功能紊乱、颅内压增高、视力视野障碍、尿崩以及神经精神症状，CT 检查可明确诊断。治疗采用开颅或经鼻入路手术切除，围手术期病死率较高，术后复发率也较高。术后并发症除尿崩外，还可发生中枢性高热、抽搐、电解质紊乱、酸碱平衡紊乱等，各项生理指标的观察和记录，对推测病情进展和及时处理非常重要。颅咽管瘤的釉状上皮成分对放疗敏感，若术中不能全切除肿瘤，对残余部分可进一步行放射治疗。

【前庭神经鞘瘤】　俗称听神经瘤，起源于内听道中前庭神经上支的中枢部分与周围部分移行处的施万细胞（Schwann cell）。多数首发症状是单侧高频耳鸣，随后可发展至失聪。主要采取手术治疗。不能耐受手术者，或者肿瘤小于 1.5cm，可定期随访或行放射外科治疗。术后可能发生周围性面瘫、听力减退、耳鸣甚至吞咽困难等情况，应特别注意后组脑神经的功能，如果患者有呛咳，需进行管饲饮食。如果发现呼吸困难，宜及时气管切开。

【髓母细胞瘤】　多起自小脑下蚓部，是儿童常见恶性肿瘤，多在 10 岁前发病。手术应尽量切除肿瘤，术后辅以放化疗。根据肿瘤分子遗传学特征分为 4 型：WNT 激活型、SHH 激活型和数字命名的 3 型、4 型。WNT 型预后最好，3 型预后最差。术后需特别注意呼吸状况和循环功能状态；对于肿瘤较大，累及第四脑室底和双侧齿状核者，还需注意患者的语言交流，区别缄默状态或意识水平变化。髓母细胞瘤位于第四脑室，常导致梗阻性脑积水，并容易发生蛛网膜下腔播散转移。

【室管膜瘤】　"室管膜"顾名思义，为衬于脑室和脊髓中央管腔面的一类神经胶质细胞，即室管膜细胞。室管膜瘤约 70% 发生在儿童，常起源于第四脑室，恶性程度较髓母细胞瘤低，但也可通过脑脊液散播。RELA 融合基因阳性见于 70% 的儿童幕上室管膜瘤，预后不良。

【室管膜下瘤】　为少见、生长缓慢的良性肿瘤。由 Schenker（1945）首先发现并描述。瘤细胞可能来源于具有向室管膜细胞或星形细胞双重分化能力的室管膜下细胞。可以发生于侧脑室或第四脑室。肿瘤越大，越有可能出现囊变和钙化，其钙化不像其他脑室内肿瘤那样粗糙明显，通常呈细微点状。手术切除是常见治疗方式，辅以放射治疗。

【中枢神经细胞瘤】　属于 WHO Ⅱ 级的神经元和混合型神经元胶质瘤，好发于侧脑室。2007 年 WHO 中枢神经系统肿瘤分类将其描述为具有神经元分化的肿瘤组织，分为脑室内型和脑室外型。多见于成年人，发病年龄多在 20 ～ 40 岁。脑室内型多位于侧脑室内，邻近或附着于透明隔。MRI 强化方式多变，既可明显强化，也可轻中度强化。手术切除有良好疗效，术后酌情放化疗。

【原发中枢神经系统淋巴瘤】　指原发于脑、脊髓或软脑膜的淋巴瘤，属非霍奇金淋巴瘤，70% 为 B 细胞起源，少数为 T 细胞型。WHO 中枢神经系统肿瘤新的分类方法将其归为 Ⅲ ～ Ⅳ 级，2008 年 WHO 造血与淋巴组织肿瘤分类将原发于中枢神经系统的弥漫大 B 细胞淋巴瘤归类为一个独立实体。近年发病率增加，可能与器官移植等情况使用免疫抑制剂及艾滋病发病率增多有关。多数淋巴瘤位置较深，呈多中心起源及弥漫浸润。治疗上采用活检，继而联合甲氨蝶呤为基础的化疗，不能耐受化疗或化疗后进展者需要及时采用放疗控制进展。

【颅内生殖细胞瘤】　是临床少见的一种恶性肿瘤，起源于"异位定植"的原始生殖细胞，可见于松果体区、鞍上区和基底核区，易沿脑脊液散播种植。生殖细胞瘤（germinoma）和生殖细胞肿瘤（germ cell tumor）是两个不同的概念，生殖细胞瘤只是生殖细胞肿瘤中的一类，生殖细胞肿瘤还包括成熟的或未成熟的畸胎瘤、胚胎癌、内胚窦瘤（卵黄囊瘤）、绒毛膜上皮癌及混合性生殖细胞肿瘤。生殖细胞肿瘤的分子标志物包括：甲胎蛋白（AFP）、β-绒毛膜促性腺激素（β-HCG）、胎盘碱性磷酸酶（PLAP）和癌胚抗原（CEA）。这些标志物阳性说明存在颅内生殖细胞肿瘤可能，若肿瘤标志物阴性，不能完全排除生殖细胞肿瘤。纯的生殖细胞瘤没有特异的肿瘤标记物。若 HCG 和 AFP 皆高或仅有 AFP 高，应考虑为非生殖细胞瘤性恶性生殖细胞肿瘤；HCG 轻 - 中度升高，表明可能为含有合体滋养层巨细胞的生殖细胞肿瘤；若 HCG > 1000mIU/ml，则考虑为绒癌或含有绒癌成分的混合性生殖细胞肿瘤。生殖细胞瘤的治疗模式为静脉化疗与中等剂量放疗联合，其余恶性肿瘤需手术、放疗与化疗的综合治疗，成熟畸胎瘤手术完整切除后无需放化疗。儿童多采用化疗 + 放疗 + 化疗的方法，以减少放疗的远期副作用。

【脊索瘤】 颅内脊索瘤属于破坏性肿瘤，占原发恶性骨肿瘤的 1% ～ 4%，来源于胚胎残留脊索组织，多起自斜坡中线部位，位于硬膜外，呈缓慢浸润性生长。斜坡脊索瘤全切除困难，对放射治疗不敏感。手术联合放射治疗可抑制肿瘤生长，多数患者可生存 4 ～ 8 年。

【颅内转移瘤】 经由血液途径转移至颅内的恶性肿瘤，成人以肺癌最常见。临床表现以颅内压增高、局灶性破坏及脑水肿所致的神经功能障碍为主，头痛是常见症状。治疗上需综合考虑全身情况、转移灶的可切除性、治疗后的生活质量预期、生存时间预期等多种因素，联合采用手术、放疗、化疗、靶向治疗、对症支持等方法。

【血管网状细胞瘤】 又称血管母细胞瘤，基本结构是以海绵状血管织成的网状支架，血管内充满血液，血管间充盈网状内皮细胞。多见于颅后窝，为良性肿瘤，边界清楚。70% 的小脑病变为囊性合并实性结节，结节呈红色，囊壁为小脑组织。本病有家族聚集倾向，与视网膜血管瘤等均是 von Hipple-Lindau 病的一部分。治疗上以手术切除为基本方法，巨大实性肿瘤手术难度大，术前血管内介入栓塞有助于手术切除。

【颅内表皮样囊肿】　表皮样囊肿又称胆脂瘤或珍珠瘤，是胚胎发育过程中外胚层残余组织异位所致。如果异位组织发生在胚胎早期，则囊肿多位于中线部；如发生在晚期，则囊肿多位于侧方。少数表皮样囊肿可为外伤造成，有报道腰穿后可产生表皮样囊肿。囊壁主要由外层的纤维囊和内层的复层鳞状上皮构成，通过进行性脱屑而增长，内容物由细胞碎屑、角质素和胆固醇组成，呈白色蜡样结构。生长特点是钻缝样生长，包绕神经血管，循脑沟、裂、池"塑形性"生长。应尽量手术全切除，并彻底冲洗蛛网膜下腔，以避免术后无菌性脑膜炎。

【颅内皮样囊肿】　较表皮样囊肿少见。含有外胚层与中胚层两种成分，内容物呈浅黄色，含有汗腺、皮脂腺、毛发和皮肤全层，偶有骨和软骨。组织学上，典型者囊肿外包一层结缔组织囊膜，表皮组织面向囊腔，二者之间含有发育不全的皮肤附属器如毛囊、汗腺、皮脂腺、血管等，有时混有软骨、肌肉、神经；囊腔内有皮脂腺样物质、角化物质、胆固醇、毛发、坏死细胞等，可有钙化。皮样囊肿常发生于颅内中线及中线旁，多位于小脑蚓部及鞍区。头痛、呕吐、癫痫为常见临床表现。极少数可自发破裂，内容物在蛛网膜下腔广泛扩散；脂滴可漂浮于侧脑室前角，形成脂肪 - 脑脊液界面。治疗原则同表皮样囊肿。

【胶样囊肿】　又称线粒体囊肿、室间孔囊肿，罕见，来源于原始神经上皮的异常折叠，多位于第三脑室顶，紧邻室间孔，常引起梗阻性脑积水。囊内含有特征性的凝胶状物质。

（二）常见相关术语

【脑瘤卒中】　即肿瘤内出血，出血量大者表现为急性颅内压增高，酷似脑卒中，常以偏瘫、失语、口眼歪斜等为主要表现。容易出血的颅内肿瘤有：转移瘤（如肺癌、绒癌）、黑色素瘤、胶质母细胞瘤、垂体腺瘤等。

【癌性脑膜炎】 指由于恶性肿瘤细胞广泛转移浸润至脑膜、蛛网膜下腔，而引起类似脑膜炎的症状。严格来讲，应该统称为肿瘤脑膜转移。原发病灶多为肺癌，其次为胃癌、乳腺癌，髓母细胞瘤晚期可见沿脑脊髓软膜广泛种植。临床表现多不典型，常呈现症状 - 体征分离，即症状非常明显，但无明显的阳性体征。早期可只表现顽固性头痛，逐渐出现颈项强直，还可伴有意识障碍或精神症状。侵犯至特异的脑神经或脊神经时，可表现为支配区域的相应症状。磁共振增强扫描可发现广泛的脑膜强化。脑脊液细胞学检查发现癌细胞即可确诊。

【无菌性脑膜炎】 又称非细菌性脑膜炎，致病因素包括肿瘤囊液、表皮样囊肿的脱落碎屑、颅咽管瘤的胆固醇样物质、蛛网膜下腔的血液成分等。临床表现与细菌性脑膜炎相似，可出现头痛、颈部抵抗、恶心呕吐或精神改变。脑脊液白细胞计数和中性粒细胞分类比例比细菌性炎症低。

【中枢性尿崩症】 多种原因引起下丘脑、垂体柄和垂体后叶损伤，因抗利尿激素不足导致尿量增多，表现为连续 2h 尿量每小时 > 4 ~ 5mL/kg，体重 70kg 的患者尿量多于 3.5L/d。临床可以简化为：成人尿量连续 2h 均大于 250mL 或 24h 大于 3000mL，且尿比重小于 1.003。主要表现为多尿、烦渴、多饮、低比重尿和低渗透压尿。尿崩症可以为一过性，在术后数天内自愈；也可以表现为迟发性，发生于术后数天，并持续数周到数月，也可能长期存在；还有一种"双相型"，即发生尿崩数天后，自行好转，然而再经过一周左右，尿崩再次发生，并持续较长时间甚至永久存在。主要治疗药物：醋酸去氨加压素或垂体后叶素。

【化疗】 通过使用化学药物杀灭癌细胞，与手术、放疗一起并称癌症的三大治疗手段。化疗分为 5 类：根治性化疗、姑息性化疗、术后辅助化疗、术前化疗（新辅助化疗）及腔内化疗。神经外科化疗以术后辅助化疗为主，例如胶质瘤、髓母细胞瘤等。对于颅内生殖细胞瘤，新辅助化疗已成为重要治疗手段，可以通过化疗降低放疗剂量，甚至有些能达到治愈的目的。化疗药物有一定的毒副作用，常见的如骨髓抑制、消化道反应等，有的甚至出现器官功能衰竭。

【靶向治疗】 被称为"生物导弹"，是在细胞分子水平上，针对已经明确的致癌位点的治疗方式。该位点可以是肿瘤细胞内的一个蛋白分子，也可以是一个基因片段。靶向药物作用于促进肿瘤生长、存活的特异性细胞受体、信号转导等通道，阻碍新生血管形成和细胞周期的调节，实现抑制肿瘤细胞生长或促进凋亡的抗肿瘤作用。与传统的细胞毒化疗不同，分子靶向治疗具有特异性抗肿瘤作用，毒性明显减少。常见的靶向治疗有表皮生长因子受体阻断剂、重组人抗血管内皮生长因子（VEGF）配体单克隆抗体等。2019 年美国中枢神经系统肿瘤治疗指南推荐，对于复发性胶质母细胞瘤，如有 VEGF 突变的，建议贝伐珠单抗联合替莫唑胺化疗。

【常规放射治疗】 利用肿瘤组织与正常组织不同的生物学特征，从颅外远距离照射，多采用高能光子、质子、中子或电子束，患者每天接受 1.8 ～ 2.0Gy 的放射剂量，每周 5 次，一般总量 50 ～ 60Gy，总时间 5 ～ 6 周。常规放疗是在适形放疗之前的主要治疗方式，是二维放疗，定位简单，费用低，但是照射野难以与肿瘤形状一致，周围正常组织受照量大，反应重。这类放疗不能准确评价各个部位的受照剂量，可能会出现靶区欠量的情况，影响治疗效果，现在多用于锁骨上区、皮肤、骨转移等简单设野治疗。

【调强放疗】 是三维适形放疗的一种，要求在各处辐射野与靶区外形一致的情况下，针对靶区三维形状和关键器官与靶区的具体解剖关系，通过计算机辅助优化程序控制多叶光栅对束强度进行调节，单个辐射野内剂量分布是不均匀的，但是放射野与靶区形状一致，靶区内剂量均匀，肿瘤区产生更高剂量，对正常组织照射量更小，尤其适用于靶区形状不规则且周围有重要组织器官者，还能实现肿瘤的同步加量。

【伽马刀】 是一种立体定向放射外科治疗装置，其放射源 ^{60}Co 产生伽马射线，通过一次性高剂量伽马射线聚焦照射，达到不开颅而精确毁损病灶的目的。Lars Leksell 教授于 1951 年提出立体定向放射外科的概念，1967 年出品的第一代伽马刀以 179 个 ^{60}Co 源呈同心球形排列，射线聚焦在中心点，靶区组织发生盘形坏死，边界清晰如刀切一般，因此形象地称为伽马刀。瑞典医科达公司第 5 代头部伽马刀采用的是静态聚焦技术，共有 192 个放射源。中国奥沃公司 1994 年自主研发头部伽马刀，使用了 30 个 ^{60}Co 放射源，装载在半球形的头盔中，采用旋转聚焦技术，达到了同样的总剂量和焦点剂量率，节约了放射源成本。

【X 刀】 是基于直线加速器的放射外科，它与伽马刀的主要区别是射线源是来自直线加速器的 X 射线。优点是不受 ^{60}Co 的 5.27 年半衰期的影响，不用换源。缺点是需严格机械质量控制。

【赛博刀】 "赛博"是 Cyber 的音译（源于 cybernetics 一词），又译为"射波"，它将小型加速器装在计算机控制的机械臂上，取"计算机控制刀"的意思。最大特点是能做到呼吸追踪，通过摄像头追踪标志点，快速机械臂移动跟踪，尤其适合受呼吸运动影响的体部肿瘤，如肺部、肝部、胰腺肿瘤。赛博刀做过的患者中，超过 50% 是颅外病变，也可用于颅内病变，但精度与伽马刀、X 刀相比稍差。

三、脑血管疾病

脑血管疾病是指脑部血管或颈部动脉发生病变，引起颅内血液循环障碍的一组疾病。

（一）出血性脑血管病

【自发性蛛网膜下腔出血】　是由各种非外伤病因引起颅内和椎管内病变血管突然破裂出血，血液流至蛛网膜下隙（腔）的统称。最常见的病因是颅内动脉瘤和脑血管畸形。多数患者动脉瘤破裂前有情绪激动、便秘、咳嗽等诱因。患者突发"炸裂样"头痛，伴有恶心呕吐、面色苍白、全身冷汗、眩晕、项背痛或下肢疼痛。据统计，动脉瘤性蛛网膜下腔出血患者在首次破裂时约 1/3 死亡，短期内再出血时还有 1/3 死亡。CT 是诊断蛛网膜下腔出血的首选方法，CTA 是发现责任血管的首选无创方法，DSA 是诊断的"金标准"。

【颅内动脉瘤】　为发生在颅内动脉壁上的异常凸起（图 3-4），通常以其所在血管命名。如颈内动脉 - 后交通动脉动脉瘤（发生于颈内动脉与后交通动脉分叉处），基底动脉尖动脉瘤（发生于基底动脉顶端），前交通动脉瘤（发生于大脑前动脉 A1 段与前交通动脉接合处）。动脉瘤瘤壁薄，在血流冲击下容易破裂出血，形成蛛网膜下腔出血，除了治疗颅内高压和血管痉挛外，还需积极采用血管内栓塞或开颅手术夹闭的方法闭塞动脉瘤。对于意外发现的未破裂动脉瘤，应综合评估后确定是否处理。

【中脑周围非动脉瘤性蛛网膜下腔出血】　是蛛网膜下腔出血的一个特殊亚型，少见，脑血管造影阴性，症状轻，并发症少，预后良好。它主要局限于中脑周围，病因不明。有人认为与基底静脉的原始回流途径有关，亦有人认为脑桥前纵裂静脉、

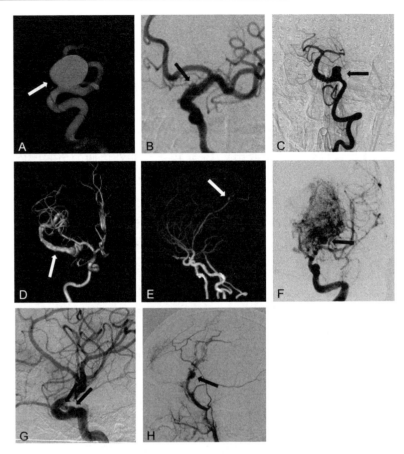

图 3-4 几种颅内动脉瘤的 CTA 和 DSA 表现

A. DSA 示颈内动脉 - 眼动脉段动脉瘤 （白箭头）；B. DSA 示颈内动脉血泡样动脉瘤（黑箭头）；C. DSA 示基底动脉夹层动脉瘤（黑箭头）；D. 3D-DSA 示大脑中动脉蛇形动脉瘤（白箭头）；E. 8 岁患儿，右侧髋关节化脓性关节炎，双侧肺炎，CT+CTA 示右侧大脑中动脉远端分支感染性动脉瘤（白箭头）破裂出血，抗感染治疗后动脉瘤消失；F. DSA 示脑动静脉畸形内的动脉瘤（黑箭头）；G. 男，26 岁，头部外伤后意识不清 6h，颅骨骨折，DSA 示左侧颈内动脉海绵窦段出现葫芦样的假性动脉瘤结构（黑箭头）；H. 与 G 图同一个患者，DSA 示左侧脑膜中动脉假性动脉瘤形成（黑箭头），并硬脑膜动静脉瘘样改变脚间静脉、后交通静脉都是可能的出血来源。临床表现较动脉瘤性蛛网膜下腔出血轻，很少有意识障碍，很少发生再出血和脑血管痉挛。多建议 1 个月后复查 DSA，不必建议出院后避免剧烈运动。

【脑血管痉挛】 是颅内动脉在一段时间内的异常收缩状态，常见于动脉瘤性蛛网膜下腔出血患者，由于血管受到强烈刺激和广泛血管痉挛，出现一系列缺血症状，多发生于出血后 2～3d，7～10d 达高峰，以后逐渐缓解。

【脑出血】 由于脑血管破裂导致颅内高压及脑组织损伤的一类严重疾病，病因包括高血压、动脉硬化、动脉瘤破裂、血管畸形破裂、烟雾病、凝血功能障碍等。脑出血患者往往由于情绪激动、费劲用力时突然发病。是否需要手术，需根据多种因素综合决定：出血部位、颅内压增高情况、基础疾病、用药状况（是否正在服用抗凝药物）、病情进展等。

【高血压性脑出血】 高血压病常导致脑内小动脉壁发生玻璃样变性及局灶性出血、缺血和坏死，削弱了血管壁的强度，出现局限性扩张，并可形成微小动脉瘤，因情绪激动、过度脑力与体力劳动或其他因素引起血压剧烈升高时，可导致病变血管破裂出血（图 3-5）。其中豆纹动脉破裂最为多见，其次为丘脑穿通动脉、丘脑膝状体动脉等。

【高血压脑病】 指血压突然升高超过脑血流自动调节的阈值（舒张压常在 140mmHg 以上）时，脑血流出现高灌注，毛细血管压力过高，渗透性增强，导致弥漫性脑水肿和颅内压增高，严重者发生脑出血，甚至脑疝形成。临床表现为弥漫性严重头痛、呕吐、意识障碍、精神错乱，甚至昏迷，或者全身性抽搐。起病急，进展快，及时治疗其症状可完全消失；若治疗不及时或治疗不当，可导致不可逆性脑损害，甚至导致死亡。

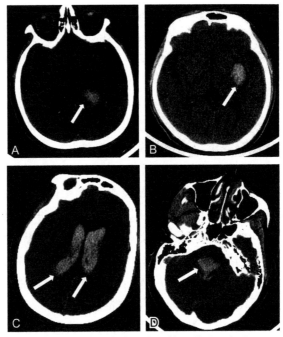

图 3-5　高血压性脑出血的几种 CT 表现
A. 内侧型基底核区血肿（箭头）；B. 外侧型基底核区血肿（箭头）；
C.脑室铸型（箭头）；D.脑干出血（箭头）

【淀粉样脑血管病】　是老年人的一种独立的脑血管病，是由淀粉样物质在软脑膜和大脑皮质小动脉中层沉积导致的，发病率随年龄增加而增加，55 岁前较少发病，90 岁以上则高达60％。临床以痴呆、精神症状、反复或多发性脑叶出血为主要表现。出血多位于枕叶、枕顶区或额叶皮质和皮质下白质，出血原因与高血压无关。

（二）缺血性脑血管病

【脑动脉粥样硬化】　属于全身动脉粥样硬化的一部分，是由血管脂质沉积及血管炎症等形成的血管狭窄，甚至堵塞。起病缓慢，早期无明显症状，容易被忽视。随着病情进展，大脑长期处于缺血缺氧状态，出现头痛、头晕、血管性痴呆，严重者可出现脑梗死。对于颈动脉／椎动脉狭窄严重的患者，可实施动脉内膜斑块剥脱术或动脉支架成形术。

【缺血性脑卒中】 中医称为"中风"，即脑梗死。为脑供血动脉狭窄或闭塞、脑供血不足导致的脑组织坏死的总称，有四种类型：短暂性脑缺血发作、可逆性神经功能障碍、进展性卒中、完全性卒中。依据发病机制分为脑血栓形成、脑栓塞和腔隙性脑梗死。大面积脑梗死是指梗死范围比较大，往往超过一个脑叶，或者梗死体积超过 100mL 以上，宜争取在合适的时间窗内行介入取栓术，或静脉溶栓治疗。对于无法行溶栓或取栓者，或取栓后发生脑出血者，可以行去骨瓣减压术。

【短暂性脑缺血发作】 是脑动脉系统发生短暂性血供不足，引起突发的、短暂性、可逆性神经功能障碍。发作持续数分钟，通常在 30min 内完全恢复。多在体位改变、活动过度、颈部突然转动或屈伸等情况下发病，一般无意识障碍，可反复发作，可有一过性神经定位体征。

【腔隙性脑梗死】 指脑梗死灶很小，直径不超过 1.5cm，主要分布在壳核、尾状核、内囊、丘脑及脑桥，少数位于放射冠及脑室管膜下区。阻塞的血管大部分是细小动脉，或者脑动脉的末梢支，也叫终末支，引起小范围缺血性坏死，形成所谓的腔隙，可有局灶性症状和体征。近年研究提示，很多腔隙性脑梗死是因为大血管狭窄或闭塞而导致深穿支缺血所致，所以"腔隙性脑梗死"这个概念正在逐渐被淡化。

【分水岭区脑梗死】 是老年人常见的脑卒中类型，指相邻动脉供血区之间的边界，即"分水岭区"或"边缘带"的局部缺血。发病原因：①脑动脉狭窄；②血容量不足；③小血栓脱落。分为 5 型：①前分水岭梗死，大脑前、中动脉皮质支的边缘区梗死，位于大脑凸面上矢状窦旁；②后上分水岭梗死，大脑中、后动脉皮质边缘区梗死，位于侧脑室中央部后端的扇形区；③后下分水岭梗死，大脑前、中、后动脉共同供血的顶颞枕叶三角区，位于侧脑室房部外缘；④皮质下分水岭梗死，位于大脑中动脉皮质支与深穿支交界的弯曲地带；⑤幕下分水岭脑梗死，位于小脑主要动脉末端的边缘区。

【丘脑手】 表现为对侧上肢挛缩，手腕部屈曲和旋前，手和手指不断处于特征性姿势，类似手足徐动症样手指多动，掌指关节屈曲使手指也屈曲，肌肉张力通常减弱。这种姿势可被动改变，被动运动可有阻力。主要是由单侧丘脑穿通动脉梗死所致。

【烟雾病】 又称脑底异常血管网症，是以双侧颈内动脉末端及大脑前动脉、大脑中动脉起始部慢性进行性狭窄或闭塞为特征，并继发脑底异常血管网形成的脑血管病。脑血管造影可以看到密集成堆的小血管影像，非常类似吸烟吐出的烟雾（图3-6），所以称为烟雾病。本病最初在日本报道，被称为Moyamoya病，"moyamoya"即日语"烟雾"的意思。可以表现为脑缺血或脑出血，前者可行脑血流重建术，后者可行血肿清除术。

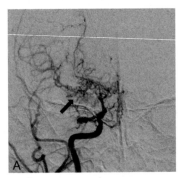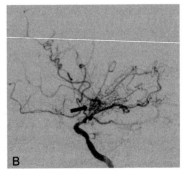

图3-6　烟雾病的 DSA 表现

A.侧位片，示颈内动脉末端闭塞，烟雾状血管形成（箭头）；B.正位片，箭头示烟雾状血管（箭头）

【脑静脉和静脉窦血栓形成】　是由多种病因所致的以脑静脉回流受阻、脑脊液吸收障碍为特征的一组少见的脑血管病。以儿童和青壮年多见，儿童又以感染引起的侧窦和海绵窦血栓多见。非炎性病因有多种，如易栓症、头部创伤、口服避孕药、口服止血药、地中海贫血、高同型半胱氨酸血症、白塞病等。MRA 和 DSA 常有助于确诊。

【锁骨下动脉盗血综合征】　是指在锁骨下动脉或头臂干上，椎动脉起始处的近心段，有部分的或完全的闭塞性损害，由于虹吸作用（盗血）引起患侧椎动脉中的血流逆行，进入患侧锁骨下动脉的远心段，导致椎 - 基动脉缺血性发作和患侧上肢缺血性症候。双侧上肢血压测量偏差过大是其特点。

【颈动脉盗血综合征】　当一侧颈内动脉闭塞时，可引起对侧颈内动脉血液经前交通动脉分流入患侧，使对侧血流被"偷盗"走了一部分；或椎 - 基底动脉血液经同侧后交通动脉分流入颈内动脉；原健侧血流被"盗走"即可产生闭塞同侧的肢体瘫痪或感觉障碍，或椎 - 基底动脉供血不足的临床表现。可考虑动脉内膜斑块切除术、血管搭桥术等治疗，禁用血管扩张剂及降血压药物，因常可导致"盗血"加重。

【椎 - 基底动脉盗血综合征】　椎 - 基底动脉明显狭窄或闭塞时，颈内动脉系统的血液经后交通动脉流入椎 - 基底动脉系统，可产生一侧大脑半球供血不足的症状，如偏瘫、偏身感觉障碍和失语等。

（三）颅内血管畸形

颅内血管畸形是脑血管发育障碍引起的局部血管数量和结构异常。主要是指脑动静脉畸形、海绵状血管瘤、静脉畸形和毛细血管扩张症等（图 3-7、图 3-8）。

【脑动静脉畸形】　是一种先天性局部脑血管发生学上的变异。病变部位脑动、静脉之间缺乏毛细血管，形成短路，高压的动脉血直接进入静脉，逐渐形成动静脉管腔大小不等、扭曲扩张的畸形血管团。临床上常表现为反复颅内出血、部分性或全身性癫痫发作、短暂性脑缺血发作和进行性神经功能障碍。治疗方法主要有手术切除、血管内栓塞和放射治疗。

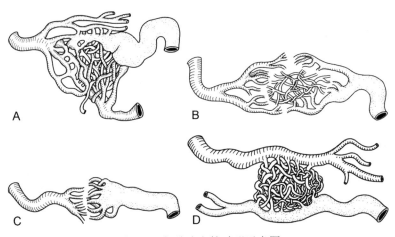

图 3-7　各种脑血管畸形示意图

A.动静脉畸形；B.毛细血管扩张症；C.静脉畸形；D.海绵状血管瘤

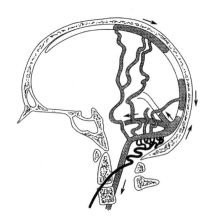

图 3-8　硬脑膜动静脉瘘示意图

显示左侧枕动脉脑膜支与左侧横窦短路，血流直接进入横窦内并逆流入皮质静脉

【海绵状血管瘤】　又称海绵状血管畸形，是由众多薄壁血管组成的海绵状异常血管团，由于血管造影常无异常血管团发现，故将其归类于隐匿型血管畸形。该病并非真正的肿瘤，而是一种缺乏动脉成分的血管畸形，因其剖面上呈海绵状或蜂窝状而取名"海绵状"。几乎所有海绵状血管瘤均伴亚临床型微出血，少数伴发癫痫。

【静脉性血管畸形】　又称脑静脉血管瘤。虽然外形异常，但仍为相应的组织提供功能性静脉引流，所以又称为发育性静脉异常，不宜手术治疗。其中，浅表型为深部髓静脉区域通过浅表髓静脉引流入皮质静脉，深部型为皮质下区域引流入深部静脉系统。

【脑 - 面血管瘤病】　又称脑三叉神经血管瘤病，首先为Schiremer 所描述，后来 Sturge、Weber 相继作了详细报道，故名 Sturge-Weber 综合征。它是唯一无遗传倾向的斑痣性错构瘤病，特征是三叉神经分布的颜面区域有皮肤、黏膜毛细血管瘤，有时合并颅内血管瘤或侵犯眼部，以对侧偏瘫、偏身萎缩、青光眼、癫痫发作和智力减退为临床特征。

【硬脑膜动静脉畸形】　常称为硬脑膜动静脉瘘，是硬脑膜内动静脉间的异常交通（图 3-8），以横窦 - 乙状窦区发生率最高，其次为海绵窦区、上矢状窦区。根据静脉引流方式分为 4 类：①自皮质向静脉窦引流，称为顺流，症状主要由动静脉短路引起，可表现为搏动性耳鸣及颅内血管杂音，海绵窦区病变可表现为突眼、球结膜充血水肿；②由于静脉高压，血流自静脉窦逆流至皮质，称为逆流，症状由扩张、迂曲、薄壁的静脉引起，可发生颅内出血、头痛、神经功能障碍；③直接引流到皮质静脉，使这些静脉呈瘤样扩张，可致蛛网膜下腔出血；④伴有硬脑膜或硬脑膜下静脉湖，血流直接引流到静脉湖中，常出现占位效应。

四、脑积水

脑积水是脑脊液产生和吸收不平衡以及脑脊液循环障碍所致的脑室异常扩大（图3-9）。根据压力可分为高压性、正常压力性和低压性，根据阻塞部位可分为梗阻性和交通性。

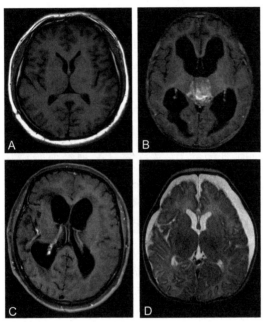

图3-9　脑积水的MRI表现

A. 男性，44岁，MRI显示正常脑室；B. 男性，41岁，梗阻性脑积水，双侧侧脑室扩张，第三脑室内可见一个占位性病变；C. 男性，48岁，交通性脑积水；D. 儿童，1个月，外部性脑积水（良性蛛网膜下腔增宽），T2WI示双侧额部和前纵裂的蛛网膜下腔增宽，呈"M"形

【梗阻性脑积水】　由于先天或后天因素造成脑脊液循环通路在第四脑室出口以上受阻，使脑脊液进入蛛网膜下腔的通路发生障碍。特征是脑室扩大、颅内压增高，常存在间质性脑水肿。婴幼儿表现头大、落日征、呕吐、视力障碍、吸吮和进食困难、眼内斜、头下垂、四肢无力或痉挛性瘫痪、智力发育障碍，甚

至出现惊厥、嗜睡。成人表现为间断性头痛、头胀、头沉、头晕、耳鸣、耳堵、视力下降、下肢无力。手术是唯一的治疗手段，主要包括脑室 - 腹腔分流术和内镜下第三脑室底造瘘术。

【交通性脑积水】 脑室外脑脊液循环通路受阻或吸收障碍所致的脑积水，也有脑脊液产生过多导致的脑积水（脉络丛乳头状瘤）。常见病因有脑膜炎和蛛网膜下腔出血。CT 表现：脑室系统普遍扩大，特别是第四脑室扩张为特征性改变；脑沟变浅、变平，但灰白质界限清楚。

【正常压力脑积水】 是一种脑室虽扩大而脑脊液压力正常的交通性脑积水。多发生于慢性交通性脑积水基础上，代偿调节功能使脑脊液分泌减少，蛛网膜颗粒吸收功能代偿加快，从而形成新的平衡。临床表现为步态不稳、认知障碍和尿失禁三联征。步态不稳常是首要症状，近期记忆丧失是最明显的特点，患者常表情呆滞，主动性活动下降，谈话、阅读、写作、爱好和创造性减弱，对家庭不关心。病因不明者被称为特发性正常压力脑积水（iNPH），多见于 60 岁以上，发病率随着年龄增加逐年上升，为独立于老年痴呆症和帕金森病的一种疾患，但三种疾患的临床表现有很多相似之处，而且这三种病可能同时存在于同一个患者身上。CT 表现：脑室扩大，Evan's 指数 > 0.3（室间孔层面两侧侧脑室前角间最大距离与同一层面颅腔的最大直径之比）；部分患者可见 DESH 征（蛛网膜下腔不成比例扩大）。步态不稳先于智力障碍者，对脑室 - 腹腔分流术反应较好；而单纯以智力障碍为主要症状者，分流效果较差。在决定是否分流手术前，通常要进行腰穿脑脊液放液试验，观察颅内压下降后有无步态改善。

【蛛网膜下腔不成比例扩大】 又称 DESH 征，2010 年日本学者 Hasimoto 等报道了日本 26 家医学中心参与、关于 MRI 诊断 iNPH 价值的前瞻性研究结果，提出了 DESH 征象，其特征为大脑凸面和内侧蛛网膜下腔变窄，而外侧裂蛛网膜下腔增宽。此征象在诊断iNPH中有重要价值，在MRI冠状位较为确切。

【低压性脑积水】 一般是指有头痛等症状，且伴脑室扩大、脑室压力低或呈负压（$< 60mmH_2O$）的情况。在儿童可以存在小脑室综合征。机制不清，可能以前有过高压性脑积水阶段，也可能存在脑脊液的外漏（如椎管漏），还有人认为存在罕见的经淋巴途径脑脊液漏。脑组织顺应性下降是造成低压性脑积水的物质基础。处理原则：①找到漏口，手术堵塞；②使用颈围，头低脚高，增加静脉压；③低引流压性脑室外引流；④促进脑膨胀；⑤推迟颅骨修补手术。

【腰穿放液试验】 通过腰椎穿刺释放脑脊液，观察iNPH患者症状有无改善。分为单次腰穿放液试验和持续腰大池放液试验。单次腰穿放液试验推荐每次释放 30～50 ml，如果脑脊液释放不足以达到以上标准时，宜终止试验，因为末压过低是危险的。在放液前、放液后 1～4h、8h 和 24h 分别进行步态试验。步态短暂改善是脑脊液分流手术的阳性预测指标。有作者发现单次腰穿放液试验预测分流阳性反应的敏感性为58%，特异性为75%，准确性为62%；其并发症包括头痛和腰痛，这将严重影响步态试验。

五、感染性疾病

【化脓性脑膜炎】 是指化脓性细菌所引起的脑脊膜炎症，主要累及蛛网膜下腔，脑、脊髓、神经均可受累，甚至还可出现脑室壁及脉络丛的炎症。基本病理变化为软脑膜炎、脑膜血管充血和炎性细胞浸润。

【脑脓肿】 是指化脓性细菌侵入脑组织后，发生化脓性炎性反应并形成脓腔。一般在 7～14d 初步形成包膜，而完全形成需要 4～8 周。在炎症局限的同时，脓肿外周的肉芽组织，连同血管周围的结缔组织、神经胶质细胞增生，逐步形成脓肿包膜，腔内充满脓液。常见感染途径：血行感染（菌血症播散所致）、局灶感染播散（中耳炎所形成的耳源性颞叶／小脑脓肿）、外伤（开放性颅脑损伤）等。

【硬脑膜下脓肿】　少见。在婴幼儿，常是化脓性脑膜炎的并发症之一。多数病例需要行外科引流，对某些婴幼儿病例可行前囟穿刺。晚期有分隔形成，需开颅切除病灶。如果无明显神经功能缺失、感染扩散和颅内占位效应，早期对抗生素反应良好，且无严重颅内压增高时，可考虑非外科治疗。

【硬脑膜外脓肿】　少见。早期反应为硬脑膜外层轻度充血和渗出，继而纤维蛋白沉积或脓肿形成。若细菌致病力弱，且机体抵抗力强，则局部可形成肉芽组织，甚至转变成致密的纤维组织瘢痕。可进行钻孔引流术，排除脓液。若为外伤或开颅术后引起的，需积极手术清除异物及失活组织。若为颅骨骨髓炎引起，则应彻底清除死骨。

【新型隐球菌性脑膜炎】　由新型隐球菌感染脑膜和（或）脑实质所致。主要表现为发热、头痛、呕吐等亚急性或慢性脑膜炎、脑膜脑炎症状，少数患者可表现为颅内占位性病变。本病病情重，疗程长，预后差，病死率高。脑脊液涂片墨汁染色可直接发现隐球菌。乳胶凝集试验可检测感染早期血清或脑脊液中隐球菌多糖荚膜抗原成分，较墨汁染色具有更高的特异性和敏感性。药物治疗首选两性霉素 B 脂质体，其他药物包括氟康唑、氟胞嘧啶等。新型隐球菌性脑膜炎控制不佳时，常导致交通性脑积水，可行侧脑室穿刺植入储液囊外引流。新型隐球菌多由呼吸道吸入，鸽子可能是主要传染源。隐球菌属包括 17 种和 8 个变种，致病菌主要是新型隐球菌，已报道可引起人类疾病的还有浅黄隐球菌、浅白隐球菌和罗伦隐球菌等。

【脑囊虫病】　是由寄生虫（猪绦虫为主）传染所致。绦虫卵经由多种途径进入胃内，在体内孵化成囊尾蚴，钻入肠壁，经肠系膜小静脉进入体循环，进入脑实质及脑室系统。多见于我国北方。患者往往出现头痛、浑身无力、肢体运动障碍、癫痫等症状。抗囊虫药主要有吡喹酮和阿苯达唑，必要时开颅摘除病变。

【结核性脑膜炎】 结核杆菌侵犯脑实质和脑膜所致，多半是在机体免疫力较低的情况下，或是体内潜伏病灶，或是有结核杆菌通过血行感染到脑膜引起的脑膜炎。分为4型：脑膜炎型、脑膜脑炎型、脊髓炎型和意识障碍型。治疗：抗结核治疗（异烟肼、利福平）和糖皮质激素治疗；极少数患者合并脑积水，可行侧脑室穿刺植入储液囊外引流。

【脑结核球】 即颅内结核性肉芽肿，是脑实质或脑膜的一种局灶性结核，可单发或多发，多数由身体其他部位的结核病灶播散到颅内形成，少数为弥散性结核性脑膜炎残留所致。可同时存在其他脏器的活动结核性病灶，甚至粟粒性结核伴结核性脑膜炎。多数慢性起病，病程多数为数周，也可起病不明显，病程更长。小儿可因突然癫痫发作而查出。

（裴家生　林昆哲　陈　苏）

第二节　脊柱脊髓疾病的名称和术语

脊柱脊髓外科是神经外科的重要分支，其研究与治疗的疾病是一组脊柱脊髓相关的神经系统疾病。本节对常见的脊柱脊髓疾病进行阐释，供护理人员书写交班报告时参考。

一、退行性疾病

脊柱退行性疾病多为生理性老化过程，临床特点为广泛的、多为非对称性的椎间盘退变，椎体、小关节增生，骨刺形成，脊椎周围韧带肥厚、钙化和骨化，以及脊柱失稳（图 3-10）。

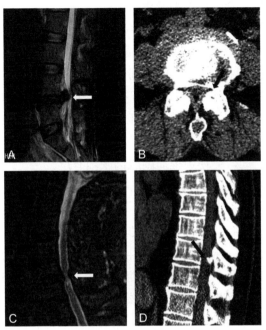

图 3-10　脊柱退行性疾病的影像表现

A. MRI 示腰椎间盘突出症，可见腰 4/5 椎间盘向后外侧突出，压迫神经根（白箭头）；B. CT 示腰椎管狭窄症，可见双侧下关节突骨质增生导致侧隐窝狭窄（白箭头）；C. MRI 示颈椎病，可见颈 5/6 间隙椎间盘突出，伴黄韧带肥厚（白箭头）；D. CT 示胸椎黄韧带钙化症，可见胸 11 ～ 12 节段黄韧带钙化灶（黑箭头）

（一）颈椎病

1. 疾病名称和术语

【颈椎病】　又称颈椎综合征，是颈椎骨关节炎、增生性颈椎炎、颈神经根综合征、颈椎间盘脱出症的总称，是以退行性病理改变为基础的疾患。表现为椎间关节失稳、松动，髓核突出或脱出，骨刺形成，韧带肥厚和继发的椎管狭窄等，刺激或压迫邻近的神经根、脊髓、椎动脉及颈部交感神经等（图

3-10）。颈椎病分为 7 型：颈型、神经根型、脊髓型、椎动脉型、交感神经型、食管压迫型及混合型。

【颈型颈椎病】 为颈椎病中最常见、最轻的一型，症状轻微，存在反复颈后部疼痛、颈项僵硬和活动受限。其原因为颈椎周围软组织损伤，可引起水肿、炎性反应。以青壮年居多，个别患者有颈部外伤史，几乎所有患者都有长期低头作业情况。颈椎生理曲度变直或消失，常用手按捏颈项部，棘突间及棘突旁可有压痛。治疗方法：避免颈部肌肉疲劳，注意颈部保暖，适度颈部活动，促使颈椎周围肌肉张弛有度。

【神经根型颈椎病】 第二多见的颈椎病类型，主要表现为与脊神经根分布区一致的感觉、运动及反射障碍。根性疼痛是最常见症状，疼痛范围与受累椎节的脊神经分布区一致，还伴有麻木、过敏、感觉减弱等。神经根性肌张力和肌力障碍：脊神经前根先受压者较明显，早期肌张力增高，但很快即减弱并出现肌萎缩，受累范围局限于该神经支配的范围，在手部以大小鱼际肌及骨间肌最明显。

【脊髓型颈椎病】 是危害最严重的一型，多以"隐性"形式发展，主要因压迫或刺激脊髓而出现感觉、运动与反射障碍。主要表现：多先从双侧下肢发沉、发麻开始，渐而出现跛行、易跪倒、足尖不能离地、步态笨拙、踩棉花感及束胸感等症状。病情发展一般并非持续性加重，而为一系列的发作性加剧，但其症状从未完全消失，并不断出现新的症状，有助于与多发性硬化症相鉴别。体征：四肢肌张力升高，下肢往往较上肢明显，表现为双侧肌痉挛，腱反射亢进，可有踝阵挛和髌阵挛；上肢肌张力也可升高，但一般以肌无力和肌萎缩多见，并有神经根性感觉减退，锥体束征阳性。

【椎动脉型颈椎病】 由于颈椎退变、机械性压迫因素，如钩椎关节增生、椎间盘突出或颈椎退变，导致颈椎节段性不稳定，椎动脉遭受压迫或刺激，使椎动脉狭窄、折曲或痉挛，出现偏头痛、耳鸣、听力减退或耳聋、视力障碍、发音不清、突发性眩晕、晕厥等症状。

【交感型颈椎病】　中年妇女为多，多与长期低头、伏案工作有关。表现为症状多、客观体征少。颈交感神经不仅与颈椎关系密切，而且涉及颅内、咽、舌、喉、甲状腺、心脏、膈神经、食管及血管等，因此刺激颈交感神经可出现多器官、多系统症状。由于椎动脉表面富含交感神经纤维，当交感神经功能紊乱时常累及椎动脉，导致椎动脉舒缩功能异常，因此交感型颈椎病在出现全身多个系统症状的同时，还常伴有椎 - 基底动脉系统供血不足的表现。

【食管压迫型颈椎病】　又称吞咽困难型颈椎病，非常少见。主要是指颈椎退化引起颈椎前缘增生，并发周围软组织水肿，刺激食道出现一系列症状，如吞咽困难、异物感等。影像学主要表现为椎体前缘巨大突出或增生。如果没有明显症状，无需治疗；如果出现食道症状，宜手术治疗。

2. 治疗

（1）非手术疗法　颈椎牵引术、理疗、按摩、颈椎制动技术等，需在康复理疗师指导下进行，以保证施加的牵引力量和角度适宜。药物治疗可以在一定程度上缓解症状，不能改变病理状况。

（2）手术适应证　①各型颈椎病在专科医生指导下，经3个以上疗程系统的非手术治疗而确实无效或有加重趋向者；②脊髓型是手术的绝对适应证；神经根型或椎动脉型进行性加重，严重影响正常生活和工作者；③严重的颈部疼痛、肩部疼痛，非手术治疗无效，排除其他疾病，并考虑与颈椎不稳有关者。

（二）其他疾病

【颈椎间盘突出症】　是在颈椎间盘退变的基础上，因轻微外力或无明确诱因导致椎间盘突出，压迫脊髓和神经根。颈椎间盘突出症通常为单节段突出，与颈椎病可多节段椎间盘突出不同。

（1）临床表现　患者原先可有颈项痛病史或无症状，在轻微外力下，如坐汽车突然刹车或突然转头向后观看，突发颈肩痛或上肢痛。临床上以压迫颈神经根症状为多，压迫脊髓者较少。压迫神经根时，表现为颈项痛、颈肩痛或上肢放射痛，疼痛较重，呈神经根分布范围放射，疼痛较久者可在以后以麻木感为主。颈椎间盘突出较大时，严重压迫脊髓可表现为四肢不同程度的感觉、运动功能障碍，如偏瘫、截瘫、四肢瘫等。

（2）治疗　以神经根受压为症状者，可行牵引、理疗等。如果非手术治疗无效、疼痛严重或肌瘫痪症状加重，需及时手术治疗，行颈前路椎间盘切除，解除脊髓和神经根压迫，并行椎间融合。

【颈椎椎管狭窄症】　是指颈椎管存在先天性或发育性骨性狭窄的基础上，存在颈椎间盘膨出或突出、相邻椎体后缘和小关节突骨赘形成、后方黄韧带肥厚内陷等，引起一个或多个节段管腔狭窄，使脊髓和神经根产生压迫或刺激。

（1）临床表现　类似于脊髓型颈椎病，可表现为四肢麻木、无力、活动不灵，双手不能做精细动作，胸部有紧束感，下肢行走不稳，有踩棉花感，大小便费力。体征有四肢及躯干感觉减退和肌力减弱，四肢腱反射活跃或亢进，Hoffmann 征和 Babinski 征阳性。

（2）治疗　以颈椎后路手术减压为主，为了避免后路减压后发生生理曲度改变和脊髓再度受压，可行"单开门"或"双开门"式椎管扩大成形术。

【颈椎后纵韧带骨化症】　是指颈椎的后纵韧带发生骨化，可能与代谢异常、局部力学改变、遗传等因素有关。因为压迫脊髓和神经根，产生肢体感觉和运动障碍及内脏自主神经功能紊乱。

（1）临床表现　常诉头颈痛，上下肢感觉异常、疼痛或功能障碍，行走不稳或不能行走，甚至大小便障碍。病史较长，症状逐渐加重。

（2）治疗　对于症状较轻，或症状明显但经休息后能缓解者，以及年龄较大有器质性疾病者，可采用非手术疗法，常用的有持续头颅牵引、卧床休息、理疗等。保守无效时可考虑手术治疗，主要为颈椎前路减压加植骨融合术、颈椎后路椎板切除减压和椎管扩大椎板成形术。

【腰椎间盘突出症】　因为腰椎间盘各部分（髓核、纤维环及软骨板）有不同程度退行性改变后，在外力作用下发生纤维环破裂，髓核组织从破裂处突出于后方或椎管内，导致相邻脊神经根遭受刺激或压迫（图3-10），从而产生腰痛、一侧或双侧下肢麻木、疼痛等症状。

（1）椎间盘突出程度分型　①椎间盘膨出，纤维环松弛但完整，髓核皱缩，表现为纤维环均匀超出椎体终板边缘；②椎间盘突出，髓核突入纤维环内但后纵韧带未破裂，表现为椎间盘局限性向椎管内突出；③椎间盘脱出，纤维环、后纵韧带完全破裂，髓核突入椎管内；④椎间盘游离，突出髓核与相应椎间盘不连接，可游离于椎管内，位于病变间盘的上或下节段、椎间孔等，有时被误诊为椎管内肿瘤。

（2）椎间盘突出部位分型　①中央型，髓核突向后方正中央，较大时压迫两侧神经根和马尾神经，引起双下肢及大小便功能障碍；②旁中央型，髓核突出位于椎间盘后方中央偏侧，压迫一侧神经根及马尾神经；③旁侧型，髓核突出位于椎间盘后外侧，仅压迫该侧神经根引起根性放射痛，多为单侧突出，少数双侧突出；④极外侧型，少数髓核突出位于椎间孔内，或位于椎间孔外侧，压迫椎间孔内的神经根或已出椎间孔的脊神经，引起一侧腿部症状。

（3）临床表现　①腰痛，是大多数患者最先出现的症状。②下肢放射痛，即神经干、神经根受刺激时，疼痛不仅发生于局部，还扩展到受累感觉神经的支配区。高位腰椎间盘突出（腰2～3、腰3～4）可以引起股神经痛，少见。绝大多数是腰4～5、腰5～骶1间盘突出，引起坐骨神经痛。③马尾神经症状，表现为大小便障碍，会阴和肛周感觉异常。

（4）治疗原则　①非手术疗法，绝对卧床/牵引治疗；②手术治疗，显微镜下椎间盘摘除术，微通道下椎间盘摘除术，经皮内镜下椎间盘摘除术。

【腰椎管狭窄症】　由椎间盘突出、骨质增生及韧带增生等多种原因引起的腰椎椎管、神经管及椎间孔狭窄（图3-10），出现以间歇性跛行和腰腿痛为特征的神经症状。许多情况下，神经系统查体无阳性发现。以中老年人及从事重体力劳动者多见。

（1）临床表现　患者有下腰痛多年，以后出现一侧或两侧下肢痛，每因站立、行走后疼痛加重。行走时除疼痛麻木外，可因路途增加而感小腿乏力。可因休息、下蹲而缓解，再度行走时再度出现，称为间歇性跛行（神经功能障碍，一侧肌力减弱）。

（2）治疗　①非手术治疗，绝对卧床休息，药物治疗；②手术治疗，对引发症状的主要节段进行显微镜下减压术。

【退行性腰椎滑脱症】　指腰椎椎节之间相互制约功能丧失，引起相邻两椎体发生向前或向后相对位移。依据发生腰椎滑脱的原因分为：先天性、椎弓峡部裂性、退行性、创伤性和病理性。以退行性滑脱多见，主要表现为腰痛及神经源性间歇性跛行和根性痛，多由腰椎不稳或腰椎管狭窄引起。手术治疗适应于腰椎滑脱并根性痛，经保守治疗无效者。对于仅有腰背痛、节段不稳而无根性痛者，可行该节段脊柱融合术。对于有神经根性症状者，宜行椎管减压加椎弓根螺钉复位固定及植骨融合术。

二、椎管肿瘤

【神经鞘瘤】　属于髓外硬膜内肿瘤，起源于脊神经根髓鞘施万细胞，肿瘤内可发生囊变和小灶性出血。可沿椎间孔向椎管外生长，呈哑铃型，有神经外膜包绕。

【脊膜瘤】　起源于蛛网膜内皮细胞或硬脊膜的纤维细胞，发病率仅次于神经鞘瘤，多位于髓外硬脊膜内，少数呈"哑铃状"跨硬脊膜内外生长，极少数位于硬脊膜外。常见首发症状是肢体麻木，其次是乏力，根性痛少见。

【室管膜瘤】　是髓内最常见的肿瘤，起源于脊髓中央管的室管膜细胞或室管膜残留物，因此多位于脊髓中央，呈中心膨胀性及沿脊髓纵轴生长，边界清晰。

【星形细胞瘤】　由脊髓星形胶质细胞分化异常引起，以髓内浸润性偏心性生长为主，与正常脊髓分界不清。

【血管网状细胞瘤】　起源于血管内皮细胞，是髓内良性血管瘤，导致脊髓空洞的发生率极高。多见于青壮年。

【脂肪瘤】　椎管内脂肪瘤是一种少见的先天性肿瘤，常合并其他先天性畸形，如脊柱裂、低位脊髓或脊膜膨出等，可位于硬脊膜内、外或髓内，可在脊髓内任何节段发生。由于肿瘤多位于背侧，所以首发症状常为肢体麻木和共济障碍。随着病情加重，可出现尿频、尿失禁、便秘、大腿根部麻木等症状。如果脂肪瘤导致下肢症状，需要手术治疗。硬脊膜下及髓内脂肪瘤多与软膜或脊神经粘连紧密，不宜强行切除。

【脊髓压迫症】　是具有占位效应的椎管内病变。随着病灶的扩大，脊髓、脊神经根及其供应血管受压日趋严重，一旦超过代偿能力，造成脊髓水肿、变性、坏死，就引起受压平面以下的肢体运动、感觉、反射、括约肌功能以及皮肤营养功能障碍。在成人以肿瘤最为常见，约占 1/3 以上，其次是炎症，少见病因包括脊柱损伤、脊柱退行性变、脊髓血管畸形所致的血肿。在儿童则以椎管内肿瘤、外伤、感染和先天性脊柱畸形较为常见。

三、血管性疾病

根据 Lasjaunias 分类法，将脊柱脊髓血管畸形分为椎管内血管畸形、硬膜血管畸形、椎体血管瘤和硬膜周围 / 椎体旁血管畸形（如 Cobb 综合征）。

（一）脊髓出血性疾病

【脊髓内出血】 以海绵状血管畸形多见，为慢血流性血管畸形，边界清楚，周围可见含铁血黄素沉积。向髓内出血者，以突发背痛及急剧进行性脊髓横断性功能障碍为特征表现。

【脊髓蛛网膜下腔出血】 最常见病因是脊髓动静脉畸形，也可见于动脉瘤、肿瘤、血液病、结缔组织病等。主要表现为突发起病，病灶平面或颈后部剧烈疼痛，疼痛可向下肢放射，偶可放射至腹部。可出现损伤平面以下感觉运动障碍及自主神经功能紊乱。血液如果逆流入颅，会出现头痛、脑膜刺激征。MRI 和选择性脊髓血管造影有助于明确病因。

【硬脊膜外出血】 主要原因有外伤性硬膜外静脉丛损伤、血液病、抗凝治疗、血管畸形等。自发性硬脊膜外出血是一种临床罕见病，进展迅速，如果不能及时诊治，可在短时间内造成脊髓的不可逆性损伤。

【硬脊膜动静脉瘘】 硬脊膜内动静脉短路，瘘口位于硬脊膜邻近椎间孔处，是根髓动脉的脊膜支与根髓静脉之间的直接交通，好发于中壮年脊髓胸段。

【髓周动静脉瘘】　常为脊髓前动脉、后动脉与相应静脉的直接沟通，缺少中间的畸形血管团，常伴动脉瘤或静脉瘤样扩张。

【脊髓动静脉畸形】　为脊髓实质或软脊膜内的畸形血管团，由直接供给脊髓的动脉供血，扩张的引流静脉位于脊髓的背侧和腹侧。

（二）脊髓缺血性疾病

【脊髓前动脉综合征】　脊髓前动脉沿脊髓前正中裂表面走行，又称为脊髓前中央动脉。通常脊髓前动脉供血区域最常受累，且是主动脉或脊柱手术中典型的缺血部位，常引起肢体瘫痪、痛温觉障碍、直肠膀胱括约肌障碍。累及上颈段的脊髓前动脉性梗死，可能引起呼吸障碍和四肢轻瘫。

【脊髓后动脉综合征】　脊髓后动脉性梗死，较为罕见，主要影响背侧脊髓，可表现为单纯的振动觉和本体觉丧失。此外，脊髓前、后动脉联合性梗死在脊柱机械性过屈或过伸损伤中也可见到。

【脊髓沟动脉梗死】　可因半侧脊髓受累，而表现为沟连合动脉综合征（也称 Brown-Séquard 综合征）。其症状包括同侧肢体无力、振动觉和本体觉丧失及对侧痛温觉丧失等。沟连合动脉是脊髓前动脉的主要分支，它深入脊髓实质，并以左、右支形式交替供应脊髓中央灰质、前索和侧索。

【中央脊髓动脉性梗死】　少见，可因低血压或心搏骤停所致的低灌注而发生，常表现为双侧痛温觉丧失，但没有任何无力或本体感觉丧失。此处的"中央"，是指脊髓的中央部分，"中央脊髓动脉性梗死"指的是脊髓中央区因为动脉末梢灌注不足而梗死，不是指脊髓前中央动脉梗死。

四、周围神经疾病

【多发性神经病】 也称末梢神经炎、周围神经炎、多发性神经炎、多发性周围神经病，包括中毒性周围神经病、代谢性周围神经病、免疫介导性周围神经病、遗传性周围神经病等。多发于青壮年及儿童，冬夏季稍多。约 2/3 的患者在发病前数日到数周有上呼吸道或消化道感染史。妊娠、外科手术和疫苗接种等可能为诱发因素。主要表现为四肢对称性或非对称性下运动神经元性瘫痪、感觉障碍和自主神经功能障碍。经及时综合抢救治疗，预后一般较好，数周或数月后开始好转，约 85% 的患者可获完全或接近完全恢复。

【吉兰-巴雷综合征】 吉兰-巴雷综合征（Guillain-Barré syndrome）是急性迟缓性瘫痪的首位疾病，又称急性炎症性脱髓鞘性多发性神经根神经病，主要表现为急性、进行性、迟缓性瘫痪，是以周围神经和神经根脱髓鞘、小血管周围淋巴细胞及巨噬细胞炎性反应为病理特点的自身免疫疾病。约 2/3 患者病前 4 周内有胃肠道或呼吸道感染症状，或有疫苗接种史。

（1）临床表现 急性或亚急性起病，肢体软瘫，下肢重于上肢，远端重于近端，可下肢开始，呈对称性，波及躯干、上肢、呼吸肌和脑神经，多于数天至 2 周达到高峰，腱反射减低或消失；感觉障碍出现早，主观感觉异常，如肢体麻木、疼痛等明显，客观感觉障碍如手套、袜套样感觉减退等，可有腓肠肌压痛；部分患者以脑神经麻痹为首发症状，双侧周围性面瘫常见，其次是延髓麻痹，此后数日内出现肢体瘫痪；自主神经症状常见皮肤潮红、出汗增多、手足肿胀及营养障碍。脑脊液蛋白-细胞分离现象，即蛋白含量增高而细胞数正常，是本病的特征之一。

（2）治疗 包括辅助呼吸及支持疗法、对症治疗、并发症预防和病因治疗。呼吸肌麻痹是该病的主要危险，动脉氧分压低于 70mmHg 宜及早使用呼吸机。

【慢性炎症性脱髓鞘性多神经根神经病】 是以周围神经近端慢性脱髓鞘为主要病变的自身免疫性运动感觉性周围神经病，呈慢性进展或缓解 - 复发病程，临床表现为对称性肢体无力，多数自远端向近端发展，呼吸机较少受累，小部分患者可出现构音障碍、吞咽困难、面神经麻痹。有些患者会出现自主神经功能障碍，表现为直立性低血压、括约肌功能障碍及心律失常。脑脊液蛋白 - 细胞分离。治疗：包括糖皮质激素、免疫球蛋白、血浆置换和免疫抑制剂，其中糖皮质激素对本病治疗效果好，常为首选。

（薛　亮　魏梁锋）

第三节　功能神经外科疾病的名称和术语

脑功能性疾病主要包括运动障碍性疾病（帕金森病、特发性震颤、舞蹈症和抽动秽语综合征及脑瘫）、癫痫、疼痛（幻肢痛、三叉神经痛、舌咽神经痛）及难治性精神病（强迫症、抑郁症、焦虑症、双相情感障碍）等。功能神经外科主要针对特定的神经根、神经环路、神经元群及脑网络，通过改变其病理生理过程，重建神经功能。本节选择性介绍脑神经疾病、癫痫及锥体外系疾病。

一、功能性脑神经疾病

功能性脑神经疾病也可称为脑神经血管压迫综合征。脑神经出入脑干段是中枢性和周围性髓鞘的交汇处，长度为 0.5 ～ 1.0cm，此处对搏动性和跨过性血管压迫特别敏感，压迫第Ⅵ、Ⅶ、Ⅷ、Ⅸ、Ⅹ脑神经分别可产生三叉神经痛、面肌痉挛、耳鸣、舌咽神经痛或神经源性高血压。

【原发性三叉神经痛】 以颜面部三叉神经分布区的突发、骤止、反复发作的难以忍受的剧痛为主要表现。疼痛发作分布以颜面中下部（上颌支、下颌支）最为常见，单纯颜面中上部疼痛较少见。原发性是相对于继发性三叉神经痛而言的，不是由明确的病变（如肿瘤、血管畸形及多发性硬化等）导致的。

（1）临床表现 三叉神经分布区剧烈疼痛，多呈电击样、刀割样、撕裂样或烧灼样剧痛。疼痛为反复阵发性发作，历时数秒至数分钟不等，间歇期无不适，睡眠时疼痛发作减少。典型者一般都有特征性的"触发点"或称"扳机点"，这些区域特别敏感，常稍加触碰就可引起发作，导致不少患者长期不敢刷牙或洗脸。需注意与牙痛鉴别，牙痛多为持续性钝痛或胀痛，无"扳机点"。

（2）治疗 ①药物治疗，如卡马西平、奥卡西平、苯妥英钠、普瑞巴林等，可使多数患者的疼痛在一定时期内获得缓解；②三叉神经半月节毁损术（局部球囊压迫、酒精或其他毁损性药物注射、射频热凝治疗），有一定疗效；③伽马刀治疗；④显微血管减压手术，分离压迫神经根的血管，并固定在远离部位（图 3-11），复发率较低，完全缓解率在 90% 以上。

【原发性舌咽神经痛】 是指舌咽神经感觉支分布区内，以一侧咽喉部短暂而剧烈的疼痛并放射至口咽或耳部为特征的疾病。呈发作性刺痛、刀割样剧痛或烧灼样疼痛，发作间歇期可完全缓解，部分患者也可出现"扳机点"现象，"扳机点"经丁卡因麻醉后可缓解，此为特征性表现之一。疼痛常从一侧舌后 1/3 和扁桃体突然发生，并迅速放射到咽喉、软腭、耳咽管、外耳道、中耳及外耳的前后区域。临床少见，多见于 50 岁以上。常用药物有卡马西平、奥卡西平、苯妥英钠等。舌咽神经显微血管减压术已成为应用最普遍和疗效最好的治疗方法。

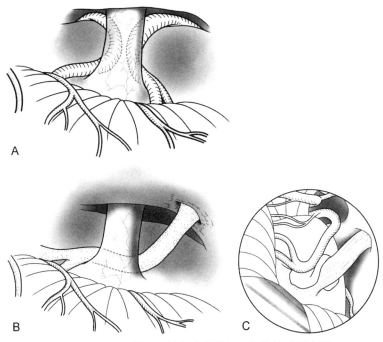

图 3-11　原发性三叉神经痛的神经 - 血管关系示意图

A. 三叉神经与小脑上动脉；B. 三叉神经与岩上静脉；C. 通过 Teflon 垫片对受压的三叉神经根实施减压

【原发性面肌痉挛】　一侧面神经支配的面部表情肌发作性、反复、不自主的抽动，是一种由多种病因造成的面神经过度兴奋、功能亢进的脑神经根疾病。

（1）临床表现　中年好发，女性多见。初期往往始自眼轮匝肌（主要为下眼睑），后发展至一侧面部表情肌，甚至包括一侧颈阔肌的不自主发作性抽动。严重强直痉挛可致面部变形，患侧眼裂不易睁开，伴有流泪。痉挛涉及镫骨肌时可伴有低调耳鸣。需注意与 Meige 综合征鉴别。Meige 综合征病因不清，多数以双侧眼睑痉挛为首发症状，没有明显间歇期。

（2）治疗　①尚无特效药物，一般轻症患者或发病初期可试用巴氯芬或卡马西平；②Ａ型肉毒素，在痉挛部位小剂量、多点注射，药效可维持数月，但多次注射后疗效明显下降，并出现眼睑下垂、复视、鼻唇沟变浅及面部僵硬；③显微血管减压术是治疗的首选方案，大多数患者术后即刻起效，亦有部分患者在数月后才出现疗效，据推测与面神经髓鞘功能恢复有关。

【前庭蜗神经血管压迫综合征】 血管压迫前庭蜗神经，可以导致眩晕、耳鸣、听力障碍等复杂症状，包括致残性位置性眩晕和顽固性耳鸣。诊断标准：①急性眩晕、后天性运动耐受不良及持续的平衡障碍史；②前庭蜗神经的特异性证据，包括单侧听力下降、温度试验反应减弱、自发性眼震或脑干反应异常；③前庭重组的证据，包括姿势描记的异常代偿方式或旋转性前庭-眼反射试验增益过强；④血管与前庭蜗神经密切接触的影像学证据。 显微血管减压术是首选方案，通常眩晕改善比耳鸣显著。

二、癫痫及癫痫综合征

癫痫是一种常见的慢性神经系统疾病，可由多种因素导致，以大脑神经元异常过度同步化放电引起的反复发作性、短暂性脑功能障碍为特点，表现为意识、行为、感觉、自主神经等方面异常。异常放电的部位决定了癫痫的发作表现和类型。

（一）痫性发作起源的概念

【致痫灶】 是一个神经生理学概念，指脑电图上出现痫性放电中最明显的一个或一个以上的部位，亦即直接引起痫性发作的部位。它可能是由于癫痫病理灶的挤压、局部缺血等导致局部皮质神经元减少及胶质增生而形成。它与癫痫病理灶合称为病灶-功能性致痫灶复合体。

【癫痫病理灶】 属于神经病理学概念，是癫痫发作的病理基础，指脑组织病变或结构异常，直接或间接导致痫性放电和癫痫发作。在这些病灶内及其邻近部位或较远的皮质，尚存一个或数个致痫灶。癫痫病理灶在 CT 和 MRI 上多可显示，如肿瘤、脑软化灶、脑血管畸形及外伤性瘢痕等，有的只能在显微镜下发现。单一的癫痫病理灶如肿瘤、血管畸形，其致痫灶多位于病理灶的边缘。若为范围较广的癫痫病理灶，如颞叶内侧硬化及外伤性瘢痕等，其致痫灶常包含其内，有时位于远离病理灶的同侧或对侧脑区。直接导致癫痫发作的不是病理灶，而是致痫灶。癫痫病理灶使周围的神经元，如海马和病理灶内神经元发生突触重组，残存神经元与邻近的海马传出神经元的癫痫源发生联系，构成癫痫发作的病理基础。

【海马硬化】　海马位于颞叶内侧，与一般记忆、空间记忆以及方向定位有关。海马硬化主要是指神经元凋亡、胶质细胞增生和苔藓纤维芽生。MRI 表现为海马萎缩，在 T2 加权像（T2WI）和 T2-FLAIR 像上呈高信号。因为海马对缺血、缺氧非常敏感，所以很容易受到损伤。海马硬化的发生与婴幼儿时期的一些脑部不良事件，如高热、惊厥、产伤、头部外伤等有密切关系。海马硬化导致的癫痫发作常有先兆，可表现为突然出现恐惧感，似曾相识，嗅视听幻觉，胃气上升感，双手不自主动作，咂嘴，吞咽。

（二）按照解剖部位划分的癫痫类型

【颞叶癫痫】　以起源于颞叶的伴或不伴有意识障碍的局灶性发作或进展为双侧强直 - 阵挛发作为特征。通常说的颞叶癫痫一般指内侧颞叶癫痫，又称杏仁核 - 海马发作，发作特点为上升性上腹部不适感、恶心、明显的自主神经症状（包括肠鸣、嗳气、面色苍白、面部发胀、发红、呼吸停止、瞳孔扩大）以及恐惧、幻嗅、味幻觉等，多为伴有意识障碍的局灶性发作。

外侧颞叶癫痫发作相对少见，不伴有意识障碍的局灶性发作的特点是幻听、错听或睡梦状态、视觉性感知障碍；语言优势性半球发作时出现言语障碍；如果放电扩散到内侧颞叶或颞叶以外结构，则可出现意识障碍。头皮脑电显示为单侧或双侧中颞区或后颞区棘波。

【额叶癫痫】 主要表现为局灶性发作，可进展为双侧强直-阵挛发作，发作表现多样，常在夜间入睡后出现抽搐发作。同一患者每次发作常常刻板相似，具有发作起止突然、持续时间较短、发作后意识很快恢复、无明显的发作后意识模糊状态、少有发作先兆等特点。由于起源于辅助运动区、额叶内侧或眶额回等深部结构，其发作在头皮脑电图上很难发现脑电异常活动，多数发作间期脑电图检查提示正常。

【枕叶癫痫】 发作形式主要为不伴有意识障碍的局灶性发作，可进展为双侧强直-阵挛发作。临床表现主要包括视觉障碍（如发作性黑矇、视野缺损）、视幻觉（视物变形或多彩），可伴眼睑阵挛、双眼强直性偏斜。

【顶叶癫痫】 主要发作类型为感觉性局灶性发作，也可以进展为双侧强直-阵挛发作。常有局部肢体麻木、无力、紧缩感、针刺感，这种感觉异常可局限于身体某一部分。可能感觉部分肢体突然无力、不能活动，数分钟后自行缓解。

【岛叶癫痫】 发作表现：①意识，发作起始时意识未完全丧失，可与周围环境沟通；②躯体感觉症状，发作前可出现阵发性感觉异常，如触电感、温热感，也可伴有痛感，这些症状既可局限于口周或口腔内，也可波及躯体广泛区域；③内脏运动和内脏感觉症状，剧烈程度因人而异，有的患者仅感咽喉部紧缩感，唾液大量分泌，而有的则感到短暂的呼吸困难甚至勒颈窒息感，也可出现胸骨后、腹部压迫感；④构音障碍。

（三）其他的癫痫名称

【癫痫综合征】 指一组在发作类型、脑电图以及影像上具有共同特点的癫痫。2001 年国际抗癫痫联盟（ILAE）对癫痫综合征按照异常放电起源部位分为四大类：局灶性发作、全面性发作、未确定局灶性或全面性发作、癫痫特殊综合征。根据起病年龄分为新生儿期、婴儿期、儿童期、青少年期以及成年期。新生儿期包括良性家族新生儿癫痫、早期肌阵挛脑病、大田原综合征。婴儿期包括婴儿游走性部分性癫痫、West 综合征、婴儿肌阵挛癫痫、良性婴儿癫痫、良性家族性婴儿癫痫、Dravet 综合征以及非进展性疾病中的肌阵挛脑病。儿童期包括热性惊厥附加症、Panayiotopoulos 综合征（早发性儿童枕叶癫痫）、肌阵挛失张力癫痫、良性癫痫伴中央颞区棘波、常染色体显性遗传夜间额叶癫痫、晚发性儿童枕叶癫痫、肌阵挛失神癫痫、Lennox-Gastaut 综合征、伴睡眠期持续棘慢波的癫痫性脑病、儿童失神癫痫。青少年到成年期包括青少年失神癫痫、青少年肌阵挛癫痫、仅有全面强直-阵挛发作的癫痫、伴有听觉特征的常染色体显性遗传部分性发作、其他家族性颞叶癫痫。2017 年 ILAE 特别指出 2 类综合征：①特发性全面性癫痫：属于全面性癫痫；②自限性局灶性癫痫：多在儿童期起病。

【药物难治性癫痫】 指经过正规的诊断、规范服用两种或两种以上抗癫痫药物仍不能有效控制发作的癫痫。ILAE 2010 年的定义为：应用正确选择且能耐受的两种抗癫痫药物（单药或联合用药）后，仍未能达到持续无发作的癫痫。以上定义中关于治疗后被认定发作完全控制的时长，一般以治疗前最长发作间期时长的 3 倍时间，或 12 个月无发作为准（取时间更长的一项为标准）。

【癫痫持续状态】 癫痫发作持续时间超过大多数同种发作类型患者绝大部分发作的时长而无停止征象，或反复发作、期间意识状态不能恢复至基线的发作。从临床实际操作角度，全面性惊厥性发作持续超过 5min，或者非惊厥性发作或局灶性发作持续超过 15min，或者 5～30min 内两次发作间歇期意识未完全恢复者，即可以考虑为早期或将发生癫痫持续状态，因为此期绝大多数发作不能自行缓解，需紧急治疗以阻止其演变成完全的癫痫持续状态。

【外伤后癫痫】 是创伤性脑损伤后严重并发症，它在原发损伤的基础上进一步加重了脑组织的病理损伤及神经生化改变，恶化病情，增大死亡风险，使治疗更趋复杂。药物治疗仍是外伤后癫痫的主要治疗方法，有 2/3 的患者在维持适当抗痫药物治疗下，发作能够得到较为满意的控制，特别是早期外伤后癫痫。但有些患者药物不能控制，需要外科治疗。

三、锥体外系疾病

锥体外系是指锥体系以外的所有运动神经核和运动神经传导束。广义上是指纹状体系统和前庭小脑系统。狭义上是指纹状体系统。主要功能是在大脑皮质的控制下调节肌张力，维持和调整身体姿势，掌管习惯性和节律性动作（如行路的双臂摆动、模仿、手势、面部表情动作、某些防御性反应运动等）。锥体系损害表现为痉挛性瘫痪，而锥体外系损害主要表现为不自主运动、肌强直、运动缓慢，而非真正的瘫痪。

【帕金森病】 又称震颤麻痹，属于神经系统变性疾病，也是中老年人最常见的锥体外系疾病。65 岁以上人群患病率为1000/10 万，随年龄而增高。临床主要表现为静止性震颤、运动迟缓、肌强直和姿势步态障碍。主要病理改变是中脑黑质多巴胺能神经元的变性死亡，由此而引起纹状体多巴胺含量显著减少而致病。病因可能是遗传因素、环境因素、老龄、氧化应激等。药物治疗：多巴丝、盐酸苯海索、盐酸普拉克索等。手术：立体定向脑深部核团毁损术，脑深部电刺激术（DBS）。

【帕金森开关现象】　部分帕金森病患者长期应用左旋多巴类药物后出现的药效波动现象，是该类药物的一种副作用，多见于服药 3 ～ 5 年后。"关"主要表现为突然出现肢体僵直，运动不能，就像断电一样，比如在走路时突然迈不开步子，脚上好像戴了脚镣铅锤，举步维艰。"开"时尽管未加用任何相关治疗，而突然活动正常，肢体僵硬消失，可以自如活动。这种变化非常快，且不可预测，如同电源开关一样，使得帕金森病症状在突然缓解和突然加重之间转换。如果何时出现药效、何时药效消失均能预料，称为"剂末现象（wearing off）"；如果药效不能够预料，则称为"开关现象（on-off）"。

【帕金森综合征】　除特发性帕金森病以外的各种原因引起的类似帕金森病表现的运动障碍，与原发性帕金森病是完全不同的疾病。帕金森综合征往往还有原发病的表现，如癫痫、偏瘫、头痛、共济失调、眼球运动障碍、言语不清、直立性低血压、痴呆等。

（1）病因　①感染，病毒、梅毒、隐球菌、原虫感染、艾滋病等；②毒素，锰、一氧化碳、二氧化碳、二硫化碳、氢化物、甲醛、杀虫剂、除草剂、1- 甲基 -4- 苯基 -1,2,3,6- 四氢吡啶等；③药物过量，如抗精神病药氯丙嗪，抗高血压药利血平、α- 甲基多巴，止吐药甲氧氯普胺，钙离子拮抗剂桂利嗪、氟桂利嗪等；④脑动脉硬化，主要由纹状体的多发性腔隙梗死引起；⑤频繁遭受脑外伤，如拳击性脑病；⑥帕金森叠加综合征，包括多系统萎缩、进行性核上麻痹和皮质基底核变性等；⑦遗传变性性帕金森综合征，如肝豆状核变性。

（2）治疗　首先是针对病因治疗，无有效药物控制震颤，脑深部电刺激术效果往往不佳。

【小舞蹈病】 又称风湿性舞蹈病、Sydenham 舞蹈病或感染性舞蹈病。由 Thomas Sydenham（1684）首先描述，是风湿热在神经系统常见表现，多见于儿童和青少年，临床特征是不自主舞蹈样动作、肌张力降低、肌力减弱、自主运动障碍和情绪改变。表现为手足活动不协调，出现快速、不规则、无目的的伸直、屈曲、内收、扭转等动作，有时伴有面部症状，表现为挤眉弄眼、噘嘴、吐舌等。有时伴有小脑症状，表现为共济运动差，步态不稳易摔倒。往往起病隐匿，进展缓慢，临床表现多种多样。本病可自愈，但复发者不少见。

【慢性进行性舞蹈病】 是基底核和大脑皮质变性的一种显性遗传性疾病，特征为进行性舞蹈样动作、精神异常和进行性痴呆，好发于 20 ～ 50 岁。国外研究发现年轻患者由父亲遗传，年长患者由母亲遗传。曾被命名为大舞蹈病、亨廷顿舞蹈病、亨廷顿病或遗传性舞蹈病。治疗主要是针对心理和神经证候两方面。

【肝豆状核变性】 是一种常染色体隐性遗传性铜代谢障碍性疾病，由基因突变导致铜代谢异常，过量的铜沉积在肝脏和基底核等组织中，引起一系列临床表现。好发于儿童及青少年，发病隐匿，以进行性加重的锥体外系症状、肝硬化及角膜色素环为特征，表现有肝损害、震颤、肌张力增高、智力减退等。本病是至今少数几种可治的神经遗传病之一，关键是早发现、早诊断、早治疗。治疗：避免进食含铜高的食物，使用驱铜及阻止铜吸收的药物。

【抽动秽语综合征】 是一种比较常见的儿童疾病。发病机制不清，可能与基底核、前额叶、边缘系统等部位神经元功能紊乱有关，可能是遗传因素、神经生化代谢及环境因素在发育过程中相互作用的结果。临床表现多样，病情差别比较大，最明显的表现是注意力不集中，注意力缺陷会使患儿出现心理阴影。还有不自主突然多发性抽动以及在抽动的同时伴有暴发性发声和秽语，包括运动性抽动和发声性抽动。症状明显者宜药物治疗，还可采用脑深部电刺激术。

【迟发性运动障碍】　又称迟发性多动症、持续性运动障碍，是由抗精神病药物诱发的一种刻板重复、持久、异常的不自主运动，主要见于长期服用抗精神病药物的患者，最常见为吩噻嗪类及丁酰苯类药物。服用抗精神病药应有明确适应证，长期用药需进行监测，采用周期性药物假日（drug holiday）；停药数月或 1～2 年后，运动障碍可逐渐缓解消退；若需继续治疗，可换用对锥体外系副作用小的药物，如氯氮平、利培酮、奥氮平、奎硫平等。目前尚无有效的对应治疗药物，据报道，73% 的患者用普萘洛尔（心得安）可以见效，氯硝西泮在 41% 的患者有效，氯氮平可以使 40% 的患者症状减轻。

【扭转痉挛】　该病是一种常染色体显性遗传病，是一组以躯干或（和）四肢发作性肌张力扭转性增高为表现的锥体外系疾病，临床以肌张力障碍及四肢、躯干以至全身剧烈不随意扭转为特征。一般在 5 岁以前起病，其变异型可在成人起病，多为家族性。发作频率不高，每年数次，有时数月无发作，不影响智力发育。药物对症治疗，可试服安定或肌注二甲基氨基乙醇。药物无效者可试行脑立体定向毁损术或脑深部电刺激术。

（戴　伟　张辉建　裴家生　高进喜）

第四节　小儿神经外科疾病的名称和术语

小儿神经外科学专注于儿童中枢神经系统疾病的诊断和外科治疗，并不断探索新的更为安全有效的治疗方法。小儿神经外科不是成人神经外科的缩小版，其疾病谱也与成人神经外科有所不同。本节介绍小儿神经外科部分常见疾病。

一、先天性畸形

先天性畸形表现形式不一，治疗上存在不同的手术时机和手术方式，预后也不尽相同。

【颅裂】 属于神经管闭合畸形，是胚胎发育障碍所致。隐性颅裂为颅骨缺损而无内容物膨出，显性颅裂又称囊性颅裂，根据膨出物可分为：①脑膜膨出，内容物为脑膜和脑脊液；②脑膨出，内容物为脑膜和脑实质，不含脑脊液；③囊状脑膜脑膨出，内容物为脑膜、脑实质和部分脑室，脑实质与脑膜之间有脑脊液；④囊状脑膨出，内容物为脑膜、脑实质和部分脑室，但在脑实质和脑膜之间无脑脊液。多发生于颅骨中线部位，枕部多见，其次为鼻根部。治疗原则是早期切除膨出物，缝合缺损处硬脑膜，合并脑积水者宜先行脑脊液分流术。

【脑膨出】 脑组织从颅骨缺损口向外膨出，犹如蕈状。确切病因不明，目前推荐孕期妇女每日口服 400mg 叶酸，或可减少其发生。可表现智力低下、抽搐及不同程度的瘫痪、腱反射亢进、不恒定的病理反射等。根据突出的内容分为脑膜膨出、脑膜脑膨出和积水性脑膜脑膨出，根据缺损部位分为枕骨型、枕颈型、顶骨型、前顶型、前颅底型、颞部型。

【脊膜膨出】 多见于儿童腰部或腰骶部，也可见于其他部位。硬脊膜经椎板缺损处向外膨出达皮下，形成囊性肿块，充满脑脊液。脊髓和神经根的位置可正常或与椎管粘连，神经根也可进入囊内。

【脊髓脊膜膨出】 由于先天性椎板发育不全（脊柱裂），脊髓、脊膜通过椎板缺损处向椎管外膨出。分为三种类型：隐形脊柱裂、脊膜膨出、脊髓脊膜膨出（图 3-12）。常同时伴有脊髓栓系综合征，有时伴有脊髓中央管扩张。全球发病率约 0.05% ～ 0.1%。

【脊髓栓系综合征】　儿童脊髓下端相对于椎管下端逐渐升高，如果脊髓下端因各种原因受制于椎管的末端，则可使圆锥低于正常。脊髓和脊柱末端的各种先天性发育异常均可导致脊髓栓系，如隐性脊柱裂、脊膜膨出、脊髓脊膜膨出、脊髓终丝紧张、腰骶椎管内脂肪瘤、先天性囊肿及潜毛窦等。主要症状有背痛、腿痛、腿脚肌力下降、反射和感觉丧失、髋腿变形、走路姿势改变，以及大小便功能障碍。影像上最常见的是圆锥低于腰 2 椎体，可伴有终丝增粗或硬膜内脂肪瘤（图 3-12）。

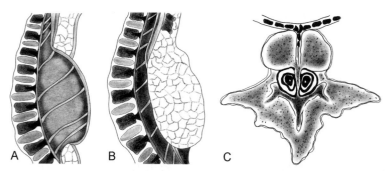

图 3-12　脊髓栓系综合征的病变组织关系示意图

A. 脊髓脊膜膨出，脊椎的椎板发育不全，脊髓、脊膜通过椎板缺损处向椎管外膨出，表面无正常皮肤覆盖；B. 脂肪脊髓脊膜膨出，又称为脂肪瘤型脊髓脊膜膨出，脊椎的椎板发育不全，皮肤完整，但皮下脂肪增生，通过椎板缺损与脊髓、神经根生长在一起；C. 脊髓纵裂畸形，脊椎椎管中央存在骨棘，将脊髓分为左右两部分

【潜毛窦】　又称藏毛窦，是在骶尾部臀间裂的软组织内生长的一种慢性窦道或囊肿，内藏毛发。可表现为骶尾部急性脓肿，穿破后形成慢性窦道，或暂时愈合，终又穿破，如此反复

发作。潜毛窦是一种先天性异常，往往合并先天性脊柱异常，甚至伸入低位的脊髓圆锥内。

【Dandy-Walker 畸形】 又称 Dandy-Walker 综合征、小儿 Luschka-Magendie 孔闭锁综合征、第四脑室侧孔与中孔闭锁综合征、小儿颅后窝型脑积水综合征等，是一种少见的先天性发育异常，以小脑下蚓部发育不全或缺如、第四脑室向后上方囊性扩张伴第四脑室出口梗阻性脑积水为主要特征。第四脑室中间孔和侧孔为先天性纤维网、纤维带或囊肿闭塞，枕大池被先天性脑脊膜膨出、小脑异位或脑膜感染粘连所阻塞。多于生后6 个月内出现脑积水和颅内压增高，亦可伴有小脑性共济失调和脑神经麻痹。目前对该病的认识，更倾向于命名为 Dandy-Walker 复合体 / 谱，包括如下类型（从重到轻）：①经典型 / 真性 Dandy-Walker 畸形，其中最严重的为合并枕骨侵蚀（第四脑室膨出）；②变异型 Dandy-Walker 畸形，又称蚓部发育不全伴旋转；③永久性 Blake 囊肿；④巨枕大池。

【蛛网膜囊肿】 发育期蛛网膜分裂异常所致，囊壁多为蛛网膜、神经胶质及软脑膜，内含脑脊液。囊肿大多位于脑表面、脑裂及脑池部，脑实质内囊肿少见。绝大多数蛛网膜囊肿无需治疗，4 岁后囊肿增大的可能性很低，且手术不一定能带来益处。可压迫脑组织及颅骨，多无症状。绝大多数不需外科干预。如果确认囊肿对患者产生了神经功能影响，如癫痫、脑积水、肢体轻瘫或个别人发生出血，可谨慎选择手术治疗。

【脉络膜裂囊肿】 为颅内少见的囊性病变，属于神经上皮囊肿，是在胎儿发育中沿脉络膜裂形成原始脉络膜丛时发生障碍而形成，临床容易误认为是颞叶内侧囊性病变。很少产生症状，一般不需治疗。不要将脉络膜裂囊肿误认为脉络丛囊肿，后者是指于孕龄 14 ～ 24 周胎儿发育中的侧脑室脉络丛超声检查发现的、散在的、直径 ≥ 3mm 的小囊肿，90%

以上在 26 周以后消失，仅少数进行性增大。脉络丛囊肿起因是脉络丛内神经上皮的皱褶，内含脑脊液和细胞碎片，可单发或多发。

【颅底陷入症】　是一种颅底及上颈椎的发育畸形，指以枕骨大孔为中心，周围的颅底结构向颅内陷入，枢椎齿状突高出正常水平，甚至突入枕骨大孔，枕骨大孔前、后径缩短和颅后窝狭小，因而使延髓受压和局部神经受牵拉。患儿可出现枕部和颈项疼痛、头晕，严重者可出现脑神经功能异常、吞咽困难等。此病可并发脑积水、脊髓空洞。可采用手术治疗。

【扁平颅底】　是枕骨和颈椎的一种发育异常，单独存在时一般不出现症状，常与颅底陷入症并发。颅中窝、颅前窝底部和斜坡部均向颅内凹陷，颅底角大于 145°具有诊断意义。颅底角是蝶鞍中心点和鼻根部及枕骨大孔前缘连线构成的角度，正常值 123°～143°。可进行颅后窝减压等方式手术治疗。

【寰椎枕化】　是寰枕区先天性畸形之一，枕骨与寰椎部分或完全融合，寰椎成为枕骨的一部分，引起寰椎旋转或倾斜，重者可造成延髓或颈髓压迫。

【寰枢椎脱位】　由于寰椎韧带或枢椎齿状突发育不良或齿状突分离，使寰椎向前、枢椎向后脱位，以至于椎管狭窄，使延髓及高颈段脊髓在颈椎伸屈活动时受压，也可因血运障碍而导致损害，以至于出现四肢瘫痪、呼吸困难。脱位可引起头部活动受限，颈部肌肉痉挛，颈项部疼痛，有时放射至肩部。在前脱位时，可因寰椎前弓突向咽后壁而影响吞咽。治疗上可先行牵引，而后行经口入路寰椎前弓与齿突磨除术，或经后路寰枢融合术/枕颈融合术。

【颈椎融合】　即颈椎先天融合畸形，也称颈椎分节不良，为两个或两个以上颈椎融合，表现为颈椎数目减少，颈项缩短，头颈部运动受限，并常伴有其他部位畸形，少数可伴有神经功能障碍。1912 年 Klippel 和 Feil 首先报道，故又名 Klippel-Feil综合征，有短颈、后发线低和颈椎活动受限三大特征。患者平时要多注意休息，避免劳累，不要长时间低头工作，伴有临床症状时需外科治疗。

【小脑扁桃体下疝】 又称 Arnold-Chiari 畸形或 Arnold-Chiari 综合征。多由于颅后窝中线脑结构在胚胎时期发育异常，导致小脑扁桃体异常延长呈楔形，向下移位至枕大孔以下 3mm 以上，可低至枢椎或更低水平，往往伴有延髓和第四脑室尾向移位，部分患者伴有脑积水和脊髓空洞（图 3-13）。分型：①Ⅰ型，小脑扁桃体与小脑下蚓部向下疝入椎管；②Ⅱ型，在Ⅰ型的基础上，延髓、脑桥向下移位，第四脑室下移延长；③Ⅲ型，表现为小脑、延髓及第四脑室疝入枕部或膨出的上部颈段硬脊膜（脊膜膨出）内；④Ⅳ型，先天性小脑发育不全，但不向枕骨大孔处膨出。

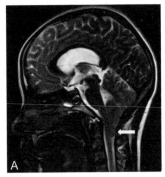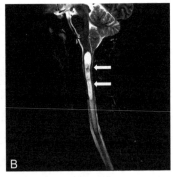

图 3-13 Arnold-Chiari 畸形的 MRI 表现
A. 小脑扁桃体（箭头）下疝入椎管内，不伴脊髓空洞；B. 小脑扁桃体下疝入椎管内，伴脊髓空洞（箭头）

二、颅缝早闭

正常儿童后囟在生后 3 个月闭合，前囟在 2 岁左右闭合；

1 岁左右发育骨缝，2 岁时骨缝间有纤维连合，出生后第 2 年额缝和部分矢状缝自然闭合。颅缝早闭是指婴幼儿颅骨骨缝提前闭合。

【狭颅症】　不同部位的颅缝过早闭合，限制了颅骨的正常生长和脑组织的正常发育，引起身体及智力发育迟缓，还可导致头颅生长不对称，少数伴有颅内高压表现。矢状缝早闭可出现舟状头；冠状缝早闭出现短头畸形，合并其他颅缝早闭为尖头畸形；一侧冠状缝和额蝶缝早闭形成额部斜头畸形，一侧人字缝早闭形成枕部斜头畸形，一侧冠状缝、鳞状缝和人字缝均早闭形成半斜头畸形；人字缝早闭形成颅底后部明显扁平、枕骨增厚；额缝早闭形成三角颅；所有颅缝均早闭，形成尖头畸形或塔状头。这类疾病只能采用手术松解过早闭合的颅骨，手术越早越好，宜在出生后 3 ～ 6 个月以内手术，可辅以塑形头盔矫形。

【Crouzon 综合征】　表现为双侧冠状缝早闭，面中部后移，眼球严重突出，眼外斜。

【Apert 综合征】　双侧冠状缝早闭伴尖短头畸形，前颅底骨性融合、伴严重面中部发育不良的上颌骨软骨结合。

【Pfeiffer 综合征】　是一种罕见的常染色体显性遗传病，以颅缝早闭、面中部发育不良和肢体异常为特征，与 FGFR1 及 FGFR2 基因突变有关。

【Carpenter 综合征】　别名尖头多并指（趾）畸形综合征，表现为多种形式的颅缝早闭，多趾畸形，短指（趾）畸形、先天性指（趾）侧弯及并指（趾）畸形。

三、脑积水

脑积水是多种原因导致的脑脊液吸收障碍、循环受阻或分泌过多，引起脑室系统进行性扩张或（和）蛛网膜下腔扩张（图

3-9）。患儿可出现大小便失禁、进行性痴呆、卧床不起、便秘、视物模糊、视神经乳头水肿、癫痫发作等，"落日征"为此类颅内压增高的典型表现之一。未经治疗的脑积水，也可因脑室系统进行性扩大，继发脑组织萎缩变性。虽有 20% 可以停止发展，但约半数患儿一年半内死亡。

【先天性脑积水】 脑室扩大，颅腔因颅缝未闭而代偿性扩大，形成典型的"巨颅"及双眼"落日征"。患儿多在出生后数周头颅开始增大，一般经 3 ～ 5 个月方被发现，也有出生时头颅即增大者。绝大多数需要手术治疗，多采用脑室-腹腔分流术，其他手术方式还有脑室-右心房分流术、腰大池-腹腔分流术、神经内镜第三脑室造瘘术等。

【落日征】 婴幼儿脑积水的特殊征象，睁眼时，因眼球下旋，所以在上眼睑下方主要露出的是巩膜和虹膜的上半部分，在白色的巩膜下仅可见半圈黑色的瞳孔，形似落日。偶尔虹膜被压迫，向外突出。

【外部性脑积水】 是发生在婴儿期的一种良性、自愈性疾病。随着神经影像学发展，发现有些头颅较大的婴儿，头颅 CT 或 MRI 显示双侧额顶部和大脑纵裂蛛网膜下腔增宽，液体积聚（图 3-9D），没有或仅有轻度脑室扩大，在两三岁以后扩大的蛛网膜下腔又慢慢自行消失，这种现象被称为外部性脑积水，属于假性脑积水。发病机制不明，多数学者认为可能为颅内静脉引流受阻或蛛网膜颗粒功能发育延迟所致，也有学者认为可能为脑与颅骨发育不均衡所致，无特殊病理意义。外部性脑积水是脑室之外的积水，预后好，通常认为不需要手术治疗。

【过度分（引）流】 脑室-腹腔分流的阀门压力较低，导致脑脊液引流太多，儿童多见，出现典型的体位性头痛，立位加重而卧位后缓解，CT 提示脑室小，颅内压力小于 $60mmH_2O$。

治疗：调高分流阀压力或更换压力较高的分流阀。

【裂隙脑室综合征】　指脑室分流手术后数年（平均为4.5～6.5年）出现间歇性颅内压增高的症状，如头痛、恶心、呕吐以及共济失调、反应迟缓、昏睡等，可自行缓解，反复发作并加重。CT检查发现脑室小于正常，变窄，如同一条裂缝。检查分流管阀时，按下后再充盈缓慢，提示分流管脑室端阻塞。发病机制为脑脊液长期过度引流，导致脑室变小、顺应性变差、分流管脑室端间歇性堵塞，引起颅内压增高。治疗：限制引流量，使脑室恢复至正常，包括经分流管向脑室端注水、提高分流管阀门压力等。

【分流管依赖综合征】　见于脑脊液分流手术（包括脑室-腹腔分流、囊肿-腹腔分流、硬膜下-腹腔分流、腰大池-腹腔分流等）后，因长期分流，脑脊液循环依赖于引流装置，脑脊液循环和脑脊液吸收功能出现失用性减退，脑组织顺应性下降。在分流管功能突然丧失（如分流管梗阻或拔除分流管）时，已减退的脑脊液吸收功能无法代偿，导致脑脊液排出受阻，而脑组织顺应性下降导致脑室无法代偿性扩张，因而迅速出现颅内压增高症状。主要表现为突发剧烈头痛、呕吐，腰穿压力常超过300mmH$_2$O，个别甚至超过600mmH$_2$O。CT提示脑室正常或稍小于正常。在蛛网膜囊肿、硬膜下腔分流术后者，可见囊肿、硬膜下积液明显减少甚至消失，有的可见分流管末端进入脑实质内。分流管依赖综合征的根本原因是引流装置出现故障，治疗的关键是重建脑脊液循环通路，缓解颅内高压。措施包括：解除分流管梗阻，第三脑室底造瘘，重新行囊肿-腹腔分流术、侧脑室-腹腔分流术或腰大池-腹腔分流术等。该症与裂隙脑室综合征存在一定差异，参见表3-1。

表 3-1　裂隙脑室综合征与分流管依赖综合征的区别

区别	裂隙脑室综合征	分流管依赖综合征
分流类型	脑室相关分流	脑室 / 囊肿 / 硬膜下 / 腰大池等各种分流均可出现
机制	过度分流，脑室缩小，分流管脑室端间断阻塞	长期分流导致对分流管依赖，分流管功能障碍
发病情况	间歇性头痛，反复疼痛	急性起病，持续进展
分流管功能	正常	堵塞
脑室情况	裂隙状	正常或者稍小
颅内压	发病时高，缓解期可恢复正常	持续、进行性增高
分流管泵	按压后弹起缓慢	可正常
处理方式	脑室端注水 / 调高分流管压力 / 限制分流	更换 / 重置分流管

四、脑血管疾病

儿童脑血管疾病主要包括动静脉畸形、海绵状血管瘤、烟雾病和动脉瘤，其他少见的有毛细血管扩张症、静脉畸形、大脑大静脉畸形、硬脑膜动静脉畸形和颈动脉 - 海绵窦瘘。与成人脑血管病相比，儿童主要以动静脉畸形及烟雾病为主，动脉瘤等少见。

【大脑大静脉畸形】　又称 Galen 静脉瘤，是一种特殊类型的脑动静脉瘘，主要为中线部位发生脑动静脉瘘，于大脑大静脉附近形成动脉瘤样改变，又称为大脑大静脉动脉瘤样畸形。该病发病率低，特发于胎儿，孕妇进行产前检查可诊断。患儿出生后表现为心衰、呼吸衰竭，50% 的新生儿死亡，其余于婴幼儿期表现为脑积水和脑功能障碍，青少年期表现为脑出血、静脉高压和脑积水。

五、儿童颅脑损伤

小儿活动多、自身保护能力差，颅脑损伤发生机会多。相对于成人，小儿颅骨较薄，富有弹性，伤后易变形；同时小儿脑皮质尚处于发育阶段，其颅脑损伤的恢复及预后明显好于成人。婴幼儿易合并外伤性脑梗死和持续性癫痫发作。

【乒乓球样骨折】　婴幼儿颅骨以有机成分为主，弹性好，不容易在受伤时破裂。在受力作用的局部，像乒乓球样被压陷变形，但不出现骨折线。凹陷深度较大时，可出现局部脑损伤，需要手术整复。如果凹陷较浅且无神经系统受损表现、无硬脑膜撕裂，或可密切观察而不需手术治疗。

【颅骨生长性骨折】　在颅骨发生线形骨折时，下面的硬膜亦同时撕裂并与颅骨分离。以后可能由于蛛网膜、软脑膜及脑组织突入骨折裂隙之间，蛛网膜突入后常有某种程度的活瓣作用，使脑脊液易流出而不易返回，形成局部的液体潴留，加重了对骨折缘的推压，同时骨折裂隙亦长期受脑搏动的冲击，因而使骨折缝不断增宽。也有学者认为，儿童时期脑生长迅速，颅骨和硬脑膜的缺损恰恰成为减压窗，使颅骨缺损逐渐增大，甚至形成囊性脑膨出。

【婴儿摇晃综合征】　又称"婴儿摇荡综合征""人为性脑损伤"等，是由于婴儿脑部发育仍未稳固，当受到强力摇晃时，脑部组织容易受到撞击，而出现血管撕裂及脑神经纤维受损，约1/3患儿短期内死亡。后遗症包括头痛、头晕、失忆及智力下降。

六、儿童脑肿瘤

儿童中枢神经系统肿瘤的发病率仅次于儿童白血病，在儿童恶性肿瘤中居第二位。儿童脑肿瘤多为中线肿瘤，肿瘤类别与成人有较大区别，儿童以颅咽管瘤、髓母细胞瘤、生殖细胞肿瘤等较多见（图 3-2），而脑膜瘤、听神经瘤、垂体瘤等较少出现。儿童缺乏表达能力，起病隐匿，常表现为头颅增大、脑积水、癫痫、发育异常、步态异常等。治疗手段主要包括手术切除、放疗及化疗，并根据情况处理脑积水等并发症。

【畸胎瘤】 是生殖细胞肿瘤中的一类，分为成熟畸胎瘤（即良性畸胎瘤，其内含有很多种成分，包括皮肤、毛发、牙齿、骨骼、油脂、神经组织等）和未成熟性畸胎瘤（即恶性畸胎瘤，指畸胎瘤中除三胚层来的成熟组织外还有未成熟组织，具有复发和转移的潜能）。恶性畸胎瘤分化欠佳，没有或少有成形的组织，结构不清。早期畸胎瘤多无明显临床症状，大多是体检时偶然发现。

【下丘脑错构瘤】 又称灰结节错构瘤、下丘脑神经元错构瘤，是临床罕见的先天性脑组织发育异常。实际上，下丘脑错构瘤是发生于下丘脑下部或灰结节区的异位神经组织，而并非真性肿瘤。主要于婴幼儿及儿童期发病，平均发病年龄为22个月。主要有性早熟、痴笑性癫痫，部分病例可伴有其他类型癫痫或行为异常。治疗以控制癫痫、控制性早熟为主，包括手术切除、抗癫痫及内分泌治疗。

【嗜酸性肉芽肿】 组织细胞内碱性物质与酸性染料有亲和力，HE 染色结果为红色，被称为嗜酸性。嗜酸性肉芽肿是一种孤立性的组织细胞的非肿瘤性质的异常分化，是郎格罕细胞组织细胞增生症（Langerhans cell histiocytosis, LCH）的一种表现，约占 LCH 病例的 60% ～ 80%，过去称为组织细胞增多症 X。多发生于 5 ～ 10 岁儿童，可见于颅骨、下颌骨、脊柱、肋骨和长管骨。

七、小结

小儿神经外科因小儿独有的生理学特点，有些疾病好发或仅发生于小儿，如生长性骨折。上文仅列出临床常见的儿童疾病名称，一些特殊或罕见的疾病需进一步学习神经外科专业书籍。在临床工作中可结合科室收治的病例进行深入学习和扩展，增进对儿童神经系统疾病的了解，以利于更好地进行护理观察和交接班。

（应建彬　赵清爽　荆俊杰）

第四章
神经外科疾病的辅助诊断方法

对于当代临床神经外科来说，神经系统的辅助检查技术和结果解读越来越重要。作为神经外科护士，必须了解各种检查方式的基本原理和基本流程，并能初步判读，保证配合到位。

第一节　脑脊液检查

脑脊液（CSF）为无色透明的液体，主要由各脑室内的脉络丛分泌，成人日产约 500mL，容量约为 150mL。脑脊液与血浆和淋巴液的性质相似，略带黏性。脑脊液的流动具有一定的方向性。两个侧脑室的脉络丛最丰富，产量占 95%，这些脑脊液经室间孔流入第三脑室，再经中脑导水管流入第四脑室，经第四脑室的正中孔和外侧孔流入蛛网膜下腔，最后经蛛网膜颗粒回渗到硬脑膜静脉窦。脑脊液的回流（或吸收）主要取决于颅内静脉压和脑脊液的压力差以及血脑屏障间的有效胶体渗透压。脑和脊髓的血管、神经周围间隙和室管膜也参与脑脊液的吸收。

脑脊液将大脑和脊髓"漂浮"于颅腔和椎管中，起着缓冲和保护中枢神经的作用。它不断产生又不断被吸收，带来营养元素同时清除代谢产物，在中枢神经系统起着淋巴液的作用，同时还有调节中枢神经系统酸碱平衡、维持组织环境稳定的功能。若中枢神经系统内发生病变，神经细胞代谢紊乱，将使脑脊液的成分、性状和压力发生改变，可经腰椎穿刺采集脑脊液化验。

一、腰椎穿刺术

（一）腰椎穿刺术的适应证

① 对于颅内占位性病变，通过腰穿可以了解颅内压及脑脊液成分。拟行腰穿前，需仔细评估是否存在禁忌证，是否有发生脑疝的高危倾向。

② 若腰穿发现脑脊液呈血性，即存在蛛网膜下腔出血，适量释放血性脑脊液可以在一定程度上缓解症状。

③ 对于中枢神经系统感染性疾病、脱髓鞘疾病和变性疾病等，通过腰穿可测量颅内压、评估脑顺应性、取脑脊液标本进行成分分析，为临床诊断和鉴别诊断提供资料。

④ 颅脑手术后检测颅内压及脑脊液性状，并可适当释放脑脊液以降低颅内压。

⑤ 对于椎管内病变，进行脑脊液动力学检查，配合脊髓造影，明确椎管有无梗阻、梗阻程度及梗阻节段。

⑥ 通过腰穿向脊髓蛛网膜下腔注入药物（鞘内注射），如对于颅内感染患者可鞘内注射某些抗生素。

（二）腰椎穿刺术的禁忌证

① 脑疝及脑疝前兆。即由于颅内压明显增高，引起双侧瞳孔不等大、呼吸抑制或去脑强直，腰穿释放脑脊液会改变颅内压梯度，使病情加重，属于绝对禁忌。如果 CT 或 MRI 显示基底池、环池受压，或存在颅后窝高压、小脑扁桃体下移，也提示存在发生脑疝危险，需谨慎选择腰穿或不做腰穿。

② 开放性颅脑损伤。伴有或不伴有颅面部感染的脑脊液漏者，腰穿可能会诱发颅内感染，或使感染播散。

③ 高颈段脊髓压迫症。因脊髓功能已处于即将丧失的临界

状态，腰穿易使病情恶化，甚至呼吸停止。

④ 穿刺部位病变。局部软组织有化脓性感染灶或脊椎结核者，腰穿可诱发椎管内感染；局部腰椎有畸形、骨质破坏者，腰穿难以实现且增加操作损伤。

⑤ 血液系统疾病。有出血倾向者，或使用肝素等药物导致的出血倾向者，腰穿易造成椎管内出血，引起截瘫、大小便失禁等神经功能障碍。

⑥ 全身情况差。全身严重感染、休克或濒于临床休克者，或躁动不安不能合作者。

（三）穿刺方法

患者通常左侧卧位，屈颈抱膝，脊背弯成弓状，椎间隙增大。背部平面与检查床垂直，脊柱与床平行。沿双侧髂后上棘做一连线，与脊柱中线相交处为第 4 腰椎棘突，然后选择腰 4 ~ 5 椎间隙进针，如失败可以改为腰 3 ~ 4 椎间隙或腰 5 ~ 骶 1 间隙。常规消毒、铺无菌巾后，用 2% 的利多卡因在穿刺点局部做皮内和皮下麻醉。麻醉生效后，操作者用左手固定穿刺部位皮肤，右手持针，针头斜面向上，垂直并略向头部倾斜刺入皮下，缓慢进针。刺入黄韧带时可感到一定阻力，阻力突然减小提示进入终池，抽出针芯，观察有无脑脊液流出。测定压力时嘱咐患者放松，并缓慢将双下肢伸开一些，测量并记录脑脊液初压，同时观察脑脊液性状，并进行压颈、压腹试验。收集脑脊液于若干试管内，及时送检。脑脊液释放的量或速率达到预定目标后，测量并记录终末压，终末压不宜低于 $60mmH_2O$。为避免感染，应严格无菌操作。

（四）护理要点

（1）术前护理

① 术前做好解释工作，消除患者或家属顾虑，以取得合作。对小儿或配合较差者，可遵嘱给予镇静剂。对小儿镇静，一

般在腰穿前 30min，以 5% 水合氯醛溶液口服，给药剂量可按 1ml/kg 体重计算。

② 备腰穿包、麻醉药、手套、血压计、消毒物品及培养瓶等。

③ 协助摆好体位，盖好被子。

（2）术后护理

① 嘱患者去枕平卧 4 ～ 6h，卧床期间不宜抬高头部，但可适当转动身体。因为腰穿后脑脊液部分丢失，术后若立刻起身活动可能会造成低颅压而引发头痛。一般在腰穿 6h 后可起床活动，24h 内避免腰部过度活动。

② 对于有颅内压增高可能的患者，如颅后窝血肿者，因腰椎穿刺放液后存在引发脑疝的风险，术后应加强观察意识、瞳孔、呼吸等情况，如发现脑疝征象，应立即报告医生。

③ 出现头痛且有体温升高者，应严密观察有无脑膜炎发生。

④ 有恶心、呕吐、头晕、头痛者，让其平卧休息，并报告医生。

⑤ 记录脑脊液的压力、颜色及浑浊度，并配合及时完成标本送检。

⑥ 保持穿刺部位敷料干燥，观察有无渗液渗血，提醒患者 24h 内保持穿刺部位干燥。

二、脑脊液常规检查

① 脑脊液压力。侧卧位时正常压力一般为 $80 \sim 180mmH_2O$，$> 200mmH_2O$ 提示颅内压增高，$< 70mmH_2O$ 提示颅内压降低。压力高可见于颅内占位性病变、脑外伤、脑出血、脑炎、大面积脑梗死、静脉窦血栓形成，以及心衰、肺功能不全和肝昏迷等。压力低主要见于低颅压综合征、脱水治疗后、脊髓蛛网膜下腔梗阻和脑脊液漏等。

【奎肯试验】　又称压颈试验。压颈前应先作压腹试验，即用手掌或拳头深压腹部，脑脊液压力迅速上升，解除压迫后，压力迅速下降，说明穿刺针头确实在终池内。压颈试验是用手指压迫双侧颈静脉，10～15s后放松，观察脑脊液压力的变化，正常情况下压颈后迅速上升100～200mmH$_2$O以上，解除压颈后，迅速下降至初压水平。如在穿刺部位以上有椎管梗阻，压颈时压力不上升（完全梗阻），或上升、下降缓慢（部分梗阻），称为压颈试验阳性。如压迫一侧颈静脉，脑脊液压力不上升，但压迫对侧上升正常，常提示不升一侧的横窦闭塞。如有颅内压升高或怀疑颅后窝肿瘤者，禁行压颈试验，以免发生脑疝。

【脑顺应性】 是评估脑内环境及脑组织硬度或弹性的指标，不确定性较高，因评估压力-容积关系而出现（1973）。人们曾经尝试过颅内压波形分析、高频重心及迷路压力脉冲波形等来分析脑顺应性，均未获得临床广泛应用。在实际操作中，可以通过腰穿获得的数据来间接推断脑顺应性高低，如同样是颅脑损伤后5d的患者，测脑脊液初压都是280mmH$_2$O，但是一个患者释放30mL脑脊液后降到60mmH$_2$O，而另一个患者释放10mL脑脊液降到60mmH$_2$O，那么后者的脑顺应性肯定小于前者，其发生脑疝的风险比前者高得多。

② 性状。正常脑脊液无色透明。若为红色或粉红色血性，则为穿刺损伤或病理性出血所致，可用三管法鉴别。用三个试管连续接取脑脊液，前后各管为均匀一致的血色为新鲜出血，可见于蛛网膜下腔出血；前后各管的颜色依次变淡，可能为穿刺损伤。血性脑脊液离心后颜色变为无色，可能为新鲜出血或副损伤；如液体为黄色，提示为陈旧性出血。脑脊液如云雾状，表示含有大量白细胞、细菌、霉菌，脓样或米汤样表示含有大量脓细胞，见于各种化脓性脑膜炎。若将脑脊液搁置后出现薄膜样沉淀物，表示含有大量纤维蛋白，见

于结核性脑膜炎。如脑脊液呈黄色，离体后不久自动凝固为胶冻样，称为 Froin 征，是因为脑脊液蛋白质过多所致，常见于椎管梗阻或某些颅内肿瘤。神经外科手术后数天连续腰穿，会随着蛛网膜下腔出血逐步被廓清，颜色由红色渐变浅，过渡为黄色，最后清亮无色。

③ 细胞数。正常脑脊液白细胞为（0 ～ 5）×10^6/L，70% 为淋巴细胞，30% 为单核细胞。白细胞增多见于炎性病变，涂片检查如发现致病的细菌、真菌或脱落的肿瘤细胞等，有助于病原学诊断。

【潘迪试验（Pandy test）】　利用脑脊液中球蛋白能与饱和苯酚结合形成不溶性蛋白盐的原理，球蛋白含量越高反应越明显，通常作为蛋白定性的参考试验。

三、脑脊液生化检查

脑脊液生化项目包括蛋白质、糖及氯化物等，对中枢神经系统炎症的诊断有重要意义。糖明显减少常提示化脓性脑膜炎，轻中度减少见于结核性或真菌性脑膜炎（特别是隐球菌性脑膜炎）以及脑膜癌病。糖含量增加见于糖尿病。

【脑脊液乳酸】　主要反映中枢神经系统糖酵解代谢的状况，而不依赖于血清乳酸浓度。脑脊液乳酸增高一般见于细菌性脑膜炎、颅内出血、癫痫及其他中枢神经系统疾病。脑脊液乳酸浓度 > 4.3mmol/L 可作为诊断细菌感染的指标，革兰氏阴性菌较革兰氏阳性菌感染时，乳酸水平更高。乳酸浓度 > 7.2mmol/L、糖 < 2.5mmol/L、白细胞计数 > 1000×10^6/L 时，提示可能存在颅内革兰氏阴性菌感染，且随乳酸水平升高，其证据级别也提高。

【蛋白 - 细胞分离】　即脑脊液蛋白含量明显增高，而白细胞数正常或仅轻度增高的现象。常见于椎管严重梗阻及吉兰 -

巴雷综合征。一般的炎性反应都是蛋白质和白细胞的量同时增高，而该综合征以自身免疫反应为特点，一般会出现蛋白-细胞分离的特殊现象，蛋白质增高常 < 1g/L。椎管严重梗阻时，蛋白质增高明显，如果超过 10g/L，脑脊液呈黄色，流出时迅速凝结。

四、脑脊液存放及送检要求

脑脊液抽取后一般分装 3 个无菌管。第一管做细菌培养，第二管做化学分析和免疫学检查，第三管做一般性状及显微镜下检查。

脑脊液标本采集后应立即送检，放置过久将影响检验结果，如：脑脊液中细胞沉积或与纤维蛋白凝集成块、变形甚至逐渐消失，将导致细胞计数和分类不准确；葡萄糖等脑脊液内物质成分将分解、含量减少；细菌发生自溶，影响细菌的检出率。由于引起脑膜炎的主要致病菌包括脑膜炎奈瑟菌、肺炎链球菌、流感嗜血杆菌等，易产生自溶酶，以及对外环境抵抗力弱，对寒冷和干燥均非常敏感，标本放置时间延长可导致培养阴性。因此，护士要配合完成脑脊液采集后在 1h 内送检，室温下最多不超过 2h。若因特殊原因不能及时送检，应室温放置，时间不超过 24h，切勿放冰箱，应和医生及时沟通说明。送检时应注意保温，防止干燥，避免日光直射。在外界温度特别高的情况下，可能需要给予适当降温。脑脊液如果用于病毒检测，应保存于 4℃，并立即送达实验室。

进行脑脊液培养的同时，建议同时送血培养。拟行脑脊液寡克隆区带检测时，应同时抽送血清样本，用于结果对比。用于检测细菌的脑脊液量应不少于 1mL；用于检测真菌或抗酸杆菌的脑脊液量，应不少于 2mL。

（魏梁锋　朱先理）

第二节　神经影像学检查

无论是病情描述，还是疾病诊断，神经外科临床都需要使用大量的影像学词汇。神经外科护士不仅要了解有关的检查方法和术语，做好围检查期的准备和处理，还要做好有关的病情观察和交接班记录。

一、头颅和脊柱 X 线平片

（一）相关术语

【内听道】　位于颞骨岩部的后部，是一条弯曲管道，长约 10mm，由内向外几乎水平走行，以外端狭小、内端略宽的"锥形"较多见，内有前庭蜗神经、面神经和迷路动、静脉。内听道扩大有助于听神经瘤的诊断。

【蝶鞍】　是一个骨性结构，为垂体窝和鞍背的合称。它位于颅中窝正中部、蝶骨体上部，形似马鞍状。多种病理因素可导致蝶鞍扩大或变形。

【额窦】　是鼻腔周围含气的骨性空腔，位于眼眶的内上方，额骨的内外两层骨板之间。在 15 岁左右才发育完全，大小、形状个体差异很大。

【蛛网膜颗粒压迹】　蛛网膜颗粒可在颅骨内面形成局限性压迹，是正常解剖学现象，随年龄的增长而逐渐出现，多位于矢状缝附近。CT 显示为颅骨内板、板障部类圆形或蜂窝状缺损区，边界清楚，边缘无硬化带。若蛛网膜颗粒压迹＞10mm，可使局部颅骨隆起，酷似溶骨性病灶，易误诊为病理改变。

【钙化】　生理性钙化是钙盐在颅内某些特定部位组织的代谢沉积，为正常生理现象，主要位于松果体、脉络丛、硬脑膜、脑基底核及小脑齿状核等。病理性钙化是指人体中的某些组织发生坏死，继而钙盐沉积于坏死灶内，其实就是一种防御性反应，有利于坏死灶的清除和炎症的消退。很多颅内疾病可引起病理性钙化，如结核球、结节性硬化、寄生虫、脑膜瘤、胶质瘤等。

【椎间隙】　是指相邻两个椎体之间的空隙，此处正是椎间盘所在。

（二）头颅平片

头颅平片包括正位片和侧位片，还可有颅底、内听道、视神经孔、舌下神经孔及蝶鞍像等拍摄方位。头颅平片主要观察颅骨的厚度、密度及各部位结构，颅缝的状态，颅底的裂和孔，蝶鞍，颅内钙化斑，颅板的压迹（如脑回压迹、脑膜中动脉压迹、板障静脉压迹、蛛网膜颗粒压迹等）。

【松果体钙化】　是颅内最常见的钙化之一，呈米粉样，一点或数点聚在一起，正位片上位于中线，侧位片上位于鞍背后上方。注意：①钙化的松果体是否偏离中线，明显偏离中线时应仔细观察有无松果体肿瘤；②松果体团块大小，直径超过1cm时，应怀疑松果体区肿瘤；③10岁以内儿童出现松果体钙化时，应警惕肿瘤存在。

【脉络丛钙化】　主要发生在侧脑室房部，两侧多同时钙化，其形态为多个小点状聚集成堆，可达1cm。绝大多数为生理性，但也可以见于病理性的，如脉络丛囊肿或某些感染等。

【硬脑膜钙化】　常见于正位像，好发于大脑镰，表现为竖于中线的三角形或直线状致密影，侧位像不易见到。也可局部钙化较著，呈梭形或球形，少数可呈大脑镰多发结节状钙化。小脑幕钙化显示为平行于岩骨上方的片状阴影，鞍膈、岩锥后床突韧带等均可发生生理性钙化。

【基底核钙化】　中老年人常见，通常双侧对称，少数不对称。以苍白球钙化最常见，可同时见于尾状核和丘脑。30岁以内出现基底核钙化时，应警惕为病理性钙化，主要见于代谢性或内分泌疾病。

【小脑齿状核钙化】 少见，对称，生理性、病理性均可发生。

蛛网膜颗粒、脑动脉壁等均可发生生理性钙化。小儿头皮下血肿和硬脑膜外血肿，均可发生钙化。

（三）脊柱平片

脊柱平片包括正位、侧位和斜位片，可观察生理曲度，有无发育异常，有无骨质破坏、骨折、脱位、变形和骨质增生，韧带有无钙化，以及椎弓根的形态、椎间孔和椎间隙的改变，椎板和棘突有无破坏或脊柱裂，椎旁有无软组织阴影。

二、电子计算机体层扫描

电子计算机体层扫描（computerized tomography，CT）是利用各种组织对 X 线的吸收系数不同，通过计算机处理获得断层图像。常见 CT 扫描技术包括 CT 平扫、增强 CT、螺旋 CT、CT 血管成像（computerized tomography angiography，CTA）及 CT 灌注成像（computerized tomography perfusion，CTP）。

（一）相关术语

【CT 普通扫描】 即 CT 平扫，不用对比剂，直接在 CT 机上扫描，主要起筛查作用。比如检查颅内有无出血，CT 平扫基本都能发现；如果 CT 平扫怀疑脑梗死或脑肿瘤，可以做增强 CT 或 MRI，进一步评估。

【CT 增强扫描】 也称为强化 CT 或增强 CT，静脉注射对比剂后，有重点地对 CT 平扫发现的可疑部位进行扫描，以提高诊断准确率。许多病变在 CT 平扫时无明显特征，注射对比剂（如碘海醇）后，血管内由于含有高浓度的碘对比剂而显影。对比剂首先在那些血管丰富的地方显影，显影的这些地方称为强化。由于病变组织与正常组织具有不同的强化特征，强化程度也不同，因而可发现平扫时不能发现的病变。虽然极少数人对对比剂可产生过敏反应，但碘过敏试验无助于预防碘对比剂是否发生不良反应，除非产品说明书有特别要求。由于对比剂通过肾脏排泄，所以对于碘过敏、严重肾功能不全的人不宜做增强 CT。增强 CT 检查后要多喝水，加快对比剂排出体外。

【CT 血管成像（CTA）】 从静脉快速注入对比剂，通过血液循环，在血管（动脉及静脉）中对比剂浓度达到峰值的时间内进行扫描，经工作站后处理重建出血管的三维立体影像（图3-4）。CTA 可以同时显示血管腔内、腔外和血管管壁病变，是神经外科的常用检查方法，主要用于急性蛛网膜下腔出血或可疑脑血管病变的患者，可以确诊颅内动脉瘤、烟雾病或脑动静脉畸形。

【CT 灌注成像（CTP）】 是在静脉快速灌注对比剂时，对感兴趣区层面进行连续 CT 扫描，从而获得时间 - 密度曲线，并利用不同的数学模型计算出各种灌注参数，量化反映局部组织血流灌注改变，对明确病灶的血液供应具有重要意义，广泛运用于脑梗死的早期发现和血供状态评估。

【囊变】 指肿瘤的一部分是囊性的，多是肿瘤演变过程中，在瘤体内形成的含有液体成分的部分，如听神经瘤、垂体腺瘤、毛细胞型星形细胞瘤等。

【坏死】 是以酶溶性变化为特点的活体内局部组织细胞的死亡。可因致病因素较强而直接导致，大多数由可逆性损伤发展而来，其基本表现是细胞肿胀、细胞器崩解和蛋白质变性。坏死是机体的局部组织、细胞的死亡，是新陈代谢停止后出现的最严重的变化。有不少恶性肿瘤容易出现瘤内坏死，如胶质母细胞瘤、颅内转移瘤、儿童原始神经外胚层肿瘤等。

【梗死】 器官或局部组织由于血管阻塞、血流停止导致缺氧而发生的局部坏死。梗死一般是由动脉阻塞引起，如大脑中动脉血栓形成引起的大面积脑梗死。静脉阻塞也使局部血流停滞导致缺氧，亦可引起梗死，如静脉窦血栓形成引起的静脉性脑梗死。

【缺血半暗带】 脑梗死发生后，形成灌注非常低的中心梗死区（梗死核心）和结构保持完整但代谢功能障碍的异常区（缺血低灌注区）。低灌注区是脑缺血最严重区与正常灌注区之间的中间区，即为半暗带区，其血流已减少到神经元功能及相应电活动中断，但尚能维持细胞膜泵和离子梯度水平，该区具有可逆性及可变性，随着时间的推移，半暗带可转化为正常灌注区（时限性可逆），在不利条件下可转化为梗死区（不可逆）。因此，挽救半暗带就是临床治疗的目标。

（二）常见病变的 CT 表现

（1）颅脑损伤 CT 可观察有无脑挫裂伤、颅内出血（图3-1）和颅内积气，中线结构有无偏移及偏移程度，环池等蛛网膜下腔结构是否清晰，以及是否伴有颅内异物存留等。骨窗像可观察有无颅骨骨折。由于 CT 扫描方便、迅速，常作为急性颅脑损伤动态观察的主要手段。

（2）脑血管疾病 CT 扫描是脑出血和蛛网膜下腔出血的首选检查，CTA 能够快速判断有无动脉瘤以明确出血原因，也能良好显示脑血管的狭窄或闭塞情况。CT 也是静脉窦血栓形成的首选检查技术，当显示双侧大脑皮质及皮质下区脑水肿及散在性脑出血时，应考虑静脉血栓形成可能。根据 CTP 可区分梗死组织和缺血半暗带。

（3）颅内肿瘤 CT 诊断颅内肿瘤的主要依据：①肿瘤的特异发病部位，如垂体腺瘤位于蝶鞍内，听神经鞘瘤位于脑桥小脑角，脑膜瘤多与硬脑膜相关，脑胶质瘤和转移瘤位于脑内；②病变的特征，包括囊变、坏死、钙化等，病灶数目和灶周水肿范围也是判断病灶性质的依据；③增强后的病变强化程度和形态也提供了重要信息。

（4）脊柱脊髓疾病　CT平扫对于诊断脊柱骨折、椎体滑脱、椎管狭窄、黄韧带钙化等比较可靠（图3-10），CT三维重建技术可为脊柱骨折提供更为直观的信息。

（5）颅内感染　CT平扫仅能显示继发性水肿等间接征象，常需作增强扫描。脑炎在CT上表现为界限不清的低密度影或不均匀混合密度影；脑脓肿呈环状薄壁强化；结核球及其他感染性肉芽肿表现为小结节状强化灶；结核性脑膜炎可因颅底脑池增厚而呈片状强化。

三、磁共振成像

磁共振成像（magnetic resonance imaging，MRI）是采集原子核在强磁场内发生共振产生的信号经图像重建的一种成像技术。与CT相比，MRI能显示人体任意断面的解剖结构，对软组织的分辨率高，无骨性伪影。MRI没有电离辐射，对人体无放射性损害。但MRI检查时间较长，也不适于有磁性金属植入物的患者；MRI检查过程中难以对生命体征进行全面监测及支持（需要无磁性监护设备、无磁性呼吸机），不适于急性病情的动态观察。

（一）各种MRI技术

临床常用MRI技术包括：MRI平扫、MRI增强扫描、水抑制技术、脂肪抑制技术、血管造影（magnetic resonance angiography，MRA）、静脉显像（magnetic resonace venography，MRV）、弥散加权成像（diffusion-weighted imaging，DWI）、灌注加权成像（perfusion-weighted imaging，PWI）、弥散张量成像（diffusion tensor imaging，DTI）、波谱成像（magnetic resonance spectroscopy，MRS）、磁敏感加权成像（susceptibility weighted imaging，SWI）及功能磁共振成像（functional magnetic resonance imaging，fMRI）等。

【常规自旋回波序列（spin echo，SE）】 根据 TR（重复时间）和 TE（回波时间）的不同组合，可得到 T_1 加权像（T_1WI）、质子密度加权像（PDWI）、T_2 加权像（T_2WI）。T_1WI 现广泛用于日常工作中，而 PDWI 和 T_2WI 因扫描时间太长几乎完全被 FSE 取代。SE 序列特点：常用的为 T_1WI 序列，组织对比良好，伪影少，信号变化容易解释。

【快速自旋回波序列（fast spin echo，FSE）】 GE 公司称为 FSE，而西门子和飞利浦公司以"turbo"表示快速，故称之为 TSE（turbo spin echo）。优点是速度快，图像对比不降低，其 T_2WI 几乎已经完全取代了常规 SE 序列，而成为临床标准序列。

【磁共振血管造影（MRA）】 有两种方式：一种为不用对比剂，利用血液流动与静止的血管壁及周围组织形成对比而直接显示血管，包括 TOF 法（时间飞跃法）和 PC 法（相位对比法），在神经外科实用价值不高；另一种为高压注射器注入对比剂（钆制剂），称为增强 MRA（CE-MRA），对血管腔显示更为可靠，出现血管狭窄的假象明显减少，对血管狭窄程度的反映比较真实，因此有时被用来筛查颅内血管性病变，但清晰度不如 CTA 和 DSA。

【磁共振静脉显像（MRV）】 普通 MRV 包括 TOF-MRV 和 PC-MRV，通过静脉内注射增强剂可更好地显示血管，即 CE-MRV。3 种方法各有优缺点，分别用于检查静脉窦血栓形成的不同时期。

【功能磁共振成像（fMRI）】 是利用脑的区域神经元活动引起局部组织中氧合蛋白含量的变化，从而产生 MR 信号变化。利用 fMRI 可在术前无创地进行脑皮质功能区定位，可对疾病治疗后的功能恢复、功能性重组进行深入研究。

（二）常见病变的 MRI 表现

（1）脑出血　出血后不同时期的 MRI 信号不同，取决于血肿内的氧合血红蛋白、脱氧血红蛋白、正铁血红蛋白和含铁血黄素在不同时期的变化及比例。

（2）脑肿瘤　MRI 在发现低分化的、比较小的肿瘤以及转移瘤方面优于 CT。其信号强度特征与肿瘤的含水量及化学成分有关，可通过不同序列的影像综合鉴别和判断。但瘤内和瘤周的出血、水肿、坏死、囊变、钙化等改变，均可影响肿瘤的信号强度和特征。增强扫描有助于肿瘤的诊断（图 3-2、图 3-3），特别是沿软脑膜播散的肿瘤。

（3）脑血管病变　MRA 可发现动静脉畸形，能显示其部位、大小、供应动脉及引流静脉情况。还可发现中等大小以上的动脉瘤。MRA 联合 MRI 可以准确诊断动脉夹层及闭塞性脑血管病，MRV 是诊断静脉窦血栓形成的良好手段。

（4）脑梗死　发病数小时后，MRI 即可显示信号改变的梗死区域。DWI 和 PWI 对缺血半暗带的临床界定具有重要意义。PWI 显示的低灌注区可反映脑组织缺血区，而 DWI 异常区域可反映脑组织坏死区，DWI 与 PWI 比较的不匹配区域提示为脑缺血半暗区，是治疗时间窗或半暗带存活时间的客观依据，可为临床溶栓治疗及脑保护治疗提供依据。

（5）颅内感染　脑膜炎急性期，MRI 可显示脑组织广泛水肿，脑沟裂及脑室变小，有时可见脑膜强化。慢性结核性脑膜炎常有颅底脑膜的明显强化。形成脑脓肿后，脓肿壁及周围炎性反应带可在 T_1WI 增强扫描像上呈规则的环状强化。

（6）脑变性疾病和脱髓鞘疾病　MRI 可判断痴呆的严重程度。MRI 在观察白质结构方面非常敏感，适用于脑白质营养不良和多发性硬化等脱髓鞘疾病的诊断。脱髓鞘疾病的特征性病理变化是神经纤维的髓鞘脱失，而神经细胞体相对保持完整。

髓鞘的作用是保护神经纤维并使神经冲动在神经纤维上得到很快传递，髓鞘脱失会使神经冲动的传送受到影响。有些脑内或脊髓内脱髓鞘病变，可表现为"脱髓鞘性假瘤"，MRI 出现环状强化、半开环状强化现象，需要与胶质瘤鉴别。

（7）椎管和脊髓病变　MR 是检查椎管和脊髓病变的最佳手段。在矢状面 MRI 图像上，可直接观察椎骨骨质、椎间盘、韧带和脊髓（图 3-10）。对椎管狭窄、椎管内肿瘤、炎症以及脊髓空洞症等有重要诊断价值。

（8）神经系统先天性疾病　MRI 可清楚显示 Arnold-Chiari 畸形、脑膜脑膨出、脊髓空洞症、脑积水（图 3-9、图 3-13）。

四、数字减影血管造影

X 线造影所获得的图像中，存在影像重叠的问题，若把人体同一部位造影前、后的两帧图像相减，可获得两帧图像的差异部分，即为减影。数字减影血管造影（digital substraction angiography，DSA）就是通过把注射对比剂前的图像与注射对比剂后的图像互相减影，就减去了颅骨、钙化斑点及软组织高密度影的干扰，然后只剩下对比剂的走行轨迹了，因而清楚地呈现血管内腔影像（图 3-4、图 3-6）。它是传统血管造影与电子计算机相结合而派生的一项影像技术，被认为是血管成像的"国际标准"，但其费用较昂贵，且为有创性和有辐射性检查。

（一）脑血管造影

通常采用股动脉或肱动脉插管法，可做全脑血管造影，观察脑血管的走行、有无移位、闭塞和畸形等。常用的对比剂是碘帕醇和碘克沙醇。注意，根据说明书，鉴于预试验对由非离子型对比剂引起的过敏反应预测的准确性极低，以及预测本身也可能导致严重过敏反应，因此不建议采用预试验来预测过敏反应。鉴于血管对比剂有一定肾毒性，宜慎重选择 24h 内重复进行 CT 增强扫描、MRI 增强扫描或 DSA 检查。

（1）适应证 ①颅内外血管性病变；②自发性脑内血肿或蛛网膜下腔出血的病因检查；③观察颅内占位性病变的血供与邻近血管的关系及对某些肿瘤进行术前血管内栓塞等。

（2）禁忌证 ①碘过敏者；②有严重出血倾向或出血性疾病者；③严重心、肝或肾功能不全者；④脑疝晚期、脑干功能衰竭者。

（二）脊髓血管造影术

（1）适应证 ①脊髓血管性病变，如脊髓血管畸形和硬脊膜动静脉瘘等；②部分颅内蛛网膜下腔出血而脑血管造影阴性者；③了解脊髓肿瘤与血管的关系；④脊髓富血性肿瘤的术前栓塞治疗。

（2）禁忌证 ①碘过敏者；②有严重出血倾向或出血性疾病者；③严重心、肝或肾功能不全者；④严重高血压或动脉粥样硬化者。

（三）血管性病变 DSA 表现

（1）颅内动脉瘤 DSA 可清楚地显示动脉瘤的形状和部位（图 3-4）。依其形态可分为囊状动脉瘤、梭形动脉瘤和夹层动脉瘤。囊状动脉瘤最常见，是发生在载瘤动脉壁上的囊状突起，呈球形、葫芦形或漏斗形。梭形动脉瘤为动脉局部的病理性扩张。夹层动脉瘤的成因是血液进入血管壁内，在内膜与肌层或肌层与外膜之间，使血管壁分离，DSA 常见表现是线样征、"珍珠"征、局灶性狭窄及瘤样扩张。

（2）脑动静脉畸形 表现为一支或数支扩张迂曲的粗大供应动脉导入呈粗线团状相互缠绕的迂曲畸形血管，并见粗大导出静脉引入静脉窦。病变于动脉期全部显影（静脉提前显影）。

（3）颅内外动脉狭窄 可显示狭窄的部位、程度以及有无溃疡形成。动脉狭窄或闭塞多发生在颈内动脉起始部，可见动脉迂曲，管腔不规则狭窄，出现溃疡时可见狭窄区有龛影形成。DSA 能准确显示血流的方向、轨迹、速率及侧支循环情况等。

（4）静脉窦血栓形成　经动脉顺行造影，不仅能显示各静脉窦的充盈形态、闭塞程度，还能测定其显影时间。有时，也通过静脉插管逆行将微导管穿越血栓部分，达到血栓的远心端，再注射对比剂检查血流改变情况，还可进行接触性溶栓治疗。

五、神经影像学检查的护理要点

① 提前做好宣教工作,让患者及家属了解检查的注意事项、操作步骤以及对疾病诊疗的意义，使其主动接受检查。对清醒患儿应以鼓励、表扬和肯定的语言给予心理暗示，让其有勇气和信心接受检查。

② 对于躁动不配合的患者，可适当使用镇静剂，如成人可应用地西泮，儿童应用水合氯醛。

③ 对于拟行 CT、MRI 增强扫描或 DSA 检查的患者，需提前了解有无药物或食物过敏史，对过敏体质者、有药物过敏史、甲亢、严重肝肾功能不全、肺气肿、活动性肺结核者，应慎行有关检查。

④ DSA 检查前，应进行腹股沟区备皮，置导尿管，左手置静脉留置针。

⑤ 告知并帮助患者去除检查部位的一切异物，如颈椎 X 线拍片时，要取掉项链、玉佩、拉链及耳环等，防止干扰影像诊断。进行 CT 检查前，应取下相关部位的金属物品，以防影响影像质量。MRI 检查前，必须除去所有能取下的金属物品，包括假牙、助听器、眼镜、皮带、钥匙串等，以防被强磁场吸引，发生磁性抛射效应，造成人和设备损伤。

⑥ 对于脊髓损伤或脊髓脊柱手术后的患者，要指导家属在检查过程中搬动转运患者的正确方法，防止人为加重脊髓损伤。

⑦ 注意各种管道的护理。对正在静脉输液的患者可暂时封管，伤口引流管可暂时夹闭，待检查结束回到病床后再开通。

⑧ 对于检查前已有神经功能障碍的患者，检查结束后要注意观察意识、瞳孔、神经功能情况；对于检查中使用过对比剂的患者，还要注意观察有无过敏反应发生。轻、中度过敏反应患者，可能会出现头痛、头晕、恶心呕吐、荨麻疹、面色潮红、眼睑口唇红肿、流涕、喷嚏、流泪、胸闷气促、呼吸困难等。

⑨ 术后护理要点。

a. 观察生命体征，并注意有无头晕、头痛、呕吐、失语、肌力下降、癫痫等症状。

b. 返回病房后，首先测量足背动脉，若搏动良好，则在穿刺包扎部位用沙袋压迫止血，重新测量足背动脉；若无异常，表明沙袋压迫得当。同时应观察敷料是否干燥，有无渗血，以便及早发现穿刺点血肿。若术中应用肝素未中和、拔出动脉鞘后压迫时间不够，以及沙袋移位、患者穿刺肢体过早活动等，均可致血肿发生。

c. 沙袋压迫穿刺局部 6h，6h 内穿刺的肢体伸直制动，而非穿刺肢体可以活动。穿刺多选择右侧股动脉，术后右下肢不宜屈曲、移动，6h 后方可左右移动或取侧卧位，静卧 24h，24h 后可下床活动。

d. 术后多饮水，加速对比剂排泄。

e. 术后卧床，在床上大小便。

（魏梁锋　洪景芳）

第三节　神经电生理检查

神经电生理检查包括脑电图、肌电图及诱发电位，通过探查和记录神经活动时的电生理信号，评估神经系统功能。

一、脑电图

（一）脑电图的概念

脑电图（electroencephalogram，EEG）是通过电极记录脑细胞群的自发性、节律性电活动（图4-1）。头皮脑电图监测主要有常规脑电图、动态脑电图及视频脑电图三类。

【常规脑电图（EEG）】　一般记录时间为 20～40min，因为检查的时间存在客观局限性，在检查时患者可能并没有发生电生理异常，有时难以捕捉到癫痫样放电或其他异常信息，阳性率低。

【动态脑电图监测（AEEG）】　采用 24h 动态脑电监护系统（即 Holter），随身携带记录器，可连续监测 24h 的脑电变化，可在活动、睡眠等日常生活状态下记录脑电图，并将采集的信息分析处理，回放打印。它克服了常规脑电图记录时间不足的问题，主要适用于发作频率相对稀少、短程脑电图不易捕捉到发作的患者；或癫痫发作已经控制，准备减停抗癫痫药物前或完全减停药后复查脑电图。

【视频脑电图监测（VEEG）】　在脑电图设备基础上增加了同步视频设备，在连续记录 EEG 的同时，记录和再现患者的发作情况，能充分保证脑电采集、记录、复制过程中的信号质量。可进行多达 128 道脑电信号的记录，并可与脑电分析系统配套。VEEG 为癫痫的诊断、发作分型、致痫灶的确定和癫痫发病机制研究以及合理治疗等提供有力证据，是癫痫诊断和术前定位的重要检查方法。

【深部脑电活动描记（DEEG）】　在功能神经外科的某些手术中，如帕金森病、肌张力障碍、原发性震颤等的深部脑电刺激手术中，需要验证靶区核团，术中采用特殊的微电极，通过立体定向技术置入术前影像所提示的神经核团区域，通过记录自发或诱发电信号，以最终验证治疗靶点，从而可以准确地植入永久电极。对某些类型的癫痫患者，也需要置入深部测试电极，从而更准确地记录和判断致痫灶及异常脑电发放情况。

（二）正常脑电图包括的要素

①是否符合本年龄段的特征；②是否符合特定生理状态的特征（清醒、睡眠）；③是否符合一定条件下的脑电图特征（各种诱发试验）；④是否为个体之间的差异（正常变异波形）。

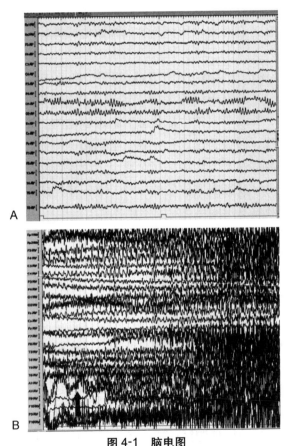

图4-1 脑电图

A. 正常脑电图；B. 癫痫发作期脑电图

（三）对异常成人脑电图的描述

① 边缘状态。正常背景活动的轻度量变，如两侧的波率不佳，波幅一过性不对称，为非特异性改变。

② 轻度不正常。背景活动改变较明显，但为非特异性改变。

③ 中度不正常。异常性放电的出现或 / 和背景活动的中等度改变，为特异性改变。

④ 高度不正常。高度的背景活动异常，异常放电的出现，常提示严重的弥散性脑功能异常。

（四）【护理要点】

① 检查前一天洗头，不要用啫喱水、弹力素等美发产品。头皮的大量汗液、雨水会干扰脑电信号采集，需擦干后再检查。

② 检查时不要穿化纤衣服，以免产生静电干扰，建议穿纯棉、宽松的衣服。

③ 检查前后根据医嘱服用抗癫痫药物。

④ 检查时关闭手机、平板电脑等设备，或置于检查室外，避免干扰。

⑤ 检查时需安静合作，配合睁眼、闭眼、深呼吸等诱发试验。

⑥ 为了减少记录伪差，长时间脑电监测中应适当限制患者活动。常见的脑电伪差包括肌电伪差、运动伪差、心电伪差、电极脱落伪差、仪器干扰伪差、拍打伪差等。

⑦ 长程视频脑电图监测的时间，最理想的是至少检测到 1 ～ 2 次发作期脑电图，这对术前定位诊断尤为必要。由于有些患者发作稀少，婴幼儿难以耐受长时间监测或因各种条件的限制，有时不能在有限的时间内捕捉到发作，因此可根据患者的情况、实际条件及监测目的，适当选择监测方法和时间。

⑧ 长程视频脑电监测必须包括睡眠记录，必要时可先进行适当的睡眠剥夺，尽量避免药物诱导睡眠。

⑨ 视频脑电检测交班重点：有无发作、发作方式、发作次

数、发作后处置、是否有电极脱落、有无停药及其时间、发作后恢复清醒时间、发作后神经功能情况（意识、肢体活动）等。

二、肌电图

（一）肌电图技术

肌电图（electromyography，EMG）是检查周围神经功能状态的主要手段，目的是确定神经和肌肉损害的部位、性质和范围。肌电图检查过程虽然略带不适，但它在判断神经功能状态中不可或缺。广义的肌电图包含神经传导、针电极肌电图、F波、H反射、重复神经电刺激等。

【神经传导检测】 通过在皮肤上放置电极并应用电脉冲刺激，这种刺激可经神经进行传导，沿着神经轴索通过去极化行波传递，从而引起神经支配终末端肌肉的反应。包括运动神经传导和感觉神经传导，分别反映周围神经的运动及感觉纤维的功能状态，并可鉴别髓鞘、轴索损害以及损害程度。一个患者通常需要检测多根神经才能较为清楚地判断病情。

【针电极肌电图】 将一个针电极插入一块特定肌肉，采集插入、静止或收缩时的生物电信号，用以检查与该肌肉相关的神经、肌肉兴奋及传导功能等，从而确定周围神经、神经元、神经肌肉接头及肌肉本身的功能状态。肌电图常用的针电极是同芯针，是一种类似皮下注射针的中央含有金属丝的不锈钢套管针。通常一次检查需要进行多块肌肉检测，这取决于操作者对不同疾病的认识及对患者病情的判断。

【延迟反应】 是一种迟发的运动反应，主要为F波和H反射，反映近段运动神经的功能，特别是神经根状态。

【重复神经电刺激】 所谓重复即以同样的电量，于一定频率反复刺激。它是以一定频率（通常有3次/秒、5次/秒、20～30次/秒）的电量重复刺激运动神经，在所支配的肌肉上记录电位，根据后续电位波幅与起始电位波幅比值来判断神经和肌肉接头之间的病变。它是神经肌肉传递障碍性疾病（如重症肌无力等）、Eaton-Lamber 综合征（类重症肌无力综合征，肌无力 - 肌病综合征，癌肿伴肌无力综合征）最简单、可靠的诊断方法。

【单纤维肌电图】　是应用单纤维针电极接触 1 ～ 2 个肌纤维并记录其电活动，主要用于重症肌无力、肌病等诊断。

【交感皮肤反应】　主要用于痛性周围神经病和自主神经病的诊断。

（二）肌电图检查的适用范围

① 临床检查。协助诊断脊髓和周围神经病变、单神经病、神经根与神经丛病变、肌病、神经肌肉接头疾病、肌肉兴奋异常的神经肌肉病变。有以下表现时可选择肌电图：a. 肢体麻木、疼痛等感觉异常；b. 肢体无力；c. 肌肉萎缩；d. 肢体颤抖；e. 疲劳感。

② 临床监护。麻醉状态监护、神经重症监护、术中电生理监护。

③ 功能评价。跟踪评价患者的感觉与运动功能状态。

（三）肌电图检查禁忌证

① 严重出血性疾病，或正在接受抗凝治疗且不能停药的患者。

② 装有心脏起搏器或植入式自动心脏除颤器的患者。

③ 受检部位有软组织感染的患者。

④ 术中同时在使用高频手术设备的患者。

（四）【护理要点】

① 肌电图检查前不需禁食水，且要求进食后检查，以免发生低血糖、晕针等反应。

② 重复刺激检查前应尽量停止使用影响神经肌肉接头的药物，如新斯的明，最好停药 24h。

③ 检查前询问病史，有出血倾向、心脏起搏器、心律转复设备的患者及易患反复性及系统性感染者，不宜做肌电图检查。

④ 电刺激及针极均会引起不适，检查前应向患者介绍检查过程及可能会出现的不适，以便更好配合。

⑤ 保持肢体温度 ≥ 32℃，避免低温对结果产生干扰。

⑥ 检查过程中应询问患者感受，如果出现面色苍白、呼吸急促等不耐受情况，应及时终止检查。

⑦ 刺入针电极前应严格消毒皮肤。在插针及移动针电极过程中，有可能导致肌肉损伤或局部炎性反应，注意观察局部有无出血。检查后 24h 内保持穿刺部位干燥。

⑧ 儿童行肌电图检查应做好安抚，尽量避免哭闹状态下检查。

⑨ 患有血源性传染病者，注意消毒隔离。

三、诱发电位

（一）诱发电位技术

诱发是指予以外源性刺激，引起人体神经系统相应的变化。这种变化是电生理层面上的，非肉眼可见，需通过特定仪器检出的一种生物电反应，即电位。诱发电位包含体感诱发电位（somatosensory evoked potential，SEP）、脑干诱发电位（brainstem evoked potential，BAEP）及视觉诱发电位（visual evoked potential，VEP）。

【体感诱发电位（SEP）】 体感即躯体感觉。SEP 是通过电刺激肢体远端粗大感觉纤维，在身体不同部位（通常为三个）记录到的电位。临床上主要用于周围神经损伤、脊髓病变、多发性硬化的诊断和鉴别诊断。

【脑干诱发电位（BAEP）】 是通过声音刺激引起的神经冲动在脑干听觉传导通路上的电活动，是一项对脑干受损较敏感的指标。它记录的是听觉传导通路中的神经电活动，反映耳蜗至脑干相关结构的功能状况，凡是累及听觉通道的任何病变或损伤都会影响 BAEP。适用于听力障碍患者、早产儿、新生儿窒息、新生儿黄疸、脑桥小脑角肿瘤、多发性硬化等。

【视觉诱发电位（VEP）】　是指在视野范围内，以一定强度的闪光或图形刺激视网膜，可在视觉皮质或颅骨外的枕区记录到电位变化。主要用于检查视觉通路是否正常，适用于视觉障碍者，如多发性硬化、视神经炎、遗传性视神经病、缺血性视神经病、中毒性弱视、青光眼等。

术中监护：在神经外科手术中，通过检测运动或者感觉神经冲动传递过程中电生理信号的变化，了解手术操作对神经纤维损害的程度，了解脑组织代谢功能的改变，了解脑部血液灌流情况，从而有效地协助手术医师即时、全面了解麻醉或唤醒状态下患者神经功能的完整性。监测项目包括：①躯体感觉诱发电位；②运动神经诱发电位；③脑干听觉诱发电位；④肌电图及神经 - 肌肉激发电位；⑤脑电图；⑥微电极记录脑深部核团放电。常使用双极探针，含正负两极，手术医生手持双极探针，技术人员利用术中监测仪，通过双极探针向需检查的神经施加适当电脉冲，可在相应神经支配的肌肉上记录到该电脉冲所诱发的波形，用于判断操作区附近是否有脑神经，具体是哪一支神经，配合术者提高手术安全性和准确性。

（二）诱发电位检查注意事项

① 检查过程中患者需完全放松以排除干扰，躁动的患者无法完成检查或检查结果不准确。

② SEP 是以电刺激患者肢体远端神经来诱发电位，因此装有心脏起搏器或植入式自动心脏除颤器的患者不宜行该检查。

③ BAEP 检查的婴幼儿，因其年龄较小无法配合，故需在睡眠状态下进行。

④ VEP 检查时患者需坐于检查仪器屏幕前，主动睁眼配合检查。因此，不能坐立及昏迷的患者无法行 VEP 检查，年龄较小不愿配合的患者亦不宜行该项检查。

（三）护理要点

① 诱发电位检查无需空腹，嘱患者正常进食。

② 检查前应向患者解释简要的检查过程、需要配合之处及可能的不适感，以便更好地配合。

③ 检查过程中随时观察患者的基本情况，如果出现面色苍白、呼吸急促等情况，应终止检查。

④ 诱发电位检查中需要扎一次性针灸针，检查后当日不宜洗头、洗澡。

四、小结

神经电生理检查的报告通常包括具体描述和最后印象。脑电图报告中，神经外科最关注有否痫样放电，常描述为尖波、棘波、尖 - 慢复合波、棘 - 慢复合波。在动态或视频脑电报告中，还关注监测过程中有无发作，有无异常波，交班中应根据具体情况进行汇报。诱发电位报告应根据具体病情有所侧重，如垂体腺瘤，需关注视觉诱发电位的结果；脑桥小脑角病变，需关注脑干诱发电位的结果。肌电图报告的读取重点是有无异常，是神经源性损害还是肌源性损害。

（刘海云　梅　珍　裴家生）

第四节　超声在神经外科的应用

超声即超声波，是频率高于 20000Hz 的超过人耳可听范围（20 ～ 20000Hz）的声波。医学超声检查是一种基于超声波的医学影像诊断技术。由于超声的可视化、便捷、无辐射、重复性高和一些特殊监测功能，以及可以床旁应用，并能被临床医生快速认知和掌握，使其广泛应用于疾病的诊断与筛查、开颅手术中及 NICU 中。神经外科护理人员应了解和熟悉相关术语和常用检查技术。

一、常见的专业名称

【超声成像】　由声波产生图像需经三个步骤：产生声波，接受声波，转化为图像。其原理是，当声波遇到不同介质之间的界面时，一部分能量会穿透界面继续向前传播，剩余能量将反射回去形成回声，回声信号重新被接收，形成可视化的图像。

【多普勒效应】　当声源与被检查目标做相对运动时，导致反射的声波频率会发生变化，这种现象称为多普勒效应（Doppler effect），变化的频移称为多普勒频移。多普勒是指奥地利物理学家、数学家和天文学家 Doppler Christian Andreas，1842 年，他在文章《On the Colored Light of Double Stars》中提出"多普勒效应"，因而闻名于世。

【A 型超声】　即幅度调制型超声，由于 amplitude 一词的第一个字母为 A，故名 A 型超声，简称 A 超。以回声振幅的高低和波数的疏密显示。A 超为一维超声，超声探头在一个方向上发出和接收信号，并将回声的强弱以脉冲波形的幅度显示。这种方法对回声各种参数量的变化颇为灵敏，在颅内中线、眼及脂肪层测量方面是理想手段。

【B 型超声】　以点状回声的亮度强弱显示病变，因 brightness 一词的第一个字母为 B，故名 B 型超声，简称 B 超。B 超为亮度模式，二维超声，应用广泛。显示的图像为一幅一幅断层切面的回声影像，故也称为超声断层显像法。超声探头在一个切面的各方向一次发射和接收超声信号，并将回声信号的强弱映射为亮度的明暗显示在荧屏上，排列成一个由亮度表示回声强度的二维黑白图像。

【M型超声】 为运动模式，二维超声，反映一维空间结构。因 motion 一词的第一个字母为 M，故称 M 型超声。超声探头仅在一个方向发出和接收信号，并将回声信号的强弱以亮度的明暗表示。这一测量反复进行，将测量结果按时间排列起来可以得到一幅 Y 轴（垂直方向）代表软组织空间位置深浅，而 X 轴（水平方向）代表时间的二维图像。主要用于心血管系统。

【D型超声】 利用 Doppler 原理检测活动界面或粒子。因 Doppler 一词的第一个字母为 D，故称 D 型超声。包括连续波 Doppler、脉冲波 Doppler 及彩色 Doppler 血流显像。它应用多普勒效应对具有波动或移动的器官、组织进行评估，目前应用最广的是彩色多普勒超声和经颅多普勒超声。

【彩超】 全称"彩色多普勒超声"。彩超仪是在高清晰黑白B超的基础上，增加了彩色多普勒血流成像系统，即对血流信号加以彩色编码，显示血流方向、速率，形成血流状态的图像。它能直观显示血管的分布、走行、血流方向、血流阻力和血流速率等情况。彩超与B超的区别在于，对血流显示更多信息，清晰度也优于B超，适应范围更广。

【心脏超声】 是唯一能动态显示心腔内结构、心脏搏动和血液流动的检查，不仅可判断心脏的形态学信息，直观显示心肌的运动状况，还能根据血流信息评估心脏功能，甚至可在床边进行。

【彩色多普勒血流显像】 以显示解剖结构的二维声像图为背景，对感兴趣的血流区域进行实时取样，把平均血流速率以彩色显示。红色代表血流流向探头，蓝色代表血流流离探头。

【实时显像】 超声检查时，当扫描的回声信号构成图像超过每秒 24 帧时，则能显示脏器的实际活动状态，称为实时显像。

【神经超声】　广义的神经超声包括经颅多普勒超声、经颅彩色多普勒超声、颈部血管超声、经脑实质超声、周围神经超声和肌肉超声等。

【经颅多普勒超声（TCD）】　简称为脑彩，利用超声多普勒效应对颅内、外血管进行检测，了解脑血流动力学变化。检测血管包括：大脑中动脉、颈内动脉终末段和虹吸部、大脑前动脉、大脑后动脉、椎动脉颅内段、基底动脉、眼动脉、小脑后下动脉。适于判断脑动脉痉挛或狭窄、脑动脉闭塞、脑动脉硬化、血管畸形等。

【颈动脉超声】　检测血管包括：颈总动脉、颈内动脉颅外段、颈外动脉颅外段、椎动脉（开口、颈段、椎间隙段）和锁骨下动脉。它可提供组织断面影像和动脉多普勒影像，是诊断、评估颈动脉壁病变的有效手段之一，不仅能清晰显示血管内中膜是否增厚、有无斑块形成、斑块的部位、大小、是否有血管狭窄及狭窄程度等详细情况，还能准确测量定位，对检测动脉的血流动力学结果进行分析。

【重症超声】　是一些简单检查方案的组合，可以进行紧急的诊断评估，也可与治疗决定相结合，在重要器官系统，如循环、呼吸、肾脏和脑组织等的功能检测、评估和支持方面，提供重要检测和评估数据。

【术中超声】　术中直接将探头放在脏器表面检查，能提高分辨力、检出体外不能发现的微小病变。特别是脑深部肿瘤，术中超声可直观显示，明确其性质、范围及与血管的关系，帮助确定手术范围。此外，微血管多普勒超声常用于颅内动脉瘤手术中，检测母血管血流，还可用于颅内外血管搭桥手术中，检测吻合口的通畅程度。

【介入性超声】　在实时超声监视或引导下，完成各种穿刺活检、X线造影以及抽吸、插管、注药治疗等操作。

【超声造影】　又称声学造影，利用注射声学对比剂，使后散射回声增强，提高超声诊断的分辨力、敏感性和特异性。能有效增强心肌、肝、肾、脑等实质器官的二维超声影像和血流多普勒信号，观察正常组织及病变组织的血流灌注情况。

【内镜超声】　将微型超声探头安装在内镜顶端，借助内镜直接观察检查区域，借助超声扫描获得检查区域各层次的组织学特征、病变及周围相邻重要结构的超声影像。

二、超声在神经外科的作用

超声作为一种简便快捷、无创、实时、可视、无辐射、可重复的方法，除可以作为常规辅助检查了解各部位、器官有无病变外，在神经外科临床也具有广泛应用优势，尤其在ICU中，可帮助重症医生快速获取一些有价值的决策信息。例如，应用超声可评估血容量和心脏功能，快速判断休克的类型；了解有无心包积液（心脏压塞）、胸腔积液或气胸；可通过评价右心室大小和室间隔运动，初步判断有无肺栓塞；可保障有创操作的安全性，如引导静脉穿刺、动脉穿刺、胸腔穿刺等。对于开颅去骨瓣减压术后的患者，可透过骨窗应用超声了解颅内有无出血、梗死以及血管痉挛情况。对于长期卧床的患者，了解有无下肢静脉血栓。对于不明原因突发病情变化的患者，可于床边快速检查，以辅助诊断，及时调整治疗方案。术中和术后用于了解病灶范围和切除程度。当然，超声可发挥的作用远不止于这些，重症超声也不是重症医生与超声技术的简单相加。充分结合临床理论与超声技术，可以产生优于其他检查的临床效果。

三、护理配合与记录

（一）交班介绍

交班介绍患者超声检查或术中超声引导等信息时，应将重要、有阳性意义的结果体现出来。如，某急重症患者行"急诊床旁超声检查，发现大量胸腔积液（由医生确诊）"，以表明病情急重，无法按常规去相关科室检查。NICU 中常规操作引导，如"由某医生于床旁行超声引导下右侧锁骨下静脉穿刺置管术"。术中超声,如"于超声引导下行颈动脉内膜斑块切除术"等。有一定超声基础的护理人员也可以利用超声引导，完成外周动、静脉穿刺。

为达到探头与皮肤良好接触，提高检查分辨率，探头与体表间一般会涂用超声耦合剂（一种水性高分子凝胶组成的医用产品，pH 中性，无毒），部分医生根据需要以碘伏代替，检查完毕擦拭干净即可。

（二）护理要点

① 在行经颅多普勒超声检查前 3 天，停服扩血管及缩血管药物，对不能停药者应说明药物名称、剂量、用药方法及最后一次用药时间。注意：a. 检查前一天不宜饮浓茶；b. 生命体征不稳定者，如非必须，暂缓检查；c. 检查前应向被检者说明本检查对人体不会造成任何危害和痛苦，以取得充分合作；d. 对欠合作的儿童及有精神症状的患者，可在检查前给予适量镇静剂或快速催眠药物，并在记录上注明所用药物名称和剂量；e. 年老、行动不便者，需家人或护工协助离开检查室。

② 除胃肠、腹部超声检查需禁食外，其他部位检查不需要空腹或禁食水，可照常饮食。

③ 做经腹部检查腹腔或腹膜后等部位脏器、血管的患者，需空腹 8h 以上，检查前一天少吃油腻食物，宜清淡饮食。

除介入超声、超声造影、经食道超声检查、经阴道/直肠超声检查和内镜超声检查等有相应检查禁忌外，其他常规超声检查均无明显禁忌证。

（望家兴　刘海兵）

第五节　放射性核素在神经外科的临床应用

放射性核素是具有放射性的元素的统称，也叫不稳定核素。不稳定的原子核能自发地从内部放出粒子或射线，同时释放出能量并在过程中发生衰变。放射出的 α 射线、β 射线、γ 射线肉眼看不见，身体也感觉不到，只能用专门的仪器才能探测到，物质的这种性质叫放射性。

一、放射性核素检查

放射性核素检查是利用放射性核素及其标记化合物对疾病进行诊断和研究的方法，主要有三大类。

【脏器功能测定】　将放射性药物引入人体，用探测仪器在体表测得放射性在脏器中随时间的变化，通过计算机对时间 - 放射性曲线进行分析，获得定量参数，用于评估脏器功能和诊断疾病。此法简便价廉，常用的有肾功能测定和心功能测定。

【竞争性放射分析】　使用放射性核素的一种超微量体外分析方法。最小检出值一般可达纳克（ng）至皮克（pg，即 10^{-9} ～ 10^{-12}g）水平，有的已接近飞克（fg，即 10^{-15}g），较一般生物化学分析的灵敏度提高 4 倍至百万倍，已成为内分泌疾病诊断和研究、药物血液浓度监测、某些肿瘤和传染病的诊断分型及受体研究的重要手段。

【放射性核素显像】　将放射性药物引入人体，以脏器内、外或正常组织与病变之间对放射性药物摄取的差别为基础，利用显像仪器获得脏器或病变的影像。例如，肿瘤组织的糖代谢增高，放射性示踪剂进入体内后，会聚集到肿瘤组织，可以通过探测设备发现体内局部组织代谢增高，从而提示肿瘤可能藏匿之处。常用的显像仪器为 γ 照相机和发射型计算机断层显像机（emission computed tomography，ECT），后者包括正电子类型的 PET-CT（positron emission tomography-computed tomography）、PET-MRI（positron emission tomography-magnetic resonance imaging）和单光子类型的 SPECT（single photon emission computed tomography）。按显像的方式分为静态和动态两种。由于病变摄取放射性药物的量和速率与它们的血流量、功能状态、代谢率或受体密度等密切相关，因此所得影像不仅可以显示病变位置和形态，还可以反映其功能状况，故实为一种功能性显像。从定义范围上看，ECT 包括 SPECT 和 PET，由于 SPECT 设备数量多，应用临床早及范围广，通常上就把 SPECT 叫做 ECT，久而久之，ECT 就成了 SPECT 的代名词。

二、SPECT

SPECT 是以发射单光子放射性核素作为示踪剂的显像设备，利用进入人体内的药物以及计算机体层成像技术，以断层的方法将人体脏器和组织的解剖结构、代谢及功能以三维方式显示出来。主要用于全身骨骼、心肌、心脏功能、肾、脑、甲状腺等检查。在神经外科，SPECT 主要用于癫痫的诊断，在癫痫发作的过程中注射示踪剂，随后获得发作期 SPECT 影像，根据致痫灶在发作时呈放射性浓聚的特点作为判定依据。若发作持续时间短，示踪剂在发作后注射，此时癫痫活动已扩散，则对致痫灶定位的灵敏度会明显下降。发作间期

SPECT 依据致痫灶呈放射性减低的特点进行判断，但灵敏度较低。

通过静脉注射锝 -99m（$^{99}Tc^m$），用于全身骨骼显像。SPECT-CT 是 SPECT 加上 CT 扫描，即在完成全身骨扫描后，针对某重点部位再进行 CT 扫描。比如肋骨存在问题，恶性肿瘤在 SPECT 上表现为高代谢，而骨折也会表现为高代谢，此时鉴别较困难，所以再加一次 CT 扫描就能鉴别是骨折还是骨转移了。

SPECT 检查注意事项：①检查前，依据具体项目决定进食或禁食，多饮水，勤排尿，安静休息；②检查时，患者躺在床上，可以正常呼吸，根据医生的要求采取一定的姿势，探测器会尽量靠近患者的身体，拍摄一张或多张照片，此时仅仅拍照而已，并不增加额外的放射性。

三、PET-CT

PET 是以发射正电子的放射性核素为显像剂的计算机断层显像。所用显像剂都是人体组织的基本元素，易于标记到各种生命必需的化合物、代谢产物或类似物上而不改变它们的生物活性，且可以参与人体的生理、生化代谢过程，因而能够深入分子水平反映人体的生理、生化过程，从功能、代谢等方面评价人体的功能状态，达到早期诊断疾病、肿瘤分期、疗效判断、预后评估等目的。

PET-CT 是 PET 与 CT 有机结合而成的一种核医学影像设备。CT 扫描仪可提供解剖图像，而 PET 扫描仪能够提供功能显像。鉴于 PET 图像清晰度不理想、空间分辨率较低，故将 PET 与 CT 影像融合在一起，显示为 PET-CT 图像。这种融合图像对疾病的早期诊断、病灶定性、手术和放射计划治疗定位、小病变的诊断与鉴别具有重要价值。在局灶性癫痫发作间期，致痫灶在 ^{18}FDG PET 显像上通常表现为葡萄糖代谢减低。

四、PET-MR

PET-MR 是将 PET 和 MRI 融合而成的一种分子水平的功能显像加结构显像的技术。与 PET-CT 相比，PET-MR 在脑肿瘤、骨骼肿瘤、泌尿系统肿瘤、肝脏及其他腹部肿瘤诊断、分期、观察等方面有无可比拟的优势。PET-MR 在肿瘤分期上优于 PET-CT；对于转移灶分期，两者的 PET 成像部分相同，主要区别在于 PET-CT 对于肺部转移瘤更敏感，而 PET-MR 对于脑部、骨骼、腹部、骨盆成像更优。这项检查对功能神经外科也有很多帮助，如可对帕金森病患者的多巴代谢进行评估。

PET-CT 扫描时间相对较短（15～30min），而 PET-MR 常需 1～2h，长时间的检查易因患者不自主移动造成图像失真。另外，PET-CT 费用通常较 PET-MR 低廉。

五、近距离放射性核素治疗

一些放射性核素在衰变过程中，可以释放出 α 射线或 β 射线，这些射线具有较强的电离辐射效应，从而可对肿瘤细胞或异常增殖组织产生杀灭作用。通过向瘤腔内注射含有这些放射性核素的药物或采用立体定向技术向瘤内植入固体的放射性核素颗粒，可精准消灭肿瘤组织。对某些颅内肿瘤，如囊性颅咽管瘤腔内注入磷-32（^{32}P）、胶质瘤腔内定向植入金-198（^{198}Au）等，都是脑肿瘤综合治疗中的有效措施，已经获得广泛应用，取得良好疗效。

六、放射性核素检查的护理要点

对于病房内需要行放射性核素诊疗的患者，护理工作主要包括对放射性核素的辐射卫生防护和对接受核素治疗患者的管理。高活性的开放性放射性核素的操作，均由核医学专科人员严格按照预防放射性污染、核素外泄的规范操作。作为临床护士，除了留置良好的静脉注射通路外，还需做好准备和宣教工作。

① 在检查前 24h 内宜食以碳水化合物为主的清淡食物，不要喝酒，不做激烈和长时间运动，晚餐不要过饱。当日饮食因具体检查项目而异，通常检查前 6h 禁止滴注葡萄糖注射液，通常禁止任何食物，包括含糖饮料、高糖分水果，可以喝清水。

② PET 检查时要处于相对安静状态，特别是 PET-MRI，身体可能需长达数十分钟处于完全静止状态。对于情绪不稳定者，在没有得到妥善处理时禁止接受放射性核素检查。

③ 检查前排空膀胱，排尿时尽量避免尿液污染体表和衣裤。

④ 癫痫患者检查前应先接受抗癫痫药物治疗，预防检查期间发生抽搐。

⑤ 显像检查前，在注射显像药物后应保持安静，不要走动，尽量减少与人交谈，可以饮少量清水。

⑥ 糖尿病患者检查前应正常用降糖药，以免因血糖过高影响检查时间及效果。

⑦ 进入检查室时，受检者取下身上佩戴的金属物品（如腰带、钥匙、项链、首饰、硬币等）。

⑧ 检查后尽量多喝水，以利于 ^{18}FDG（氟 [^{18}F] 脱氧葡萄糖）等示踪药物尽快排出体外。

⑨ 核素检查后 10h 内不接触孕妇或儿童，12h 内不接触婴

幼儿，哺乳期女性应丢弃注射核素示踪剂后 24h 内的母乳，在 24h 后方可开始哺乳。

⑩ 对于接受核素瘤腔内放疗的患者，药物辐射距离很短，不会对周围人群造成辐射影响，应告诉患者家属和照看者无需顾虑。

（张辉建　裴家生　王如密）

第六节　神经外科常用检测正常值及换算关系

临床上神经外科经常要面对一些常用的检测技术，有的参数还可能因为所采用的方法、设备、试剂盒、实验室条件等而存在一定差异。本节根据教科书及编者所在医院的实际情况，介绍一些正常参考值及有关单位换算关系，供神经外科护士参考。

一、脑脊液检查

（1）压力　（侧卧位）0.69 ～ 1.76 kPa（80 ～ 180mmHg）。

【单位换算】101.325 kPa = 760 mmHg = 10.33 mmH$_2$O

$\qquad$ 1 mmH$_2$O = 0.07355591353 mmHg

$\qquad$ 1 mmH$_2$O = 9.80665 Pa

$\qquad$ 1 mmHg = 133.322 Pa

（2）一般性状　无色透明。

（3）显微镜检查　成人白细胞（0 ～ 8）×10^6/L，儿童白细胞（0 ～ 15）×10^6/L。

（4）生化　①蛋白质定量。腰椎穿刺 200 ～ 450mg/L，脑室穿刺 50 ～ 150mg/L。②葡萄糖（腰椎穿刺）。2.5 ～ 4.4mmol/L（一般为患者血糖的 2/3 左右，头部外伤应激状态和糖尿病患者需参考同时间的血糖值）。③氯化物。成人 120 ～ 130mmol/L，儿童 111 ～ 123mmol/L。④乳酸脱氢酶。成人 3 ～ 40U/L，儿童 28.3 U/L，幼儿 29.2 U/L，新生儿 53.1 U/L。⑤乳酸。0.999 ～ 2.775mmol/L。

二、血浆渗透压

正常血浆渗透压 280 ～ 310mOsm/L。

三、血气分析与酸碱分析指标

（1）血液酸碱度（pH） 动脉血 7.35 ～ 7.45，静脉血较动脉血低 0.05 ～ 0.1，新生儿 7.09 ～ 7.5。

（2）CO_2 总量（TCO_2） 血浆 22 ～ 33mmol/L（22 ～ 33mEq/L）。

【单位换算】 1mEq/L =1mmol/L

（3）CO_2 结合力（CO_2CP） 血清（浆） 成人 22 ～ 32mmol/L（50% ～ 70%，体积分数），儿童 20 ～ 29mmol/L（45% ～ 65%，体积分数）。

【单位换算】1%= 0.449mmol/L

（4）CO_2 分压（$PaCO_2$） 动脉血：男性 4.5 ～ 6.0kPa（34 ～ 45mmHg），女性 4.1 ～ 5.6kPa（31 ～ 42mmHg）；静脉血较动脉血高 0.8 ～ 0.93kPa（6 ～ 7mmHg）。

【单位换算】1mmHg=0.1333kPa

（5）氧分压（PaO_2） 动脉血：9.3 ～ 13.3kPa（70 ～ 100mmHg），混合静脉血（PVO_2）5.32kPa（40mmHg）。

（6）动脉血氧饱和度 92% ～ 99%。

（7）动脉血氧含量 男性 7.87 ～ 10.35mmol/L（175 ～ 230 ml/L），女性 7.2 ～ 9.67mmol/L（60 ～ 215ml/L）。

（8）全血剩余碱 － 3 ～ ＋ 3mmol/L。

（9）血浆标准碳酸氢盐（SB）和实际碳酸氢盐（AB） 均

为 22 ～ 27 mmol/L。

（10）血液缓冲碱（BB）　45 ～ 55mmol/L。

（11）阴离子间隙（AG）　8 ～ 16mmol/L。

四、中心静脉压

中心静脉压（CVP）代表了右心房或胸腔段腔静脉内压力的变化，可反映全身血容量与右心功能之间的关系。正常值 5 ～ 10cmH$_2$O。

小于 5cmH$_2$O 时，表示血容量不足；大于 15cmH$_2$O 时，提示心功能不全、静脉血管床过度收缩或肺循环阻力增高；若超过 20cmH$_2$O，则提示存在充血性心力衰竭。通常要求连续测定，动态观察变化趋势。

五、糖尿病检查

（1）空腹血糖正常值　3.9 ～ 6.1mmol/L。

（2）餐后 2 小时血糖　3.9 ～ 7.7mmol/L。

（3）口服葡萄糖耐量试验

空腹血糖：3.9 ～ 6.1mmol/L。

1 小时血糖：7.8 ～ 9.4mmol/L，峰值小于 11.1mmol/L。

2 小时血糖：3.9 ～ 7.7mmol/L。

3 小时血糖：恢复正常，3.9 ～ 6.1mmol/L。

（4）糖化血红蛋白（HbAlc）　3.0% ～ 6.0%。

（5）糖尿病诊断标准

① 糖尿病症状 + 随机血糖 11.1mmol/L。

② 糖尿病症状 + 空腹血糖 7.0mmol/L，需另一天再次测定。

③ 葡萄糖负荷后 2h 血糖 11.1mmol/L，无糖尿病症状者，需要另一天再次测定。

④ 糖化血红蛋白 6.5%。

六、血生化

1. 血清蛋白

血清总蛋白：60 ～ 80g/L。

血清白蛋白：40 ～ 55g/L。

血清球蛋白：20 ～ 40g/L。

白蛋白 / 球蛋白比值（A/G）：（1.5 ～ 2.5）：1。

前白蛋白（PA）：200 ～ 400mg/L。前白蛋白由肝细胞合成，在电泳分离时常显示在白蛋白的前方，其半衰期很短，约 12h。因此，测定其在血浆中的浓度对于了解蛋白质的营养不良、肝功能不全，比白蛋白和转铁蛋白具有更高的敏感性、快速性。病越重，值越低。

2. 血清胆红素

是判断肝细胞损伤程度的重要指标。

总胆红素（TB）：3.4 ～ 17.1μmol/L。

直接胆红素（CB）：1.71 ～ 7μmol/L（1 ～ 4mg/L）。

间接胆红素（UCB）：1.7 ～ 13.7μmol/L。

3. 常用血清酶

谷丙转氨酶（ALT）：5 ～ 40 U/L。

谷草转氨酶（AST）：8 ～ 40U/L。

ALT /AST ≤ 1。

ALT、AST 升高见于：急、慢性病毒性肝炎、肝硬化活动期、肝癌、脂肪肝、胆囊炎、胆管炎、急性心肌梗死、心肌炎、多发性肌炎、酒精性肝炎（AST 升高明显）；肝炎时二者均可明显升高；黄疸前期，往往 AST ＞ ALT，不久之后 AST ＜ ALT；恢复期一般 ALT 恢复较慢；二者持续增高，说明有慢性肝炎；AST/ALT 比值小于 1，可能是慢性迁延性肝炎；酶活性增高且 AST/ALT 比值大于 1，可能为慢性活动性肝炎。

碱性磷酸酶（ALP）：正常值 40 ～ 160U。各种肝内、外胆管阻塞性疾病，ALP 明显升高；肝炎等累及肝实质细胞的肝胆疾病，ALP 仅轻度升高。

γ-谷氨酰转移酶（GGT）：男性 10 ～ 60U/L，女性 7 ～ 45U/L。

4. 血氨

20 ～ 60μmol/L。

5. 肾功能

血清尿酸：180 ～ 410μmol/L。

血肌酐（Cr）：44 ～ 133μmol/L。

尿素氮（BUN）1.8 ～ 7.1 mmol/L。

内生肌酐清除率（CL_{Cr}）：80 ～ 120ml/min，是较早反映肾小球滤过率的敏感指标。

6. 电解质及微量元素测定

血清钾：3.5 ～ 5.5 mmol/L。

血清钠：135 ～ 145 mmol/L。

血清氯：96 ～ 108 mmol/L。

血清总钙：成人 2.2 ～ 2.7 mmol/L，儿童 2.67mmol/L。

血清离子钙：成人 1.1 ～ 1.34 mmol/L，儿童 1.2 ～ 1.38mmol/L。

血清无机磷：成人 0.85 ～ 1.51 mmol/L，儿童 1.15 ～ 1.78mmol/L。

血清镁：成人 0.75 ～ 1.20 mmol/L，儿童 0.6 ～ 0.95mmol/L。

七、全血乳酸测定（分光光度法）

全血乳酸：0.5 ～ 1.7mmol/L（5 ～ 15mg/dL）。

尿液乳酸：5.5 ～ 22mmol/24h。

临床意义：组织严重缺氧可导致三羧酸循环中丙酮酸需氧氧化障碍，丙酮酸还原成乳酸的酵解作用增强，血中乳酸与丙酮酸比值增高及乳酸增加，甚至高达 25mmol/L。这种极值的出现标志着细胞氧化过程的恶化，并与显著的呼吸增强、虚弱、疲劳、恍惚及最后昏迷相联系。即使酸中毒及低氧血症已得到处理，此种高乳酸血症也常为不可逆的。见于休克的不可逆期、无酮中毒的糖尿病昏迷和各种疾病的终末期。在休克、心失代偿、血液病和肺功能不全时，常见的低氧血症同时有高乳酸血症，在低氧血症及原发条件处理后常是可逆的。在肝脏灌流量降低的病例，乳酸由肝的移除显著降低，会出现乳酸酸中毒。

八、血细胞分析

（1）红细胞计数（RBC） 男（4.0～5.50）×10^{12}/L，女（3.5～5.0）×10^{12}/L，新生儿（6.0～7.0）×10^{12}/L。

（2）血细胞比容（HCT） 男 40%～50%，女 35%～45%，新生儿 36%～50%。

（3）平均红细胞体积（MCV） 80～100fL。

（4）红细胞体积分布宽度（RDW） ＜15%。

（5）血红蛋白浓度（Hb） 男 120～160g/L，女 110～150g/L，新生儿 170～200g/L，婴儿 110～120g/L，儿童 114～140g/L。

（6）白细胞计数（WBC） 成人（3.5～9.5）×10^9/L，儿童（8.0～10.0）×10^9/L，婴儿（11～12）×10^9/L。

（7）单核细胞计数（MONO）（0.3～0.8）×10^9/L。

（8）单核细胞比例（MONO%） 3%～10%。

（9）中性粒细胞计数（NEUT）（2.0～7.5）×10^9/L。

（10）中性粒细胞比例（NEUT%） 50%～70%。

（11）淋巴细胞计数（LY）（0.8～4.0）×10^9/L。

（12）淋巴细胞比值（LY%） 17%～50%。

（13）血小板计数（PLT） 男（100～300）×10^9/L，女（100～

320）×10^9/L，新生儿（100～300）×10^9/L，危急值＜31×10^9/L。

（14）血小板体积分布宽度（PDW）　15%～17%。

（15）平均血小板体积（MPV）　7～13fL。

（16）血小板压积（PCT）　0.10%～0.35%。

九、心脏损伤标志物

（1）肌钙蛋白Ⅰ（cTnI）　0～0.04ng/mL。敏感性高、特异性高，对急性心肌梗死、不稳定心绞痛、急性心肌炎等疾病的诊断、病情监测、疗效评价都有较高的价值，是诊断心肌梗死的金标准。

（2）肌红蛋白（Myo）　0～90ng/mL。急性心肌梗死最早升高的指标，2～3h开始升高，6～12h达到高峰，18～30h内恢复正常。持续升高或者不降，或者下降后再次升高，说明梗死区域扩大、坏死加重或者新的病灶产生。

（3）肌酸激酶同工酶（CK-MB）　0～24U/L。主要用于急性心肌梗死的诊断，急性心梗后3～6h开始升高，12～24h达峰值，多在48～72h恢复正常。心梗后3～4d，CK-MB仍持续不降，说明心肌梗死仍在继续进行；下降后再次升高，表示梗死部位扩展或有继发的新梗死病灶。

（4）肌酸激酶（CK）　男性50～310 U/L，女性40～200 U/L。主要用于心肌损伤、骨骼肌损伤相关疾病的诊断。急性心梗时，3～8h明显升高，10～36h达峰值，2～3d恢复正常，与梗死面积成正比。

（5）脑钠肽（BNP）　又称B型利钠肽，正常值小于100ng/mL。脑钠肽升高的临床意义：①辅助诊断心力衰竭，急性心力衰竭及慢性心力衰竭患者，脑钠肽水平明显升高；②呼吸困难的鉴别，心源性呼吸困难患者脑钠肽水平明显升高；③用于无症状性心衰的诊断；④用于急性心肌梗死及心力衰竭患者的预后评估。脑钠肽水平越高，预后越差。

（6）B 型钠尿肽前肽（NT-proBNP） 小于 125pg/mL（＜ 75 岁），小于 450pg/mL（＞ 75 岁）。半衰期较长，大约 120min，体外稳定性强，其在心力衰竭患者中的浓度较 BNP 高，更利于对心力衰竭进行诊断。

十、凝血功能检查

（1）活化部分凝血活酶时间（APTT） 25 ～ 37s，需与正常对照比较超过 10s 以上为异常。是检测普通肝素抗凝治疗的首选指标。

（2）凝血酶原时间（PT） 11 ～ 14s，需与正常对照超过 3s 以上为异常。是外源性凝血系统的一项有价值的筛选试验。

（3）活化凝血时间（ACT） 68.4 ～ 123s，是内源性凝血系统较敏感的筛选试验之一，也是监护体外循环肝素用量的常用指标之一。肝素化后使 ACT 保持在 360 ～ 450s 为宜，肝素中和后 ACT 应小于 130s。

（4）血浆纤维蛋白原（FIB） 2.0 ～ 4.0 g/L。

（5）血浆凝血酶时间（TT） 12 ～ 16s，需与正常对照超过 3s 以上为异常。

（6）国际标准化比值（INR） 0.90 ～ 1.10，INR 是监测华法林抗凝有效性的指标。静脉血栓患者的 INR 一般应保持在 2.0 ～ 2.5 之间；心房颤动患者 INR 值一般应保持在 2.0 ～ 3.0 之间。INR 值高于 4.0 时，提示血液凝固需要很长时间，可能引起无法控制的出血。INR 低于 2.0，不能提供有效的抗凝。

（7）D- 二聚体 0 ～ 255μg/L，血栓形成后会在血浆中升高，是诊断血栓形成的重要分子标志物及继发性纤溶指标。

十一、常用炎症指标

（1）白细胞（WBC） 在一定程度上反映机体对非特异性

感染的反应。

（2）中性粒细胞百分数　增高可见于各种炎性反应，化脓性感染最常见。

（3）淋巴细胞减少　主要见于应用肾上腺皮质激素、烷化剂、抗淋巴细胞球蛋白等治疗，以及放射线损伤、免疫缺陷性疾病、丙种球蛋白缺乏症等，在新型冠状病毒肺炎患者，淋巴细胞减少是一项重要诊断指标。

（4）C反应蛋白（CRP）　成人和儿童 0 ～ 8.0mg/L。是一种能与肺炎链球菌C多糖体反应的急性时相反应蛋白，由肝细胞合成，是一种经典的、灵敏的、急性时相蛋白，不受放射治疗、化学治疗、糖皮质激素治疗影响。但是特异性低，多种感染及非感染因素均可以引起CRP升高，可以作为细菌感染与病毒感染的鉴别指标，细菌感染CRP浓度升高，阳性率达90%，超过40mg/L时基本确定有细菌感染存在。在组织损伤、心肌损伤、手术创伤、器官移植排斥、放射性损伤等疾病发作数小时也迅速升高，峰值可达 500 mg/L，病变好转可迅速降至正常，升高幅度与疾病的程度呈正相关。

（5）降钙素原（PCT）　降钙素（CT）的前肽物，健康人小于 100ng/L。主要由甲状旁腺C细胞合成，血清含量极低，健康人群中很难被检测到，在对感染的严重程度判断中 PCT 比 IL-6、IL-8 能更好地区分脓毒症、严重脓毒症、脓毒性休克。PCT 明显增高为机体免疫系统反应严重及全身脓毒反应存在的指征，为公认的细菌感染的生物标志物。

（6）血清细菌内毒素测定　正常人群小于 10ng/L，临床观察期 10 ～ 20ng/L，革兰氏阴性菌感染大于 20 ng/L。主要用于快速鉴别诊断细菌性与非细菌性感染和炎症，早期判断革兰氏阴性细菌感染情况，监控具有感染危险的患者，辅助筛选适当的药物，评价临床治疗及预后情况。

（7）真菌 1,3-β-D 葡聚糖测定　小于 20ng/L。它是真菌的细胞壁成分，吞噬细胞吞噬真菌后，能持续释放该物质，使血液及体液中其含量升高。检测标本为血液、尿液、脑脊液、胸腔积液、腹水等。

（胡晓芳　朱先理　葛慧青）

神经外科手术分级与名称

手术分级管理制度是医疗核心制度之一，在整个日常医疗行为和医疗安全中有重要意义，明确各级医师手术权限，是规范医疗行为、保障医疗安全、维护患者权益的有力措施。同时，手术分级也给了外科医生成长和职称晋升一个指引，让外科医生明确自己的职称、工作年限应该掌握的手术，以及下一级职称应该掌握的手术，有利于临床医生循序渐进学习手术技能。护理人员应当配合、监督手术分级管理制度的落实，避免越级手术的情况出现，保障医疗安全。

2011年国家卫生部制订了《手术分级目录（2011版）》，首次在国家层面规范了手术的分级管理。2012年发布的《医疗机构手术分级管理办法（试行）》，根据风险性和困难程度的递增，依次分为一至四级。三级医院可以开展各级手术，重点开展三、四级手术；二级医院重点开展二、三级手术；一级医院（含卫生院）可以开展一级手术。

各省市根据手术的复杂性和对手术的技术要求，也有将手术分类为特大型、大型、中型及小型手术，或者甲、乙、丙、丁类手术，分别对应卫生部制订的四类、三类、二类、一类手术，例如特大手术与甲类手术、四类手术相对应，代表手术过程复杂，手术难度大。

各级医师依据职称不同主持相对应等级的手术：①低年资

住院医师：在上级医师指导下，可主持一级手术；②高年资住院医师：在熟练掌握一级手术的基础上，在上级医师临场指导下可逐步开展二级手术；③低年资主治医师：可主持二级手术，在上级医师临场指导下，逐步开展三级手术；④高年资主治医师：可主持三级手术；⑤低年资副主任医师：可主持三级手术，在上级医师临场指导下，逐步开展四级手术；⑥高年资副主任医师：可主持四级手术，在上级医师临场指导下或根据实际情况可主持新技术、新项目手术及科研项目手术；⑦主任医师：可主持四级手术以及新技术、新项目手术，或经主管部门批准的高风险科研项目手术。

本章以卫生部印发的《手术分级目录（2011版）》为基础，参考了2017年福建省的《福建省神经外科等6个专业手术分级目录（试行）》、江苏省的《江苏省手术分级目录（2017版）》、2016年山东省的《山东省医疗机构手术（操作）分类编码及手术分级管理目录（试行）》等各省市最新标准进行改编、增删，并结合神经外科发展的实际情况，按手术类型、手术风险与难易程度划分手术分级目录。

第一节　神经外科一级手术

一级手术是指风险较低、过程简单、技术难度低的手术。从事住院医师岗位工作3年以内，或者获得硕士学位并从事住院医师岗位工作2年以内的低年资住院医师，可在上级医师指导下进行一级手术。神经外科一级手术类型较少，主要是一些床旁操作及门、急诊手术。

一、手术名称

【头皮清创术】　对开放性头皮损伤，将伤口周围毛发剃去，清除污秽，生理盐水和过氧化氢溶液冲洗伤口，消毒伤口周围皮肤，切除头皮坏死组织，逐层缝合，加压包扎。

【头皮肿物切除术】　切除头皮及皮下异常组织，并送病理检查。头皮肿物常有明显包块，常见的有皮脂腺囊肿、上皮样囊肿、脂肪瘤、血管瘤、神经纤维瘤等。

【外生性颅骨骨瘤切除术】　根据骨瘤的大小、部位选取切口，暴露骨瘤，用咬骨钳、磨钻等去除骨瘤，止血，缝合头皮。本手术限于颅骨表面骨瘤，若侵犯颅骨全层、需要颅骨重建的参看二级手术"颅骨肿瘤切除术"。

【帽状腱膜下血肿切开引流术】　在血肿的体位引流最低处切开头皮至腱膜下，血管钳撑开切口，轻轻按压周围皮肤使血块流出，再置入引流管，加压包扎头部。

【帽状腱膜下脓肿切开引流术】　低位切开引流，清除皮下脓液及坏死组织，并用过氧化氢溶液、生理盐水反复冲洗，也可用含有抗生素的生理盐水反复冲洗，留置外引流管。

【术中神经电生理监测术】　常用的神经电生理监测技术有脑电图、肌电图、脑干听觉诱发电位、运动诱发电位、体感诱发电位等。术中运用神经电生理技术，实时监测手术操作可能影响到的神经组织，及时提醒手术医师停止风险性操作，避免或减少神经损伤，降低术后神经功能缺损。监测术通常为手术辅助措施，由神经电生理团队完成。

【腰椎穿刺术】　将腰穿针经腰椎间隙刺入腰大池内，引出脑脊液，测量颅内压，做压颈试验，留取脑脊液标本进行化验，还可适量释放血性或脓性脑脊液，并向腰大池注入治疗性药物。术后嘱患者去枕平卧 4～6h，避免脑脊液经穿刺孔漏入硬膜外间隙，引起颅内压降低而导致头痛。

【支气管镜肺泡灌洗术】　通过纤维支气管镜向下呼吸道（主要为肺泡）反复注入无菌生理盐水并吸出，收集分析肺泡来源的细胞及生化成分，了解下呼吸道病变性质和活动程度，也可注入药物进行治疗。常用于肺部感染的病原学检查，清除顽固性肺部感染患者气道内潴留的痰液，以及治疗支气管炎和间质性肺炎。

【气管切开术】 ①传统气管切开术。切开颈前皮肤、分离皮下肌肉至气管前壁，尖刀片划开气管前壁，插入气管套管并固定缝合。②经皮气管切开术。尖刀切开约5mm长颈前皮肤，注射器定位穿刺，确认针头位于气管腔内后置入导丝，使用扩张器穿透皮下组织及气管前壁后，经导丝引导置入气管套管。

【颅骨牵引术】 是治疗颈椎骨折脱位后脊髓损伤的常用方法。双侧顶颞部备皮，消毒，局部麻醉。用克氏钻直接插入头皮到达颅骨外板，钻透外板至板障，禁止穿透颅骨内板。然后将颅骨牵引钳的齿插入孔中，用尼龙绳牵引，通过滑轮连接重量锤牵引颅骨，从而起到颈椎复位的作用。钻孔处皮肤覆盖无菌纱布，以后每天逐渐增加重量，直到维持量。

二、护理事项

神经外科一级手术主要是一些床旁操作及门、急诊手术，很多在ICU、病房、清创室或门诊手术室完成，有些需要病房护理人员配合医生进行。如果在神经外科病房住院观察和治疗，仍要仔细观察纱布是否有渗血、是否有污渍，引流管是否移位，是否还有被遗漏的伤口，要及时做初步处理，或报告医生。在手术室或病房完成的手术，需要护士做术前准备，甚至做术中配合。如气管切开术，术前要备好手术包、无影灯、局部麻醉药和吸痰管等，并可能在术中辅助固定头部或传递吸痰管，术后帮助医生撤除手术铺巾和器械，并将患者恢复正常体位、垫好枕头、盖好被子、固定好吸氧管道，之后做好有关的护理记录。经支气管镜吸痰和肺泡灌洗术是神经外科ICU的常规项目，主要是吸除痰液，疏通呼吸通道，并留取检验标本，必要时进行药物灌洗。这些操作常需要护士帮助递送药品，观察操作中的指脉氧饱和度、心率、血压等指标，并及时向术者反馈。

（赵清爽　黄银兴）

第二节　神经外科二级手术

二级手术是指有一定风险、过程复杂、程度一般、有一定技术难度的手术。从事住院医师岗位工作 3 年以上，或者获得硕士学位并从事住院医师岗位工作 2 年以上的高年资住院医师，可在上级医师临场指导下逐步开展二级手术。神经外科二级手术主要包括了常规的颅骨手术、各类急诊创伤手术、各类引流手术、各类分流手术、各类常规造影术。此外，各类浅表的脑血肿、脑脓肿属于二级手术，而深部的血肿、脓肿一般属于三级手术。

一、手术名称

【开放性颅脑损伤清创术】　先行头皮清创，然后逐层清除失活组织和异物，扩大骨窗，摘除碎骨片，清除颅内血凝块和失活组织，妥善止血，过氧化氢溶液及生理盐水仔细冲洗后留置引流管，分层缝合硬脑膜和头皮。

【大面积头皮缺损修复术】　常采用三叶皮瓣转移或轴型皮瓣转移结合游离皮片移植，修复大面积头皮缺损。前者为将缺损部位的周围头皮切开成三叶，沿帽状腱膜下游离头皮，再将头皮向缺损部位靠拢并缝合。后者为沿帽状腱膜下分离缺损周围的轴形皮瓣，结合自体游离皮片移植覆盖缺损部位后缝合。

【大面积头皮撕脱伤清创缝合术】　大片头皮自帽状腱膜下层或连同颅骨骨膜发生撕脱，常见于器械拉扯、交通事故、动物咬伤等。常用的手术方法有原位缝合术、头皮再植术、游离植皮术、背阔肌肌皮瓣移植术等。

【颅骨肿瘤切除术】 颅骨肿瘤可分为良性和恶性，良性常见的有骨瘤、软骨瘤、颅骨骨化纤维瘤等。恶性常见的有成骨肉瘤、软骨肉瘤、纤维肉瘤等。根据肿瘤大小、部位选择切口，暴露肿瘤，切除肿瘤并送病理检查，骨蜡止血，留置引流管并缝合皮肤。如果形成较大的颅骨缺损，需同期进行颅骨修补术。涉及颅底、颅面部的，切除后重建较为复杂，属于三级手术。

【颅骨凹陷性骨折复位术】 对于新鲜的单纯凹陷性骨折，可于凹陷区近旁钻孔，用器械经骨孔进入凹陷区，利用杠杆原理将其复位。对于陈旧的、较固定的或有骨片陷入脑内者，使用铣刀将凹陷区骨片一起取下来，恢复原形并使用材料固定，再将其固定于原位（图 5-1）。骨折片接近静脉窦时应注意小心取出，若未明显压迫静脉窦，可保留骨片，以免静脉窦破裂出血。

【颅骨凹陷性骨折去除术】 对严重粉碎的凹陷性骨折，沿骨折边缘做 U 形切口，若碎骨片很难整复，或骨片已被污染，可摘除游离骨片。注意保留带有骨膜的骨片，以减小待修复面积。

【颅骨病损切除术】 绕颅骨病损边缘做 U 型切口，沿病损周边钻一个骨孔，铣下包含病损的颅骨，骨蜡止血，可同时使用钛板等材料修补骨缺损区。

【颅骨骨折清创术】 沿骨折边缘切开头皮，清除碎骨片，仔细止血，彻底清创后缝合头皮。

【颅骨钻孔探查术】 根据患者头部受伤机制、受力部位、查体发现等，推测颅内血肿的位置，按可能性由大至小选定各个颅骨钻孔点，依次钻孔探查明确颅内血肿。这是不具备 CT 扫描条件时的手术方式。目前因为 CT 广泛应用，本手术仅在少数紧急情况下展开。

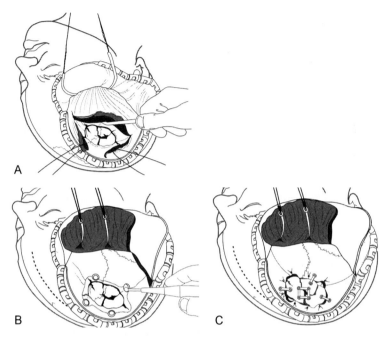

图 5-1 凹陷性颅骨骨折手术示意图

A. 显露颅骨骨折区域；B. 在正常颅骨上钻孔并用铣刀铣开，形成涵盖骨折区域的骨瓣；C. 骨瓣整复后复位，并用颅骨连接系统固定

【去骨瓣减压术】 通常为标准大骨瓣去骨瓣减压术，主要用于重型颅脑损伤或者大面积脑梗死，一般做额颞顶部问号切口，铣下大骨瓣并抛弃，剪开硬脑膜，使脑组织从此处膨出而缓解颅内高压，缝合颞肌、头皮。此外，双侧额部去骨瓣减压可用于双侧额叶脑挫裂伤，颞肌下减压术常用于高血压脑出血或肿瘤患者，颅后窝减压术用于小脑梗死。

【颅骨成形术】 一般称为颅骨修补术。颅脑外伤行去骨瓣减压术，或颅骨肿瘤、颅内肿瘤、颅内出血等手术治疗时，有时会造成患者颅骨缺损。颅骨成形术即使用自体骨、骨水泥、硅胶板、玻璃板、预制好的钛网、聚醚醚酮材料等行颅骨修复。

手术时机：如单纯颅骨凹陷骨折做骨片摘除后，或良性颅骨肿瘤全切除后，可一期修补；对于开放性颅脑损伤，需在初期清创术后，伤口愈合3～6个月始考虑颅骨成形术；对于感染伤口，至少推迟到伤口愈合半年以上手术；对于去骨瓣减压术后，应在颅内高压解除后方考虑颅骨成形术。

【开颅颞肌贴敷术】 开颅去除骨瓣后，将颞肌贴敷在脑组织表面，以促进颞肌表面血管与脑血管之间建立侧支循环，通常用于各类缺血性脑血管病。

【颅内硬膜外血肿引流术】 颅骨钻孔，抽吸血肿，留置引流管，外接引流袋，缝合切口。术后分次向血肿腔注射尿激酶，溶解血肿，利于引流。

【慢性硬膜下血肿钻孔引流术】 颅骨钻孔，切开硬脑膜，置入引流管引出血肿液，反复冲洗后接引流袋，缝合切口。如果血肿液化不全，术后可分次向血肿腔注射尿激酶，溶解血肿。

【慢性硬膜下血肿骨瓣开颅清除术】 适合于包膜明显肥厚或已有钙化的慢性硬膜下血肿，或反复钻孔引流失败的患者。开颅后，尽可能将增厚的血肿包膜切除，并妥善止血。

【硬膜下抽吸术】 术前CT定位，取硬脑膜下血肿/积液/积脓最厚的位置做头皮切口，颅骨钻孔，刺破硬脑膜，插入导管，进行腔内抽吸和冲洗。

【蛛网膜下腔抽吸术】 术前CT检查定位，颅骨钻孔，在血肿体积较大、距颅骨较近处穿刺，负压抽吸蛛网膜下淤血，留置引流管。

【硬脑膜外血肿清除术】 切开头皮，铣开骨瓣，显露并清除血肿，仔细止血，悬吊硬脑膜，留置引流管。

【急性硬脑膜下血肿清除术】 根据血肿部位，先取一个颅骨钻孔。若硬脑膜呈蓝色，可十字切开，消除液态血肿，使颅内压稍有缓解。随后铣下骨瓣，扩大硬脑膜切口，清除血肿并将失活脑组织一并吸除。对于血肿清除后颅内压仍高者，去除骨瓣减压。

【脑血肿清除术（脑叶、浅部）】　切开头皮，显露颅骨，铣下骨瓣，悬吊并打开硬脑膜，清除脑内血肿，血肿腔留置引流管。通常用于脑挫裂伤血肿清除或者较浅表的脑出血（基底核区血肿等深部血肿属于三级手术）。

【人工硬脑膜缺损修补术】　根据硬脑膜缺损面积，适当剪裁人工硬脑膜材料，并将其与缺损硬脑膜边缘紧密缝合，完成修补。

【颅骨钻孔伴脑室引流术（侧脑室穿刺术）】　常选择冠状缝前 2cm、中线旁开 2～3cm 处颅骨钻孔，将引流管插入侧脑室，见脑脊液流出后固定引流管，连接引流袋。

【脑室引流术】　选取穿刺点，切开头皮，颅骨钻孔，将导管插入侧脑室，见脑脊液流出后固定引流管，连接引流袋。此手术可以是开颅手术的一部分。

【脑室型颅内压监护传感器置入术】　颅骨钻孔，切开硬脑膜，使用带有引流功能的导管将颅内压探头经皮下隧道引入钻孔点，行侧脑室穿刺成功后，封填骨孔，缝合头皮，固定探头导线，外接引流袋和颅内压监护仪。

【储液囊埋置术】　切开头皮，颅骨钻孔，穿刺侧脑室或积液腔，将穿刺导管连接储液囊，并将储液囊埋置于切口旁的头皮下，以备穿刺引流。储液囊又称脑室端化疗囊或者 Ommaya 囊（因其由土耳其医生 Ommaya 发明），埋置后主要目的是引流脑深部的脑脊液。某些特定情况下，可通过 Ommaya 囊注射抗生素或者化疗药物。

【颅内脓肿引流术】　颅骨钻孔，切开硬脑膜，穿刺脑脓肿，抽吸脓液，留取部分脓液做细菌培养，含抗生素的生理盐水冲洗，留置引流管。

【硬脑膜外脓肿清除术】 根据脓肿部位决定切口及开颅范围，注意保护切口各层组织，避免感染扩散。彻底清除脓肿，留取脓液行细菌培养及药物敏感试验，过氧化氢溶液反复冲洗，留置引流管。

【硬膜下积液 - 腹腔分流术】 于剑突下中线或中线旁取切口至皮下，切开腹膜，分流管下端送入腹腔 20 ～ 30cm；用通条由皮下向耳后做皮下隧道，经通条内的中空管腔向上方导入分流管腹腔段；再于硬膜下积液最厚处行头皮切开，颅骨钻孔，硬脑膜下置入分流管，将两段分流管连接分流阀，分流阀置于乳突后方皮下并固定。

【脑室 - 腹腔分流术】 于剑突下中线或中线旁取切口至皮下，切开腹膜，分流管下端送入腹腔 20 ～ 30cm；用通条由皮下向耳后做皮下隧道，经通条内的中空管腔向上方导入分流管腹腔段；再选取脑室穿刺点行头皮切开，颅骨钻孔，脑室穿刺成功后，分别将脑室导管和腹腔导管连接分流阀，将分流阀置于乳突后方皮下并固定。

【脑室 - 心房分流术】 分流管经颈静脉至上腔静脉，因其分流至血循环时导管尖端位于右心房，故称为脑室 - 心房分流。适于需行脑脊液分流手术但有腹部疾病的患者。术后对儿童患者每年进行一次胸部 X 线检查，若分流管尖端在第四胸椎以上，宜延长分流管或改用脑室 - 腹腔分流术。

【脑室 - 矢状窦分流术】 一般选择抗虹吸中压分流管，取右侧侧脑室前角为脑室穿刺点，矢状线上、冠状缝体表投影后 2cm 处为上矢状窦穿刺点。

【蛛网膜囊肿开窗引流术】 开颅后，在显微镜下切除部分囊壁，释放囊液，将囊肿与蛛网膜下池充分沟通。

【颅内蛛网膜囊肿分流术】 使用分流管连通颅内蛛网膜囊肿与腹腔或蛛网膜下池，使蛛网膜囊肿体积缩小，减轻占位效应。

【颅内蛛网膜囊肿脑池分流术】　使用分流管，将蛛网膜囊肿与邻近的蛛网膜下池（脑池）沟通，缩小囊肿，解除占位效应。

【蛛网膜囊肿 - 腹腔分流术】　使用分流管，将蛛网膜囊肿内液体分流至腹腔，减轻囊肿的占位效应。

【脊髓蛛网膜下腔 - 腹腔分流术】　用分流管将脑脊液从终池引流至腹腔，达到治疗脑积水的目的。

【侧脑室分流术】　使用分流管，将多余的脑脊液从侧脑室分流至腹腔 / 心房，缓解脑积水症状。

【脑室分流管置换术】　沿前次脑室 - 腹腔分流术切口切开皮肤，拔除之前手术留置的脑室腹腔分流管并进行更换。有时只是更换其中的一部分，可以是脑室端管，或为腹腔段管，或仅仅更换分流阀。

【脑室分流管去除术】　沿前次脑室腹腔分流术切口切开皮肤，拔除之前手术留置的脑室 - 腹腔分流管。

【椎板切除术（减压）】　取后正中切口，分离皮下组织，纵向切开棘上韧带，咬除棘突和双侧椎板，使脊髓硬膜囊得到充分减压。单纯椎板减压术较少，一般与其他脊柱脊髓手术同时进行。

【皮质运动区电刺激术】　术中使用皮质电刺激器刺激中央前回，调整刺激电流以引出手指（趾）、腕关节或前臂收缩位置并标记，确认运动区位置及范围，以避免手术损伤。该术式通常为功能区手术中的辅助手段。

【立体定向颅内血肿引流术】　通过 CT 或 MRI 等影像资料，获得病灶三维坐标数据，在立体定向仪的引导下，将引流管置入颅内血肿，进行引流。这是颅内出血的微创引流手术。

【脑血管造影术】　通过股动脉或其他动脉插管，将含碘造影剂注入颈动脉或椎动脉内，通过快速连续摄片，在不同时期显示脑内动脉、回流静脉和静脉窦的形态、部位、分布及行径的一种显影技术，用于诊断脑血管病。

【脑室造影术】 头颅钻孔，穿刺侧脑室，注入空气或对比剂，通过 X 线摄片定位，是早期用于诊断颅内病变的方法。随着 CT、MRI 的应用，已很少应用此方法。

【脊髓造影术】 通过在蛛网膜下腔注入对比剂，对椎管内流动的脑脊液进行强化，使之能在 X 线或 CT 上显影，以确定椎管内病变的部位。通常通过小脑延髓池穿刺对颈椎椎管进行造影，通过腰椎穿刺对胸腰段椎管进行造影。还有一种技术是将对比剂注入硬膜外腔，用来显示脊柱病变。脊髓造影是一种有创检查，偶尔会出现对比剂过敏。随着 MRI 技术的发展，脊髓造影术在临床上已极少使用。

【术中荧光造影术】 在开颅手术中，将对比剂吲哚菁绿（indocyanine green，ICG）快速注入外周静脉，通过带有滤色片的手术显微镜观察颅内目标血管，可显示血管走行及形态，常用于颅内动脉瘤夹闭术或脑血管搭桥手术中。术中荧光造影术还有第二层意思，即运用术中荧光引导切除高级别胶质瘤。如手术时将荧光素钠由静脉途径给药，通过破坏的血脑屏障进入肿瘤组织内，使肿瘤组织着黄色，可清楚地分辨肿瘤组织和正常脑组织的界限，实时判断胶质瘤的切除程度。此外，还有 5- 氨基乙酰丙酸（5-aminolevulinic acid, 5-ALA）的使用：在特定波长激光照射下，在荧光显微镜下激发出红色荧光而被识别，从而提高恶性脑胶质瘤的手术切除率。

【三叉神经周围支切除术（切断术）】 经口内径路在骨孔外切断眶上神经、眶下神经、颏神经等三叉神经周围支末梢，并且切除一段，以防神经再生愈合，用于治疗原发性三叉神经痛。

【面神经简单修复术】　面神经损伤常发生于颅中窝岩骨部及乳突部的骨折，当面神经缺损较小时，可直接拉拢缝合；当面神经近端受损而远端良好时，可将远端面神经与其他邻近脑神经吻合。

【肌皮神经探查术】　肌皮神经由颈5、6、7神经纤维组成。上肢取外展位，切开皮肤探查肌皮神经，查看是否断裂、粘连压迫，进行分离、松解、修复，分为肌皮神经起始部探查、腋部探查、上臂段探查。

【脊柱内固定取出术】　脊柱手术中，有时出于重建和维护脊柱稳定性的目的而行钛板或钉棒内固定。当今脊柱内固定系统一般是钛合金材料，与人体组织相容性好，一般不需要取出。脊柱侧弯矫形术所用的内固定材料不宜取出。其他手术所用内固定材料，若引起身体局部或心理上的不适，可以取出。沿原切口切开，暴露内固定材料并将其取出。

上述的手术名称，来源于不同的资料，实际上目前有些手术可能存在异议，或者在有的医院已经摒弃了，列出来仅供参考。

二、护理事项

二级手术的难度和风险高于一级手术，有的二级手术术后还存在比较高的风险，因此要加强护理观察，尤其是神志、瞳孔的变化。有些二级手术是县市级医院的主要手术，也是护理人员的常规护理范围，只有二级手术后护理过关了，才可能完成高等级手术的护理任务。特别是对于刚刚入职的神经外科护士，可以从二级手术的围手术期护理开始学习，逐步展开工作。

（黄银兴　赵清爽）

第三节　神经外科三级手术

　　三级手术是指风险较高、过程较复杂、难度较大的手术，可由高年资主治医师（从事主治医师岗位工作 3 年以上，或获得临床博士学位、从事主治医师岗位工作 2 年以上者）或者低年资副主任医师（从事副主任医师岗位工作 3 年以内，或有博士后学历、从事副主任医师岗位工作 2 年以上者）完成。术者宜在高质量主持完成一、二级手术的基础上，同时拥有较丰富的三、四级手术助手的经验，才能逐步开展三级以上手术。神经外科三、四级手术较多，包括了大部分的择期手术。一般来说，常规治疗性手术多为三级手术，而较为复杂的病变则为四级手术。

一、手术名称

（一）肿瘤、占位性病变相关手术

　　【脑肿瘤切除术（浅表）】　通过特定的手术入路，切除不同部位、不同性质的浅部脑肿瘤。

　　【脑膜瘤切除术（浅表）】　通过开颅手术切除不同部位的浅表脑膜瘤，主要包括各类凸面脑膜瘤。

　　【颅内病变活检术（开颅或者立体定向）】　通过开颅手术或者立体定向技术，达到颅内的病变，取适量标本送病理检查，以确定病变性质，为制订下一步治疗方案做准备。

　　【颅内异物取出术】　分为直接取出异物、立体定向技术取出异物、开颅取出异物三类。常见异物有金属、玻璃、木质物等。

　　【幕上浅部病变切除术（半球内肿瘤或功能区）】　开颅手术切除小脑幕上的浅部肿瘤，即脑叶肿瘤或功能区肿瘤，这些区域位于小脑幕上相对表浅部位，因此称"幕上浅部"，与之相对应的概念是"幕上深部"。

【脑肿瘤部分切除术】　因各种原因无法全切肿瘤，仅切除部分肿瘤，达到缩小肿瘤体积与明确肿瘤病理的目的。

（二）血管性疾病相关手术

【颅内动脉瘤夹闭（切除）术】　通过手术夹闭、切除动脉瘤，重塑载瘤动脉，阻止动脉瘤破裂出血。

【颅内动脉瘤孤立术】　将载瘤动脉从动脉瘤的两端分别阻断，使动脉瘤孤立无血。通常在其他方法无效时才使用，可以配合血管吻合技术进行，避免载瘤动脉闭塞后引起脑梗死。

【颅内动脉瘤包裹术】　在未能手术夹闭的动脉瘤周围，包裹自体筋膜或人工材料，以期通过组织增生达到加厚动脉瘤壁、稳定动脉瘤的目的。可用于重要主干动脉或穿支动脉的梭形动脉瘤，不作为首选方法，疗效有限。

【颅内外血流重建术】　直接血流重建术是将颅内、外血管进行直接吻合。间接血流重建术包括颞肌贴敷术、脑 - 脑膜 - 动脉贴敷术、脑 - 脑膜 - 动脉 - 颞肌贴敷术等多种术式。常用于烟雾病的治疗。

【椎动脉减压术】　通过切开横突孔或切除增生的钩椎关节，对椎动脉起到减压作用，缓解椎动脉型颈椎病症状。

【颈内动脉内膜剥脱术】　通过手术剥离并摘除颈内动脉的粥样硬化斑块，恢复颈内动脉血流，缓解颈内动脉狭窄导致的缺血症状。

【颅内动静脉畸形切除术】　开颅显露畸形血管团，先将供血动脉予以电凝后切断，再切断引流静脉，最后将整个畸形血管团游离、切除。

【脑内血肿清除术（深部）】　开颅或者内镜辅助下清除脑内深部血肿，最常见为高血压脑出血，常见部位为基底节区、丘脑、小脑、脑室内等。

（三）DSA 造影及介入治疗手术

【脊髓血管造影术】 通过穿刺股动脉插管，将微导管逐一置入到所有脊髓动脉附近，注入对比剂使各动脉显影。适应证：①脊髓血管性病变；②部分蛛网膜下腔出血，而脑血管造影阴性者；③了解脊髓肿瘤与血管的关系；④脊髓富血管肿瘤的术前栓塞；⑤脊髓血管性疾病的复查。

【血管内介入治疗术】 在影像导引下进行血管内介入治疗，用最小的创伤将器具或药物置入到病变组织，对其进行物理、机械或化学治疗。包括各类栓塞、支架成型等。该手术名称较为笼统，一般术前使用。血管病的介入治疗通常需要根据 DSA 造影后选择合适的介入治疗方式，因此术前使用较为笼统的"介入治疗术"的名称，术后则需根据术中的具体诊断、治疗方式命名手术。

【动脉瘤栓塞术】 通过血管内治疗技术，使用弹簧圈单纯栓塞或使用支架辅助弹簧圈栓塞颅内动脉瘤。

【脑静脉窦血栓超导溶栓、支架取栓术】 通过血管内治疗技术，将取栓支架放到静脉窦内血栓的远心端，将血栓从静脉窦内拉出来，使得闭塞的静脉窦再通，并将微导管超导至血栓形成部位，持续注射尿激酶，促进血栓溶解。

【颅内动脉狭窄支架成形术】 通过血管内技术，将支架植入到狭窄动脉部位，使动脉恢复正常血流，改善缺血症状。

【急性脑栓塞支架取栓术】 采用血管内治疗的微创方法，将取栓支架通过导管放置于血栓部位，数分钟后支架与血栓结合在一起，直接抓住堵塞血管的血栓，将支架和附着的血栓一起从脑血管中拉出来，使闭塞血管再通。

【海绵窦动静脉瘘栓塞术】 属于血管内介入栓塞术，采用弹簧圈 / 组织胶等将瘘口堵塞，治疗海绵窦型硬脑膜动静脉瘘。

（四）颅神经及周围神经手术

【后组脑神经松解减压术】　通过手术松解脑神经周围的粘连，解除血管对神经的出入脑干段的压迫（图 3-11），缓解三叉神经痛、舌咽神经痛、面肌痉挛等症状。

【动眼神经松解减压术】　因为创伤等原因，使动眼神经在眶上裂区被压迫，如骨折片卡压，导致动眼神经麻痹。通过开颅手术磨除眶上裂的骨质，切开约束动眼神经的软组织，解除动眼神经卡压。

【神经移植术】　颅脑及周围神经肿瘤切除后，如果某一段脑神经缺损较大，一般方法难以做到无紧张吻合者，可运用自体神经或人造神经进行神经移植术。

【经乙状窦后入路神经切断术】　经乙状窦后入路行脑神经切断，例如切断前庭神经治疗梅尼埃病（膜迷路积水），切断三叉神经感觉根治疗三叉神经痛。

【面神经松解减压术】　磨除面神经骨管骨质，裸露面神经并解除其压迫，改善面神经血供，促进面神经功能恢复。适用于面神经炎、耳带状疱疹、颞骨骨折造成的周围性面瘫。

【脑神经显微血管减压术】　通过开颅手术解除血管对脑神经出入脑干段的压迫，以达到缓解三叉神经痛、舌咽神经痛、面肌痉挛等后组脑神经症状。

【面神经跨面移植术】　常取部分腓肠神经，解剖健侧面神经及患侧面神经周围支，将腓肠神经分别与健侧、患侧面神经吻合，以促进患侧面瘫症状改善。双侧面瘫患者不适合该术式。

【面神经吻合术】　对受损断裂的面神经进行显微吻合修复，适用于面神经因受外伤断裂或手术误伤后。

【面神经-周围神经移植术】　因肿瘤切除或其他因素导致面神经局部缺如，无法做到无紧张吻合，取部分周围神经作为供体，对面神经进行吻合修复。

【脑神经松解术】　全程探查受累脑神经的出入脑干段后，如果未发现责任血管压迫，而只有增厚、粘连的蛛网膜包绕神经时，此时仅仅锐性分开蛛网膜，使脑神经松脱开，完全游离。

【视神经减压术】　开颅或神经内镜下去除视神经管的部分骨质，缓解视神经受压，改善视神经血供。

【神经缝合术（脑或周围神经）】　适于各种原因造成的脑神经或周围神经完全断裂或部分断裂，将断端靠拢吻合。神经损伤后修复的时机原则上越早越好。

【三叉神经半月节热射频治疗】　在 X 线或 CT 引导下，经面部穿刺，将电极通过卵圆孔，插入到三叉神经半月节，采用射频热凝技术破坏三叉神经痛觉纤维，是治疗三叉神经痛的方法之一，包括脉冲射频治疗和温控凝固技术。

【神经病损切除术（颅或周围神经）】　切除神经源性病变，包括起源于脑神经或周围神经的神经纤维瘤、神经鞘瘤、节细胞神经瘤，恶性肿瘤包括恶性神经鞘瘤、节神经母细胞瘤、交感神经母细胞瘤。

【坐骨神经探查术】　对有坐骨神经损伤的患者进行坐骨神经探查，尤其是容易导致神经损伤的常见部位或可疑部位进行探查，必要时对坐骨神经进行减压或修复。

【桡神经探查术】　对有桡神经损伤的患者进行桡神经探查，尤其是容易导致神经损伤的常见部位或可疑部位进行神经探查，必要时对神经进行减压或修复。

【三叉神经感觉根切断术】　常采用乙状窦后入路，切断三叉神经的大部分感觉根，常用于三叉神经未见明显血管卡压的患者。

（五）疼痛及功能神经外科手术

【迷走神经电刺激术】　是一种新型的癫痫治疗方式，通过植入电刺激发生器，持续对颈部迷走神经进行微量电刺激，从而对大脑皮质的痫样放电产生抑制作用。

【脊神经背根入髓区切断术】　脊神经后根进入脊髓的区域位于灰质后角，该区域与痛觉传导有关，通过选择性切开症状相对应的神经背根入髓区可以阻断痛觉的传入，缓解症状。常用于臂丛神经撕脱伤后疼痛、脊髓或马尾神经损伤后疼痛、幻肢痛、残肢痛、带状疱疹后遗痛等。

【立体定向毁损术】　通过温控射频热凝法对特定脑深部核团靶点进行毁损，治疗帕金森病和肌张力障碍等功能性疾病。可选择的有效靶点有丘脑腹中间核（Vim）、苍白球（Gpi）和底丘脑核（STN）等。

（六）脊柱脊髓手术

【脑脊膜膨出修补术（脑膜脑膨出切除修补术）】　保留、回纳膨出的神经组织，切除并修补膨出的脑膜、脊膜组织，尽可能恢复正常局部解剖关系。

【脊膜膨出修补术】　切除膨出囊，修补硬脊膜及周围软组织。

【脊髓脊膜膨出修补术】　局部切开，切除脂肪瘤或膨出囊，回纳膨出的神经组织（囊内容物），对周围组织进行松解和修补，闭合椎管。

【腰椎间盘突出切除术】　通过椎间孔镜或显微镜下手术，切除突出的髓核，消除对神经根的压迫，缓解疼痛。

【腰骶部潜毛窦切除术】　潜毛窦又称潜毛囊肿，常发生于骶尾部，可能合并脊髓栓系，常需要与脊柱裂及椎管内神经病变一同处理。具体方法为切除潜毛窦，松解脊髓粘连，缓解脊髓栓系。

【腰椎微创融合术】　腰椎融合术是通过腰椎前/后路手术在椎小关节、横突间植骨、椎间植骨或植入椎间融合器并植骨等方法，使腰椎间关节之间发生骨性结合，从而建立和维持腰椎稳定性。近年来手术方式趋向微创化，根据手术入路不同可分为：微创后路椎间融合术、微创经椎间孔椎间融合术、斜外侧椎间融合术、微创前路椎间融合术、经皮经骶前轴向椎间融合术和极外侧入路椎间融合术等。

【颈椎前路椎间盘切除减压融合术（ACDF）】 是治疗颈椎病最常用的标准术式，在显微镜下从前路直接切除突出的椎间盘及增生的骨赘，实现对脊髓和神经根的直接减压。患者取仰卧位，手术切口位于颈前方，术中通过逐步分离组织间隙到达颈椎，减压完成后通过植骨和内固定使颈椎维持稳定。

【颈椎前路椎体次全切除减压融合术（ACCF）】 颈椎病患者，当椎体后方也存在脊髓压迫时，需采用该术式，在 ACDF 的基础上次全切除椎体，以获得更广的减压范围。多用于长节段后纵韧带钙化的减压。

【颈椎人工间盘置换术（CDR）】 用于治疗神经根型或脊髓型颈椎病，重建病变节段的关节功能，其目的是维持颈椎序列稳定，保留运动功能，降低邻近节段间盘的压力，进而减少邻近节段间盘退变的发生。手术操作与 ACDF 相似，区别在于 ACDF 是在病变椎间隙植骨或植入椎间融合器，而 CDR 是在病变椎间隙植入人工椎间盘。

【脊髓空洞蛛网膜下腔引流术】 借助分流管将脊髓空洞与蛛网膜下腔连通，缓解脊髓中央管的扩张。

【马尾神经粘连松解术】 由于各种先天性或后天性因素（如脊柱骨折、腰椎退行性病变和马尾部位肿瘤等）引起腰骶椎管绝对或相对狭窄，使马尾神经受压受损，而产生一系列神经障碍的表现，此即马尾神经综合征。损伤的神经容易与周围组织粘连，必要时需进行神经粘连松解术，在显微镜下小心分离。

【脊髓和神经根粘连松解术】 炎症、外伤或脊柱退行性病变等可导致脊髓和神经根与周围组织粘连，松解脊髓和神经根的粘连有助于改善神经根与脊髓的血液供应，缓解症状。

【脊髓膜病损切除术】 手术切除起源于脊髓被膜的病变，常见的为脊膜瘤、硬脊膜囊肿及硬脊膜动静脉瘘。

【椎管内病损切除术】 手术切除椎管内病变，包括起源于脊髓、脊膜、硬膜外组织的病变，主要是肿瘤和血管畸形。

【椎管内脓肿切开引流术】 切开椎管内脓肿，置管外引流。

【椎管内脓肿切除术】 彻底切除椎管内脓肿及脓肿壁。

【选择性脊神经后根切断术】 用于治疗痉挛性脑瘫。在手术显微镜或放大镜下，分开各后根小束，一般为 5 ～ 7 束，逐一用电刺激器（肌电图仪或脉冲电刺激器）刺激，测定各小束诱发肌痉挛的阈值，选择阈值低的小束按比例切断，以阻断脊髓反射的 γ - 环路，达到降低肌张力、缓解肌痉挛的目的。要保留阈值高的后根小束，以防术后发生感觉障碍。

【脊髓外露修补术】 脊髓外露是脊髓先天畸形的一种，少见，椎管与硬脊膜广泛敞开，可伴有神经组织变性，为最严重的脊柱裂类型，治疗上需尽早手术，尽可能还纳脊髓于椎管，闭合周围组织。

【骶管囊肿交通孔封闭术】 对于症状性骶管囊肿，采用交通孔封闭术治疗。手术采用全身麻醉，打开骶管后，在显微镜下找到囊肿的交通孔，衬以脂肪垫后以 6.0 丝线缝扎交通孔，并严格保护穿行其间的神经根。

【脊髓前连合切断术】 传导痛觉的二级纤维从后根发出后，经前连合跨越到对侧，汇入脊髓丘脑束。手术切断某节段前连合能阻断双侧肢体的疼痛。本手术适用于盆腔或胸、腹腔恶性肿瘤所致的胸、腹、盆腔、会阴或下肢的顽固性疼痛，经一次手术便可解除两侧疼痛。此外，也适用于因脊髓蛛网膜炎、外伤、神经根炎等非恶性肿瘤所致的顽固性疼痛。

【后路椎管减压术】 从后方切除椎板，使椎管容积扩大，避免脊髓进一步受压，改善脊髓受压症状。

【后路椎管扩大成形术】 通过手术扩大椎管，包括单开门与双开门技术。单开门即切断一侧椎板，双开门即切断棘突与双侧椎板，再通过内固定技术翘起椎板，使椎管重新成形，扩大椎管容积。

【椎管扩大成形术】 切除椎管周围部分骨质，人为扩大椎管容积（椎管仍然大致处于封闭状态），主要指双开门式、单开门式及棘突悬吊式手术。

【椎管脊髓探查术】 打开椎管，先探查硬脊膜外有无出血、肿瘤、骨折片、肉芽肿等，观察硬脊膜囊搏动是否正常。脊髓探查包括脊髓有无粘连、出血，脊髓的粗细有无异常，有无局部膨隆，有无被推移或是否光滑、周围有无肿物、表面的血管分布是否异常等，必要时在可疑处切开探查内部情况。

【颈椎后路椎间孔开放术】 由椎体后外缘或者钩突关节骨赘造成的神经根型颈椎病，除了前路手术，后路椎间孔开放术也能奏效。通过颈椎后路显露病变侧椎板和关节突，用高速磨钻在上方椎板的外侧端磨一个直径约 8mm 的骨孔，并磨除下方椎体的上关节突的内侧部，椎板咬骨钳或刮匙处理后暴露和减压受累神经根。

【脊柱结核病灶清除术】 脊柱结核是全身结核病的局部表现，有效的抗结核药物化疗是治疗脊柱结核的基石，手术只是辅助治疗方式。但是，对于具有手术适应证的患者，积极手术治疗可以有效缩短治疗周期，促进结核病灶愈合，减少伤残，提高生存质量。手术中在彻底病灶清除的基础上，积极有效地重建脊柱稳定性，已经成为脊柱结核的通用式式。

【胸椎黄韧带钙化切除术】 在显微镜通道下，磨除病变部位的椎板和黄韧带钙化灶，胸椎后方张力带完全保留，无需内固定。

【椎板成形术】 对于椎管内较大的硬膜下肿瘤，通过使用弯曲的连接片，"高架桥"式回置椎板，起扩大椎管的作用。

【椎体成形术】 全称为经皮穿刺椎体成形术，属于微创手术，通过向病变椎体内注入骨水泥（聚丙烯酸甲酯）或人工骨，达到强化椎体的目的。多用于无脊髓、神经压迫的胸腰椎压缩性骨折者。

【脊神经根减压术】 常用于治疗腰椎间盘突出症。采用腰椎后路 2cm 长的中线旁直切口，在显微镜及通道下，磨除病变椎间隙的少量椎板骨组织，显露被突出的椎间盘压迫的神经根，切除髓核组织，彻底减压责任神经根。一般不需内固定，术后第 2 天即可下地活动。

【腰椎管狭窄减压术】 腰椎管狭窄症临床常见，中老年人多发，典型表现为间歇性跛行、腰痛、腰部活动障碍。微通道手术将显微神经外科操作技术、显微镜目镜下视野的可调整性、通道的灵活性与手术床可倾斜性充分结合，实现单一入路下完成双侧椎板减压，仅切除局部病变的少量骨性组织，保留棘突及其附着的韧带以及对侧的棘旁肌肉，手术创伤小。

（七）脑室镜手术

【经神经内镜三脑室底造瘘三脑室造瘘术】 神经内镜进入第三脑室，在脑室底造瘘，使脑室与基底池沟通，用于各类梗阻性脑积水。

【立体定向下经神经内镜脑内异物摘除术】 在立体定向技术引导下，将神经内镜接近脑内异物，取出异物。

【内镜下脑内囊肿造瘘术】 将神经内镜置入脑内囊肿，切除部分囊肿壁，将囊肿与脑室、脑池沟通，以消除囊肿的占位效应。常用于侧裂池蛛网膜囊肿、第三脑室蛛网膜囊肿、四叠体池囊肿等。

【内镜下脑室粘连分解术】 探查松解脑室内的粘连，包括室间孔的粘连及脑室各部位的粘连，打开脑室分隔，疏通脑脊液循环，减轻脑积水。

【内镜下终板造瘘术】 终板为第三脑室的前下壁，终板打开后第三脑室与蛛网膜下腔（终板池）沟通，为脑脊液循环开放了另一条通路，有助于缓解脑积水。

【内镜下脑室 - 脑池造瘘术】 脑室造瘘，使之与蛛网膜下池沟通，如终板造瘘术、第三脑室底造瘘术等。

（八）其他类型

【脑脊液漏修补术】 经鼻腔或经颅入路，用自体组织或人工修补材料，填塞脑脊液漏口，并使用生物胶固定，阻止脑脊液漏。

【脑囊肿切除术】 开颅手术，显微镜下或内镜下切除脑内囊性病变。

【骨纤维异常增殖切除整形术】 骨纤维异常增殖症是一种病因不明、缓慢进展的自限性良性骨纤维组织疾病，常发生于颅骨及颌面部。对病变发展较快者，伴有明显畸形和功能障碍者，可通过切除异常增殖的骨质，使颅颌面部外形更加美观。

对于能否主持开展上述的三级手术，只是按照学历和职称的界定是不够的，还需结合个人的临床实践时间、手术技巧、主持二级手术的实际病例数、做三级和四级手术助手的病例数以及个人的外科天赋。此外，三级手术中有一些属于亚专业手术，需要在该亚专业长期实践和进步的基础上方可胜任，对该亚专业不熟悉的主任医师可能也难以胜任。

二、护理事项

神经外科三级手术是三级甲等医院的常见手术，不少是属于一些亚专业医疗组开展的手术，因此要求护理人员至少要熟悉某些亚专业的一般知识，或者曾接受某些亚专业的医疗与护理知识的学习或培训，否则在围手术期护理中会碰到不少困难。不同的疾病，术后护理要求差别很大，对于专业性比较强的观察指标，应仔细记录，仔细交接，以防在接班后忽略了这些重要的细节观察。

（洪景芳　李　军　魏梁锋　赵清爽）

第四节　神经外科四级手术

神经外科四级手术是指风险高、过程复杂、难度大的手术，如脑干肿瘤、复杂性脑血管畸形和复杂颅底肿瘤手术等。术中及术后容易出现生命体征变化、意识障碍、偏瘫失语等严重情况，对术者资质及术后护理要求较高。四级手术需要由高年资副主任医师（从事副主任医师岗位工作 3 年以上者）或主任医师完成。对于科室新开展或高难度的重大手术、邀请国内外著名专家来主刀的手术、预知预后不良或危险性很大的手术、可能导致毁容或致残的手术以及可能引起医疗纠纷的手术或存在医疗纠纷的再次手术，都需要提前向医务部（医疗科）报批。

神经外科四级手术主要包括：各类颅底肿瘤、各类深部颅脑肿瘤、椎管内肿瘤、癫痫相关手术、使用支架成型的介入内治疗、大型的动静脉畸形及脊髓血管畸形、复杂动脉瘤、各类颅内外搭桥手术、深部电刺激术、颅面畸形、颅脊柱复杂畸形、臂丛神经手术等。

一、手术名称

【经神经内镜鼻蝶垂体肿瘤切除术】 使用神经内镜，经鼻腔 - 蝶窦入路切除垂体腺瘤。

【垂体瘤切除术（经鼻或颅）】 经鼻蝶入路或开颅手术切除垂体腺瘤。

【经额垂体瘤切除术】 经额部入路开颅，切除垂体腺瘤。

【垂体部分切除术】 切除部分垂体组织，人为地使腺垂体功能受损，达到治疗精神病或暴力倾向的目的。已经很少使用。

【鞍区占位病变切除术（颅咽管瘤、鞍结节脑膜瘤）】 经鼻腔 - 蝶窦入路或开颅手术，切除鞍区占位性病变，如颅咽管瘤或鞍结节脑膜瘤。

【蝶鞍内肿瘤切除术】 经鼻腔 - 蝶窦入路或开颅手术，切除蝶鞍内肿瘤，如垂体腺瘤。

【幕上深部病变切除术】 幕上深部病变是一个笼统的手术名称，通常指幕上病变且不位于脑表面的病变，如各个脑叶内侧面、丘脑基底核区、胼胝体区、小脑幕裂孔区、脑室内病变。切除这些区域的病变，难度大，术后反应重，需要多观察。

【小脑半球病变切除术】 开颅手术切除位于小脑半球的病变。

【第四脑室肿瘤切除术】 幕下开颅手术，切除第四脑室内肿瘤，如髓母细胞瘤、室管膜瘤等。

【脑干病变切除术】 开颅手术切除位于脑干的病变。脑干病变包括胶质瘤、血管网状细胞瘤、海绵状血管瘤、动静脉畸形等。

【第四脑室肿瘤切除术】 幕下开颅手术，切除第四脑室内肿瘤，如髓母细胞瘤、室管膜瘤等。

【松果体区肿瘤切除术】 开颅手术切除位于松果体区的病变。

【桥小脑角肿瘤切除术】 开颅切除脑桥小脑角区的肿瘤，例如神经鞘瘤、胆脂瘤、神经纤维瘤、脑膜瘤等。

【复杂性颅底肿瘤切除＋颅底重建术】 颅底范围广，骨性结构、脑神经孔道及主干血管结构复杂，有一些甚至因为位置深在而很难达到，多数手术难度大，风险高，术后容易发生脑脊液漏和颅内感染。如：①经口／鼻入路颅底斜坡肿瘤切除术；②复杂海绵窦区肿瘤切除术：可破坏中颅底，形成颅内外沟通肿瘤，部分肿瘤甚至需要通过切断下颌支、联合颞下窝入路；③侧颅底进路复杂性鼻咽血管纤维瘤切除术；④颅-面联合径路前颅底区肿瘤切除术；⑤内镜下累及鼻颅底区域鼻腔鼻窦肿瘤切除术；⑥ DeRome 入路颅鼻沟通瘤切除术；⑦岩斜区巨大脑膜瘤切除术。由于颅底手术类型多、复杂，涉及较多专业名称，有时候可笼统称之为复杂颅底肿瘤切除术。

【经蝶窦入路颅咽管瘤切除术】 在内镜辅助下经双侧鼻腔-蝶窦入路，打开鞍结节区的骨质和硬脑膜，达到鞍上区，识别、分离并逐步切除颅咽管瘤，最后进行颅底缺损区重建。手术中颅内结构视野清晰，损伤小。术后要注意观察鼻腔引流情况、尿量情况及鼻腔损伤有关症状。

【颅眶肿瘤切除术】 同时打开颅盖骨与眶壁，切除颅眶沟通性肿瘤。

【经脑室镜胶样囊肿切除术】 通过穿刺额叶建立手术通道，进入脑室镜，采用镜内操作技术切除胶样囊肿，常位于室间孔附近。

【经神经内镜脑室肿瘤切除术】 采用神经内镜技术，切除脑室内肿瘤。

【高颈段椎管内肿瘤及脊髓髓内肿瘤切除术】 颈框 4 以上颈椎称为高颈段，涉及四肢的运动感觉动能及所有呼吸肌的运动，因此高颈段髓内、髓外肿瘤手术风险均很高。常见肿瘤有室管膜瘤、星形细胞瘤、脊膜瘤、神经鞘瘤等，常用颈椎后正中手术入路。对于椎间孔哑铃型肿瘤或侧腹方脊膜瘤，可采用枕下极外侧入路手术，以期一次性切除肿瘤。

【颈椎后路复位侧块 / 椎弓根内固定术】 患者取俯卧位，切口位于颈部后正中，从后方暴露双侧侧块 / 椎弓根，旋入侧块 / 椎弓根螺钉，借助钉棒系统将骨折的颈椎达到解剖稳定。

【胸 / 腰椎前路切开复位内固定】 经前方从腹膜或腹膜外入路暴露骨折的腰椎，进行复位、植骨融合、内固定，恢复脊柱的解剖和稳定性。

【胸 / 腰椎后路切开复位内固定】 经胸 / 腰椎后方入路暴露压缩或爆裂性骨折的胸 / 腰椎，对脱位的胸 / 腰椎进行复位、植骨融合并行内固定，恢复脊柱的解剖和稳定性。若骨折或脱位对脊髓或神经根造成压迫，还要进行减压。

【椎动脉内膜剥脱术（椎动脉成形术）】 椎动脉狭窄或闭塞时，极易诱发缺血性脑卒中，引起头晕、走路不稳、四肢无力、饮水呛咳等症状。采用锁骨上及胸锁乳突肌前缘的拐型切口，分离颈阔肌、胸锁乳突肌，将颈内静脉、颈动脉、迷走神经牵向两侧予以保护，准确、充分暴露椎动脉起始处，临时阻断锁骨下动脉及椎动脉远端，以成角剪刀剪开椎动脉，可见血管内斑块，予以剥除，仔细处理动脉内膜后予以缝合，吲哚菁绿造影证实椎动脉再通良好。国内只有少数几个医疗中心开展此手术。

【脊髓血管畸形介入栓塞术】 用血管内介入治疗方法，堵塞脊髓血管畸形的滋养动脉，常需寻找多支血管进行栓塞，难度大。大部分不能通过血管内技术治愈，有一些需结合手术治疗。

【脊髓动静脉畸形切除术】 打开椎板，显露并切除脊髓动静脉畸形。

【椎管内脊膜瘤切除术】 打开椎板，显露并切除椎管内脊膜瘤。

【脊髓内肿瘤切除术】 打开椎管，切除脊髓内肿瘤，缓解肿瘤对脊髓的压迫，主要包括室管膜瘤、星形细胞瘤和海绵状血管瘤。

【颅内巨大动静脉畸形栓塞后切除术】 颅内动静脉畸形大于 6cm，单纯采用血管内技术很难栓塞完全，而且有引发脑出血或脑缺血的风险。单纯行开颅手术，将遇到极大的难度和风险，因为参与血管多、血流快，术中出血多。为了达到消灭病灶，又能减少治疗风险，采用血管内治疗与开颅手术两步走的办法是可取的方案。先栓塞主要供血动脉和部分畸形血管团，特别是先栓塞手术中显露困难或手术处理风险比较高的部分，这样在接下来的开颅手术中就会便于控制出血，顺利全切。如果是同日手术，最好在复合手术室完成。

【复杂性动静脉畸形切除术】 一般 Spetzler-Martin 3 级及以上即可认为是复杂动静脉畸形，这类血管畸形血管构筑及血供都比较复杂，手术难度较大，位置比较深或累及重要功能区，术后并发症可能也比较多。部分病例需要先做血管内栓塞治疗，然后再行开颅手术切除。国内很多神经外科拥有复合手术室，可在一次手术中进行血管内栓塞和开颅手术，手术名称应为：复杂性动静脉畸形栓塞＋开颅切除术。

【颈总动脉 - 大脑中动脉吻合术】 取一段大隐静脉或桡动脉，将其一端与颈总动脉做端 - 侧吻合，另一端与大脑中动脉远侧端做端 - 端吻合，为高流量搭桥的一种手术方式。

【静脉窦损伤修补术】 最常见的静脉窦损伤是上矢状窦，其次为横窦。静脉窦修补术适用于：①静脉窦损伤后出现急剧活动性出血者；②伴发显著的颅内血肿者；③骨折片造成血液回流障碍引起严重颅内压增高或重要功能区受累症状者。关键技术：头部抬高20°，切口跨越静脉窦，自周围向中心逐步去除骨片。对于小的破损，可以直接使用无损伤缝线缝合，或小片吸收性明胶海绵压迫。对于大的破损，需要用翻转的硬脑膜、筋膜片、肌片或静脉移植段。术后注意抗凝处理。

【复杂颅内动脉瘤夹闭切除术】 复杂动脉瘤的"复杂"是由多因素构成的，如大型、巨型或动脉瘤太小而不适于夹闭或栓塞的，梭形或蛇形动脉瘤，瘤颈难以接近、宽、有钙化、涉及穿动脉的，动脉瘤内充满新鲜或分层状血栓的，动脉瘤被脑组织、颅骨以及过去手术形成的瘢痕所包埋的，以及特殊部位动脉瘤，如海绵窦内、床突段、多发动脉瘤、椎基底动脉动脉瘤等。主要治疗手段包括开颅夹闭、孤立加搭桥、血管内栓塞和密网支架等，治疗难度高、手术风险大，并发症发生率较高。能单纯夹闭而治愈的占少数。

【臂丛神经吻合术】 手术方法有锁骨上、锁骨下、锁骨部臂丛神经探查术，根据手术中发现选择神经松解术、神经吻合术、神经移植术、神经移位术。如果臂丛神经断裂或神经瘤巨大，需将近远两个断端充分显露，并将断端瘢痕组织及神经瘤切除，两断端在无张力下行鞘膜（外膜）缝合，不必缝合束膜；对于不能直接缝合的，需采用多股神经移植术，移植材料可选用颈丛感觉支、臂或前臂内侧皮神经、腓肠神经。神经吻合之后，恢复功能大约需要6个月至1年。

【癫痫病灶切除术】 经术前影像或脑电图定位脑内导致癫痫的病灶，开颅切除该病灶。

【多处软脑膜下横纤维切断术】 是一种药物治疗难治性局灶性癫痫的手术方法，用特制的刀片在脑皮质上切断浅层部分短的横行连接纤维（深度不超过4mm），可阻碍细胞的同步化放电，以阻止或限制癫痫发作。

【胼胝体切开术】 胼胝体是连接左右两侧大脑半球的横行神经纤维束板，是癫痫放电从一侧半球扩散至另一侧半球的主要通路，手术切断胼胝体的部分纤维可以阻止癫痫放电扩散，癫痫发作可显著减轻。

【大脑半球切除术】 开颅切除一侧大脑半球，用于治疗婴儿偏瘫伴顽固性癫痫及行为障碍者。现在基本上都改用功能性大脑半球切除术，保留了前额叶、顶后部和枕叶，更为微创。

【选择性杏仁 - 海马切除术】 手术仅切除杏仁体和海马，保留颞叶外侧皮质。适于治疗起源于单侧颞叶内侧基底结构的癫痫发作，并有典型的临床先兆或症状。

【脑皮质切除术】 又称软脑膜皮质切除术，根据术前或术中皮质脑电图定位致痫灶，避开功能区，对较小的皮质致痫灶行软膜下切除术。

【颅内神经鞘瘤切除术】 开颅手术切除脑神经起源的肿瘤，常见的肿瘤包括位听神经瘤、三叉神经鞘瘤、面神经鞘瘤、后组脑神经鞘瘤。此类肿瘤位居颅底，且毗邻的重要神经血管多，解剖结构复杂，故手术难度大、风险高。

【马尾神经肿瘤切除术】 打开椎管后壁，切除起源于马尾神经的肿瘤，包括神经纤维瘤、脊膜瘤、室管膜瘤、上皮样或皮样囊肿、脊索瘤等。

【经口咽入路齿状突磨除术】 经口咽入路依次切开咽后壁各层软组织，暴露并磨除齿状突，常用于治疗枕颈畸形。

【经口咽入路斜坡病变切除术】 经口咽切开咽后壁，暴露并磨除斜坡骨质，切除斜坡病变，并做颅底重建。

【寰枕畸形减压术（Chiari 畸形手术）】 寰枕畸形包括：扁平颅底、颅底凹陷、寰枕融合、颈椎分节不全、寰枢椎脱位、小脑扁桃体下疝畸形（Chiari 畸形）等。手术去除枕骨大孔后方的部分骨质，有时还切除寰椎后弓，可扩大修补硬脑膜，并做必要的椎骨复位和内固定，增加颅后窝容积和寰枕区稳定性。

【颅缝再造术】 对于颅缝早闭，通过外科手段将过早愈合的颅骨分离，具体包括冠状缝再造术、矢状缝再造术、额缝再造术、人字缝再造术、全颅缝再造术、颅骨广泛切开术等。

【中脑导水管粘连松解术】 通过手术探查松解中脑导水管的粘连，疏通脑脊液循环，缓解脑积水症状。通常在神经内镜下完成手术，主要采用软镜。

【立体定向脑深部刺激术（deep brain stimulation，DBS）】 将电极植入患者脑内，运用脉冲发生器刺激大脑深部的某些神经核，纠正异常的大脑环路，从而减轻神经症状。与永久性损伤的一些方法（毁损或放疗）不同，DBS 并不破坏大脑结构，允许今后进一步治疗。通过选择不同的靶点，可以治疗帕金森病、特发性震颤、肌张力障碍性疾病、厌食症等。

【疼痛丘脑板内核群毁损术】 疼痛的传导系统有二：一是脊髓丘脑侧束，经丘脑感觉核（腹后外侧核）抵达顶叶皮质，称为特异性投射系统；二是在该束内侧有一束不甚密集的上行纤维，纤维较短，突触较多，经脑干网状结构抵达于丘脑板内核群中的中央中 - 束旁簇、旁中央核和中央外侧核等，这个通路称为非特异性投射系统，破坏这一系统不引起附加神经症状。立体定向术治疗疼痛就是在这一基础上发展起来的，常用靶点为板内核群 [中央中核（CM）、束旁核（PF）、中央旁核（PC）、中央外侧核（CL）] 和界核。

【痉挛性斜颈定向手术】 痉挛性斜颈病因不明，是颈肌受到异常神经冲动引起的一种不可控制的阵挛或痉挛。有两类手术：一类是切断或切除颈部受累的肌肉或其支配神经，另一类用定向手术阻断异常神经冲动。定向手术靶点包括丘脑腹外侧核（VL）的后半、丘脑腹后核（VP）的前半和中央中核（CM）的外 1/3。

【椎动脉夹层动脉瘤栓塞术】　使用单支架或多支架辅助弹簧圈栓塞椎动脉夹层动脉瘤，支架的作用是防止弹簧圈脱出和重建血流。

【球囊辅助的动脉瘤栓塞术】　先运用血管内技术放置球囊骑跨于动脉瘤开口，再导入微导管，栓塞过程中充盈球囊，防止弹簧圈突入载瘤动脉。

【支架辅助宽颈动脉瘤栓塞术】　宽颈动脉瘤直接栓塞会导致血管狭窄，故运用血管内技术放置支架，骑跨于动脉瘤开口，再进行栓塞，可防止载瘤动脉狭窄。

【动脉瘤覆膜支架成形术】　巨大动脉瘤、血泡动脉瘤或者其他特殊类型动脉瘤，无法进行常规栓塞时，可使用覆膜支架将血管成型，隔离、闭塞动脉瘤，并保持载瘤动脉通畅，恢复正常血流动力学，从而达到治疗动脉瘤的目的。

神经外科手术分级没有全国统一的标准，而是有一定地域差异，各个医院可能因具体情况而有所调整。本章所列的三级手术中，有的可能在某些医院被定为四级手术；所列的四级手术中，可能在个别医院也被定为三级手术。本节所列的四级手术，难度、复杂性和风险都很高，有些还具有明显的亚专业色彩。

二、护理事项

鉴于四级手术的高风险性和较高的术后并发症发生率，围手术期护理尤为重要。护理人员首先要能准确识别哪些手术是四级手术，从而以更多的时间和更高的警惕性去观察、处置，并及时向医生汇报各种病情变化。相对来说，因为手术后护理的要求高，以及发生病情变化的可能性大，常需要经验较为丰富的护士完成。在书写交班记录本时务必准确使用专业术语，并能有所侧重地反映所交患者病情，尤其是术后病情的观察要点，因此护理人员平时的业务学习和总结不可放松。

（洪景芳　李　军　魏梁锋）

第六章

各类神经外科疾病交班重点与规范

当代神经外科是从过去的"脑外科"不断发展而来，体现了"与时俱进"的发展特点。神经外科实际上包含了多个不同的领域，涵盖多个亚专业，其疾病的临床特点和手术技术各有千秋，导致护理工作的重点内容差别很大。临床实际工作中，青年护士在晨会上读交班本时，有时发生一些纰漏或偏差，导致现场的有关医生不满意，究其原因，除了因为工作忙而疲于应对之外，主要是对疾病本身以及围手术后期关注重点不理解，因而写交班本时千篇一律，全部都是"神志瞳孔变化"，而不去深究其真正应该观察和记录的重点指标，甚至忽视了一些重要的病情变化。本章挑选几个亚专业和一些有代表性的病种，阐述各种疾病的概念、手术方式和护理交班需要关注的重点内容，希望对护理工作有帮助。

第一节　颅脑损伤的护理交班

颅脑损伤无论平时还是战时都十分常见，致残率和致死率高。和平时期颅脑损伤的常见原因为交通事故、高处坠落、失足跌倒、暴力打击、工伤事故和火器伤等。在战争期间，各种火器伤皆可遇到，房屋或工事倒塌、爆炸性武器形成高压冲击波等也会导致颅脑损伤。颅脑损伤是神经外科常见疾病，病情常危重而多变，护理观察十分重要。

一、治疗原则

脑组织对缺氧的耐受时间仅数分钟，如果神经组织的缺氧状态不能及时纠正，就会发生不可逆损伤，导致患者残障或死亡。脑组织需要在特定的环境下保持其生理功能，如稳定的颅内压、灌注压、正常的脑脊液循环等。因此，维持脑组织的正常环境是最根本的治疗原则。

1. 开放性脑损伤的清创处理

尽快开放气道，纠正缺血、缺氧，维持重要器官灌注，以减少继发性损害。现场清创要实现初步止血，争取闭合伤口，并适当包扎，然后快速转运到后方医院。接诊后，首先注意纠正血容量不足，并根据 CT 结果快速确定手术方案。手术需要全身麻醉，适当冲洗，清除异物（如砂石、泥巴、稻草甚至弹片等）、碎骨片、毛发、血肿和坏死组织，严密止血，尽最大可能缝合头皮。

2. 颅内血肿清除术

对于颅内血肿或脑挫裂伤导致神经状况恶化者，应考虑开颅手术清除血肿。

3. 去骨瓣减压

颅脑损伤后，由于发生脑水肿，使颅内压逐步升高，脑组织血流灌注将减少，脑组织进一步缺血而进入颅内压增高的恶性循环。通过手术切除一部分颅骨，即去骨瓣减压，通过增加"颅腔"容积而在一定程度上缓解颅内压力，可使脑血流灌注得到一定恢复。去除了骨瓣的患者，头皮下就是脑组织，因此轻轻按压该区头皮就可粗略判断颅内压高低。在帮助患者翻身时，切勿压迫或磕碰该区域。

4. 颅内压监测

颅内压是神经外科的核心问题之一，它反映脑组织是否处于正常的生理环境。颅内压监测是通过置入颅内（通常是脑室内）的压力传感器将信号传入颅内压监护仪中，经过处理后显示出来。借助颅内压监测的信息，可以判断颅内压的高低及其变化趋势，及时发现病情变化前兆并做出相应的处理。注意，也不要单纯依赖颅内压监护仪的显示值，因为这类设备毕竟可能存在一些故障情况，比如可能因为管道打折而显示颅内低压。

5. 预防性低温治疗

为改善弥漫性脑创伤的预后，有专家推荐早期使用预防性低温治疗。联合使用亚低温治疗仪和冬眠药物，将肛温保持 33 ～ 35℃，持续 3 ～ 7d，在颅内压恢复正常 24h 后逐步复温。在复温过程中注意循序渐进，每 4h 恢复 1℃，10 ～ 12h 内把肛温恢复到 36.5 ～ 37.5℃。在治疗过程中对患者的呼吸、心率、直肠温及颅内压进行监测，使核心体温保持在 34 ～ 35℃。

6. 高渗疗法

甘露醇和高渗盐水是常用的高渗性治疗药物，通过提高血浆渗透压而将组织中的水分"脱出"，达到减少脑组织水含量的效果。甘露醇还可改善微循环，改善脑组织血流灌注。甘露醇溶液是过饱和液体，在冬季可能析出结晶，使剩余药液渗透压降低，从而降低了渗透效果。使用时应对有结晶的液体加温，待结晶彻底融化后再使用。甘露醇有一定利尿作用，可使体循环容量下降，需要注意补充血容量。对于严重低钠血症的患者，可以应用高渗盐水治疗，但要小心在迅速提升血钠的同时，可能诱发脑桥中央髓鞘溶解症，这是以脑桥基底部急性对称性脱髓鞘为病理特征的可致死性疾病，多是由于过快纠正低钠血症所致。表现为迅速出现皮质脊髓束和皮质延髓束受损症候群，出现弛缓性四肢瘫痪，伴有面、舌、咽肌麻痹，患者沉默不语而并无昏迷，呈"闭锁综合征"，仅能通过眼球活动向周围示意。

7. 脑脊液引流

脑脊液容量是影响颅内压的重要因素，为降低颅内压，可行脑室外引流术。术后需注意引流器滴液口的高度，特别是在患者翻身或改变床头高度时。要严格按照医嘱设定的引流高度设置，引流压力过高会削弱治疗作用，引流压力过低会导致过度引流，同样不利于治疗。此外，还需要关注脑脊液的性状、引流速率，以及引流管口敷料是否有渗液、渗血等情况。

8. 通气治疗

呼吸机过度通气可以通过降低二氧化碳分压，造成低碳酸血症，提高血管周围细胞外液的 pH 值，启动脑血管收缩，减少脑血流量和血容量，从而降低颅内压，此作用大约持续30min。这只能作为临时性措施，长时间的过度通气将导致脑缺血，加重脑损伤。过度换气的定义为动脉血二氧化碳分压（$PaCO_2$）< 35mmHg。

9. 镇痛镇静

患者躁动不安、屏气、剧烈呛咳等，易导致颅内压升高，可适当使用镇痛镇静剂。巴比妥类药物除镇静作用外，还可以通过抑制新陈代谢和改变脑血管张力、降低脑组织耗氧量，产生一定的神经保护作用。现在常用的镇静药物有咪达唑仑、丙泊酚、右美托咪定等，镇痛药物有氟比洛芬酯注射液、舒芬太尼、瑞芬太尼等。

10. 肾上腺皮质激素

治疗机制：①具有稳定膜结构的作用，减少伤后因缺氧而产生的过氧化物，改善受损的血脑屏障功能；②直接或间接地阻止因应激反应所产生的去甲肾上腺素和 5- 羟色胺等引起的血管收缩作用，增加损伤区的血流量；③伤后早期就可发生钾离子向细胞外转移和钙离子内移，早期应用糖皮质激素能使钙离子在膜上的通道稳定，减少钙离子内移和钾离子外移，阻止细胞损害。另外，地塞米松等还能促使氨基酸、脂肪、丙酮酸及三羧酸循环等产生更多的三磷酸腺苷（ATP），且能使乳酸转化为糖原，降低乳酸浓度。尽管国外曾有研究提示大剂量甲泼尼龙对脑外伤不仅无效，反而影响伤口愈合，但是其神经保护作用还是被很多医生确信，只是需控制剂量和时间，以免影响伤口愈合、降低免疫力。

11. 营养支持

根据美国肠内肠外营养学会（ASPEN）指南，颅脑损伤患者应尽可能在术后或入院后48h内开始营养支持。首选肠内营养，尽快恢复肠道吸收及免疫功能，改善内脏供血及功能，促进蛋白质合成，减少血糖的波动。需根据患者情况选择胃肠营养液。经空肠营养可降低呼吸机相关肺炎的发生。

12. 预防深静脉血栓

重型颅脑损伤患者可能存在高凝状态、长时间卧床和运动障碍，有发生下肢深静脉血栓的风险。可每日使用下肢循环气压泵等进行下肢按摩，促进静脉血液循环，促进纤溶系统活性的增强，达到预防血栓形成和改善神经功能的目的。

13. 预防癫痫

颅脑损伤患者在伤后早期（≤1月）和晚期（＞1月）均可能出现癫痫发作。预防性使用抗癫痫药物能有效降低早期癫痫发作的风险。需注意抗癫痫药物的不良反应，如皮疹、头晕、嗜睡、心律失常、肝功损害、发热、低钠血症、死胎等。

二、伤情判断及相关风险

通过下述方面大致判断伤情：头部伤口、强迫体位、被动体位、意识障碍、生命体征异常、呼吸运动异常、瞳孔改变、视力改变、面瘫、肢体无力、共济失调、脑脊液漏及合并其他部位损伤。有一些因素可能会影响病情判断,如饮酒、镇静药物、脱水治疗、失血性休克、肢体骨折等。

颅脑损伤后可能出现的风险及并发症:①颅内压增高;②脑疝;③脑水肿;④颅内出血;⑤癫痫;⑥脑脊液漏;⑦感染;⑧上消化道出血;⑨肺炎;⑩失血性休克。

三、不同类型的颅脑损伤

(一)头皮损伤

头皮损伤主要包括头皮血肿、头皮裂伤及头皮撕脱伤。对于头皮撕脱伤,需要根据具体范围和血供情况进行清创缝合或植皮。

【术前护理与交班要点】

① 由于头皮血供丰富,对年老体弱或婴幼儿,需注意血压、心率,及时止血及补充血容量,防止休克发生。

② 心理护理。主动与患者沟通,及时给予相应帮助,有效解决患者对疾病、药物等疑问,介绍手术的必要性、术后注意事项,解除思想顾虑和负担。

③ 术前准备。药物过敏试验,建立静脉通道,抽血,备血,备皮。注意,在病房内使用过氧化氢溶液要极为慎重,因为过氧化氢溶液接触伤口后会引发剧烈疼痛。

【术后护理与交班要点】

① 保持病室恒温、床单位整洁,限制或禁止探视。

② 术后疼痛是最常见的表现,需细心询问疼痛性质,报告医生,适当给予镇痛药物。

③ 观察脉搏、血压、尿量和呼吸情况,小心低血容量性休克。

④ 伤口护理。观察头皮伤口有无红肿、渗液、流脓、裂开、异味。定时调整包扎带的松紧,避免长期压迫同一个部位;协

助更换体位，以保证头皮血液回流；注意观察再植头皮血液循环及成活情况，注意敷料外观有无渗血、渗液，有无变色及异味，及时更换敷料。换药时严格无菌操作，拆除内层敷料有困难时不要硬拉硬扯，应在充分湿润后沿切线方向小心撕下来。

（二）颅骨骨折

1. 颅前窝骨折

颅前窝骨折多数不需特殊处理，治疗主要针对骨折引起的并发症。颅前窝骨折可导致脑脊液鼻漏，可因嗅神经受损导致嗅觉丧失，也会因视神经管骨折导致视力下降或失明。少数颅前窝骨折严重，骨质严重破碎、翘起，合并额窦、筛窦顶壁破碎，出现鼻出血和脑脊液漏，手术整复极为困难，术后仍有脑脊液漏的可能，颅内感染概率很高。

【护理要点】

① 加强心理护理。对于神志清醒的患者，如果合并脑脊液鼻漏，患者会有焦虑、恐惧等不良情绪。护士应细心做好心理疏导，详细解释注意事项，减轻心理负担。

② 全身情况观察。a.颅内感染，如持续高热、头痛、颈项僵硬，又无其他感染证据时，要高度怀疑颅内感染；如恶心、频繁呕吐，即有可能继发颅内高压。b.肺部感染，注意观察有无高热、咳嗽、喘息等，部分患者（尤其是儿童）脑脊液漏经鼻咽流入气管，可出现夜间刺激性咳嗽，并导致吸入性肺炎。c.并发脑脊液耳漏，有无耳闷、耳痛、听力下降等症状，有无面瘫，必要时请耳鼻喉科检查鼓膜。

③ 脑脊液漏的观察。认真观察脑脊液流出的部位、时间及与体位的关系。如漏口在蝶窦顶壁，则在低头时鼻腔流出清水样液体；液体是自左侧还是右侧鼻孔流出，往往与前颅底漏口的位置一致。需留取漏液做葡萄糖定量测试，可以采用床边血糖仪直接检测，以确认是脑脊液还是鼻涕。冠状位 CT 和 MRI-

T_2WI 检查可以帮助确认漏口所在。外伤性脑脊液漏首选保守治疗，保守无效时才考虑手术修补漏口。

④ 脑脊液漏的保守治疗。a. 采取头高位，床头抬高 30° ～ 40°，勿做低头动作，以防止脑脊液逆流。维持到脑脊液鼻漏停止后 1 周，方可谨慎地采取自动体位。对于躁动的患者，在保持头高位的同时，要做好安全防护。b. 可在鼻孔外放置无菌干棉球，浸透后及时更换，根据棉球数估计脑脊液漏的量。c. 做好宣教，禁用手巾、手纸自行填塞鼻孔，防止逆行感染。d. 嘱患者避免用力咳嗽和擤鼻涕，勿捏鼻鼓气，防止液体逆流入颅。e. 禁止做鼻腔冲洗和滴药，严禁经鼻腔行气管插管，慎重选择经鼻腔插胃管和吸痰。f. 凡是发生过脑脊液漏的患者，不宜做高压氧治疗。

⑤ 做好基础护理。及时抽血查电解质，准确纪录出入水量，宜多食水果和蔬菜，保持大便通畅。禁止吸烟，避免因烟雾刺激而引起咳嗽导致颅内压增高，并可能加重脑脊液漏。

【交班要点】

① 熊猫眼征。

② 脑脊液鼻漏。鼻腔及口腔是否有液体流出，液体的颜色、速率、量及含糖量，处理措施。

③ 脑神经损伤。嗅觉、视力视野、瞳孔对光反射、眼球活动情况。

④ 颅内感染。是否发热，颈部是否强直，脑脊液情况。

⑤ 头痛。在头部抬高后头痛更为严重（低颅内压综合征，存在脑脊液漏），还是头部较低时头痛更为严重（颅内压升高性头痛），头痛的部位是中线、前后位置、单侧还是双侧。

⑥ 手术相关情况。

2. 颅中窝骨折

颅中窝骨折可导致颈动脉海绵窦瘘、多支脑神经损伤（面神经、前庭蜗神经、动眼神经、展神经等）、脑脊液耳漏（鼓膜破裂）或鼻漏（鼓膜未破裂）、下丘脑和垂体损伤等。

【护理要点】

① 早期护理。颞骨岩部骨折除合并中耳、内耳损伤外，还可并发脑、胸、腹等重要器官损伤，病情可能复杂而危重。遇到此类伤员时，要分清主次，判断有无危及生命的损伤，气道是否通畅，有无胸部合并伤，特别应注意是否合并张力性气胸、开放性气胸及连枷胸，有无活动性出血及休克；判断脑损伤的严重程度，观察有无脑神经障碍。

② 脑脊液耳漏。清洗颅面伤口时，观察有无脑组织自外耳道溢出，有无淡血性液体自外耳道流出，是否随体位改变而改变，是否伴有面瘫。一旦可疑脑脊液漏，应留取液体检测糖含量。禁止用棉球堵耳，防止脑脊液逆流而引起颅内感染。

③ 面瘫。如伤后即出现一侧鼻唇沟变浅、口角歪斜、额纹消失，可能为面神经直接损伤所致；如伤后逐渐出现面瘫，则可能为面神经损伤后水肿或面神经骨管内血肿所致。

④ 眩晕。认真观察患者神情，听取主诉，一旦出现视物旋转、眼球震颤、不敢睁眼、恶心、呕吐等症状，可能为迷路震荡或前庭功能受损所致，应嘱患者卧床休息，给予镇静、抗晕药物，生活上给予协助，必要时专人守护。

⑤ 听力下降、耳鸣。是中耳、内耳损伤常见症状。

⑥ 尿崩。引起尿崩的常见疾病称尿崩症，包括下丘脑垂体性尿崩症（中枢性尿崩症）及肾性尿崩症。

【交班要点】

① 耳后淤血情况。

② 脑脊液耳漏。外耳道是否有液体流出，量多少，颜色如何。

③ 颅内感染。是否发热，头痛，颈部是否强直。

④ 脑神经损伤。是否出现耳鸣、听力下降、口角歪斜、眼

睑闭合不全、鼻唇沟变浅，是否出现复视、眼球运动障碍、瞳孔不等圆、面部麻木等。

⑤ 颈内动脉损伤。是否有突眼、结膜充血、颅内杂音，是否有大量鼻出血，出血时间和量，抢救过程。

⑥ 尿崩。观察 24h 出入量及每小时尿量、尿色等，抗尿崩药物的应用与效果。

⑦ 手术情况。

（三）闭合性颅脑损伤

闭合性颅脑损伤是指硬脑膜仍完整的颅脑损伤。部分患者颅内压严重升高、颅内发生较大血肿或有其他颅内压增高失代偿情况，需手术治疗。重症患者还面临着很多并发症，如下呼吸道感染、急性胃黏膜病变、癫痫发作、腹胀及深静脉血栓形成等。意识水平差并咳嗽反射减弱者，宜及早气管切开。

【护理与交班要点】

① 头部损伤的外观状况，是否已行清创术。

② 意识状态与生命体征。瞳孔情况，生命体征变化，是否存在脑疝前兆。

③ 颅内压增高。是否有剧烈头痛及呕吐、意识障碍，骨窗张力高低，颅内压监护仪的读数及变化趋势。

④ 神经功能。语言、精神、情感、智能、运动、感觉、视觉等。

⑤ 颅内出血。有无神经定位症状，是否出现颅内高压表现。

⑥ 癫痫。是否出现肢体抽搐或意识丧失，是否做脑电监测。

⑦ 颅内感染。是否发热，颈项是否强直，腰穿情况。

⑧ 上消化道出血。胃管内有无咖啡色液体抽出，有无柏油样大便。

⑨ 气管切开及肺炎。痰性状、量、喘息音、血氧饱和度、呼吸动度和频率、机械通气情况。

⑩ 深静脉血栓形成及肺栓塞。肺栓塞是体循环的各种栓子脱落，阻塞肺动脉及其分支引起肺循环障碍的临床综合征。肺栓塞多来源于静脉系统的栓塞，最经典的症状是胸痛、咳血和呼吸困难三联征。患者突然出现不明原因的虚脱、面色苍白、出冷汗、呼吸困难、剧烈胸痛、咳嗽、咯血，甚至晕厥等症状，并有脑缺氧症状，如极度焦虑不安、倦怠、恶心、抽搐和昏迷。体征：呼吸频率增加（超过 20 次 / 分）、心率加快（超过 90 次 / 分）、血压下降及发绀。低血压和休克罕见，但却非常重要。深静脉血栓形成多见于下肢，是引起肺栓塞的主要原因，二者实质上为一种疾病过程在不同部位、不同阶段的表现，合称静脉血栓栓塞症。

（四）开放性颅脑损伤

开放性颅脑损伤应尽早手术清创，闭合伤口，然后采取降低颅内压、预防感染和预防癫痫等综合措施。颅脑火器伤的特点是损伤范围广，治疗难度大。确认火器伤后应立即行现场急救，包扎止血，保持呼吸道通畅，及时后送。后方手术策略：①设法在伤后 12h 内手术，防止感染；②手术的首要目标是紧急降低颅内压和控制出血，识别失活的头皮、颅骨或硬脑膜，必要时进行广泛清理；③当颅内存在明显占位效应时，先清除坏死脑组织、颅内血肿和安全易识别的碎骨片或弹片，而位于深部或重要功能区且难以清除的异物，必须根据具体条件权衡；④手术后可能存在创口闭合不良、脑组织外露、脑脊液漏、癫痫发作和感染等情况，有的创口处理极为棘手。

【护理与交班要点】

① 院前急救与护理。a. 伤情判定，判断患者意识情况，有无合并伤，配合医生进行急救处理。根据 Heaton 分级方法，将伤情分为三级：1 级，清醒、轻中度神经功能障碍，如轻瘫或偏盲等；2 级，嗜睡、严重神经功能障碍，如偏瘫等；3 级，

濒死或深昏迷、双侧瞳孔散大、眼球固定、呼吸慢且不规则等。b. 早期开放气道，纠正缺血、缺氧，维持重要器官灌注。c. 对1级和2级伤员应及时后送，3级伤员就地抢救或在附近医院进行急救，主要是挽救生命及稳定伤情，然后快速后送救治医疗机构。

② 颅脑火器伤的院内急救与护理。a. 伤口和伤情判断，详细检查枪弹入口和出口，贯穿伤的入口一般较小，污物多；出口一般较大，较清洁。伤口的处理有待于医生评价整体病情，若全身情况较差，生命体征不稳定，应先保守治疗，延期处理伤口（伤后 3d 至 1w）。b. 影像学检查。尽快 CT 检查，确定脑损伤程度及颅内金属异物或碎骨片存留情况，及时发现颅内血肿。c. 手术准备，更换衣服，观察神志瞳孔变化，遵医嘱做好术前备皮、备血等。

③ 术后护理。a. 预防感染，术后 3～5d 后发热常提示伴有感染，应适时采取降温措施。b. 预防癫痫，观察有无肢体抽搐情况，如出现癫痫发作，应及时报告医生，同时做好患者防护。c. 体位及呼吸道管理，室温保持 18～21℃，湿度以 55% 为宜，定时通风；床头抬高 15°～30°，以利于静脉回流和减轻脑水肿；持续低流量吸氧，改善脑缺氧。d. 病情监护，严密观察神志、瞳孔、生命体征及肢体活动，分析病情变化趋势。

（五）继发性脑损伤

继发性脑损伤包括脑水肿及颅内血肿。急性期脑水肿主要包括血管源性水肿和细胞毒性水肿，而亚急性期可合并渗透性脑水肿（因为抗利尿激素过多释放，导致水潴留而向细胞内渗透），慢性期合并脑积水时发生间质性脑水肿。脑水肿可在伤后立即发生，逐渐加重，至 3～4d 达到高峰，完全消退需 7～14d。

创伤性颅内血肿的形成有一个演变过程，发展急缓不一。颅内血肿的主要危害是压迫、推移脑组织，并损害脑静脉循环，引起进行性颅内压增高。除少数出血慢、血肿体积小、代偿能力强及脑水肿反应轻者外，一般均需手术。

【护理与交班要点】

① 严格监测生命体征和神志、瞳孔变化，关注颅内高压征象，及时发现脑疝先兆或初期表现。

② 在癫痫发作时，有效吸氧，防止患者意外损伤，如坠床、舌咬伤等，并及时报告医生。

③ 保持呼吸道通畅，呼吸平稳，无误吸发生。

④ 维持充足的胃肠内营养，必要时补充静脉营养。

⑤ 做好术前准备和术后系列护理。

四、小结

创伤性颅脑损伤属于神经外科的传统病种，是多发病、常见病，护士也许会认为业务知识和护理水平肯定没有多大问题。但是，在部分环节上还是会欠缺，如对双侧额叶挫裂伤的进行性加重的本质特征认识不足，导致病情变化之前观察不足；对术后患者镇痛镇静认识不足，导致患者躁动，加重病情；对尽早胃肠内营养认识不足，导致消化道病变和低蛋白血症等。因此，临床护士，特别是年轻护士，需要加强基础理论学习，向医生请教，要有做笔记的习惯，不断拓展知识，加强脑外伤患者警戒指标的观察，按照个体化的护理要点做好交接班。

（应建彬　望家兴）

第二节　颅脑肿瘤的护理交班

颅内肿瘤患者的病情一般相对平缓，少数可因肿瘤卒中、瘤周广泛水肿、梗阻性脑积水、脑疝等情况需尽快处理。围手术期应根据具体情况进行有针对性的个体化护理。

一、幕上肿瘤

幕上肿瘤是指位于小脑幕以上部位的肿瘤。脑内肿瘤对神经组织产生破坏性损伤，预后较差；而脑外肿瘤主要是对脑组织产生压迫性损伤，如果能获得早期诊断及治疗，及时解除压迫，神经功能可在一定程度上得以恢复。

（一）脑叶肿瘤

不同脑叶的功能不同，不同脑叶肿瘤所导致的临床症状、并发症有很大差异，护理需关注的内容也不同。

1. 额叶肿瘤

额叶肿瘤以胶质瘤最常见。临床表现：精神症状、情感障碍、失语（优势半球额下回布罗卡语言区）、失写（优势半球额中回后部）、癫痫发作、锥体束受损症状（病灶对侧半身或单一肢体肌力下降）和强握反射、摸索运动等。

2. 颞叶肿瘤

颞叶肿瘤常出现颞叶癫痫发作，有先兆多样、症状复杂的特点，可出现神志恍惚、情绪异常、幻觉、幻听及精神运动性兴奋、自动症等继发性精神障碍。局限性癫痫发作可逐渐发展成全身性大发作，发作间歇期有视野改变。精神运动型发作逐渐进展，多系肿瘤向皮质下发展所致。若听觉性语言中枢（优势半球颞上回后部和顶下小叶）受损，患者可能丧失理解他人语言的能力。若命名性语言中枢（优势半球颞中、下回后部）受损，患者理解力往往正常，医生问患者什么事，他心中明白但回答不上来，这就是命名性失语，又称健忘性失语。例如当医生指着杯子问患者时，患者说不出杯子两个字，却能拿起杯子做喝水的动作。

颞叶肿瘤还可出现人格改变、言语动作缓慢及对周围环境淡漠木僵等。精神症状包括：①钩回发作，往往以幻味、幻嗅开始，一些患者伴有轻度眩晕，继之出现迷惘和梦样状态，觉得环境变得生疏奇特，事物变得遥远与不真实，可有似曾相识或陌生感；时间似电影快镜头样飞逝，长时间的经历一闪即过，可有上腹不适感伴行，亦伴有恐惧感，幻视可为原始性，看到亮光但伴有梦境的复杂幻视多见，幻听少见，发作时可见咀嚼、舔唇、尝味等口部自动动作。②精神自动症，多在晚间出现，形式多种多样，如在病室内无目的走动，整理衣物，搬动东西，有时可发生复杂的行为，如漫游外出。

3. 顶叶肿瘤

顶叶司分析、综合各种感觉信息，借以分辨和确定刺激性质和部位。顶叶受损可出现大脑皮质性感觉障碍或异常感觉（如肢体位置觉、触觉、实体觉丧失）、运动不能（失用症，优势半球顶下小叶、缘上回损伤）、失读症（优势半球顶下小叶、角回损伤）、格斯特曼综合征（优势半球顶叶后下部的角回、缘上回以及顶叶移行于枕叶部位损伤，以手指失认症、左右失定向症、失写、失算为主，手指失认症最多见，常为两侧性，嘱患者出示指定的手指，则手指辨认不能，对手指使用混乱）、视觉性空间定向障碍（不能由视觉认识物与物之间的方位关系、物与观察者的空间关系、景物之间的方位关系）等。顶叶肿瘤也可导致偏瘫和癫痫。

4. 枕叶肿瘤

枕叶是最高级的视觉分析器，即视觉中枢。枕叶肿瘤常同时累及顶叶和颞叶后部，主要表现为视觉障碍，如视幻觉、视野缺损、视觉认识不能及视物变形等。毁坏性病变时出现中枢性偏盲（黄斑回避）、皮质盲、视觉失认；刺激性病变时出现视觉发作，有时为癫痫发作的先兆，在病灶对侧视野出现单纯性幻视。枕叶肿瘤 15% ～ 24% 有幻视，为不成形幻视，如闪光、亮点、圆圈、线条、颜色等，常在病变对侧视野中出现，并出现浮动现象。幻视可单独发生，也可为癫痫发作的先兆。出现癫痫发作时，常有头和眼向对侧转动，系刺激了枕叶"凝视中枢"所致。左侧枕叶外侧肿瘤还可出现失认症、视物变形等，失认症即患者丧失了根据物体形状认识物体的能力，患者并不失明，但对于熟悉的人、物、颜色等不能分辨。

5. 岛叶肿瘤

岛叶是向内凹陷被包埋在外侧裂之内的皮质区域。四周有环形沟，中部有斜行的岛中央沟。岛叶主要负责躯体和内脏感觉，包括味觉、痛觉、内脏运动和自主神经，以及心血管功能（血压和心率）的控制。岛叶还参与学习记忆、成瘾的形成、厌恶情绪的形成、语言的计划及移情作用等。岛叶肿瘤患者多数以癫痫为首发症状，较大的岛叶肿瘤可引起偏瘫。

【护理与交班要点】

① 脑肿瘤多引起颅内压增高症状，如恶心、呕吐、视物不清、头痛头晕等。上述症状加重或频发，提示病情进展，交班时应突出、强调。

② 额颞叶肿瘤患者常见精神症状，可出现狂躁、幻觉、自残等，存在安全隐患，需密切关注，加强安全管理，必要时予以肢体约束。

③ 癫痫发作是脑叶肿瘤常见症状，尤其额颞叶肿瘤，在发作时首先要保证呼吸道通畅，预防摔伤和舌咬伤。

④ 存在神经功能障碍或精神异常的患者，如偏瘫、失语、视力下降、视野缺损、遗忘、幻觉、认知障碍等，治疗和康复时间长，需关注其家属的身心状况。

（二）非脑叶肿瘤

非脑叶肿瘤属于脑外占位，如脑膜瘤、颅咽管瘤等，一般以"××部××肿瘤"命名，如颞部脑膜瘤。非脑叶肿瘤因生长在脑实质之外，脑组织受到的主要是压迫性损伤而不是破坏性损伤，术前主要为肿瘤压迫或脑水肿引起的相关症状。少数较大或具有侵袭性的肿瘤可侵犯和破坏周围皮质，引起相应受损表现。

（三）其他常见幕上肿瘤

1. 松果体区肿瘤

（1）按照起源分类　①胚胎生殖细胞起源的生殖细胞肿瘤（germ cell tumor）。根据 Teilum（1965）的理论，生殖细胞瘤（germinoma）起源于胚生殖细胞，而生殖细胞又可演变为全潜能细胞及胚胎癌干细胞，进一步形成胚胎癌、绒毛膜上皮癌、内胚窦瘤和畸胎瘤，其中生殖细胞瘤可由原始生殖细胞未分化形成，包括纯生殖细胞瘤和含合体滋养层细胞的生殖细胞瘤；畸胎瘤包括成熟畸胎瘤、不成熟畸胎瘤和畸胎瘤伴恶性转化；胚胎癌可由生殖细胞未分化形成；绒毛膜上皮癌主要由分化不良的细胞滋养层和合体细胞滋养层组成；内胚窦瘤来源于原始卵黄囊。②松果体细胞（来源于神经细胞）起源的松果体细胞瘤（明细胞来源）和松果体母细胞瘤（暗细胞来源）。③胶质细胞起源的星形细胞瘤。④松果体以外起源的脑膜瘤和室管膜瘤。颅内生殖细胞肿瘤的 6 种亚型又分为生殖细胞瘤和非生殖细胞瘤性生殖细胞肿瘤（non-germinomatous germ cell tumor，NG-GCT），除成熟畸胎瘤以外的 NG-GCT 又称为非生殖细胞瘤性恶性生殖细胞肿瘤（non-germinomatous malignant germ cell tumor，NG-MGCT）。

（2）临床表现　绝大多数松果体区肿瘤患者可出现梗阻性脑积水症状，如头痛、呕吐、嗜睡以及帕里诺综合征。Parinaud 综合征又被称为"上丘综合征""中脑顶盖综合征""上仰视性麻痹综合征"，主要特征为上视不能、两侧瞳孔散大或不等大、光反应消失，调节反射存在。这是因为肿瘤破坏中脑上丘的眼球垂直同向运动皮质下中枢，导致眼球垂直同向运动障碍，累及上丘的破坏性病灶导致两眼向上同向运动不能。

松果体是位于背侧丘脑内上后方的一个腺体，豌豆大小，松果形状。由于没有血脑屏障，血中的矿物质会在此聚集成结石，形成"松果体钙化"。松果体被覆由软脑膜延续而来的结缔组织被膜，内部主要由松果体细胞、神经胶质细胞和神经纤维等构成。松果体细胞交替性地分泌褪黑激素和 5- 羟色胺，有明显的昼夜节律，白昼分泌 5- 羟色胺，黑夜分泌褪黑激素，褪黑激素可能抑制促性腺激素及其释放激素的合成与分泌，抑制性腺活动，抑制性成熟，防止儿童早熟。在儿童 7～8 岁时发育明显，以后逐渐萎缩退化。随年龄增长，出现松果体钙化。

松果体区肿瘤是以肿瘤生长部位定义的一组肿瘤，来源各异。大约 10% 为良性肿瘤，主要包括囊肿、脂肪瘤和脑膜瘤；10% 呈相对良性，主要包括低级别胶质瘤、成熟畸胎瘤及上皮样囊肿；80% 为恶性，主要包括生殖细胞瘤、松果体细胞瘤、松果体母细胞瘤、未成熟性畸胎瘤、胚胎癌、绒毛膜上皮癌、内胚窦瘤、胶质母细胞瘤、室管膜瘤等。对于恶性生殖细胞肿瘤，以化疗为主，放疗和手术为辅。对于良性的松果体区肿瘤，仍以手术切除为主，辅以放化疗。

【护理与交班要点】

① 患者就诊多因脑积水进展而出现颅内压增高症状，以及双眼上视不能，偶尔出现尿崩或儿童性早熟。

② 针对梗阻性脑积水，可行脑室 - 腹腔分流术或内镜第三脑室底造瘘术，但术后可能因各种因素出现分流管阻塞或造瘘通道功能丧失，再次引起颅内压增高。

③ 脑室系统的手术可因各种原因而在术后出现高热。

④ 该区是多种神经通路汇集之处，也是大脑深静脉系统的回流中心，因此要注意肿瘤切除手术后的各种反应，如高热、

意识不清、瞳孔不等大等。

2. 脑室肿瘤

脑室肿瘤不仅位置深，且邻近重要神经血管组织，手术风险和潜在死亡率高。依据病理分类有：脉络丛乳头状瘤、脉络丛癌、室管膜瘤、间变性室管膜瘤、室管膜下瘤、脑膜瘤、室管膜下巨细胞星形细胞瘤、中枢神经细胞瘤、少突胶质瘤、恶性胶质瘤等，以及脉络裂囊肿、脉络丛囊肿、海绵状血管瘤和脑囊虫病等。脑室肿瘤手术都是四级手术，术后可能出现多种并发症，如高热、癫痫、缄默、精神状态改变、语言障碍和运动感觉障碍等，护理任务比较繁重。

【护理与交班要点】

① 脑室肿瘤手术后，由于脑室开放，易出现硬膜下积液，常给予腰椎穿刺、腰大池置管引流或储液囊引流等处理，应加强切口和管道的护理。

② 脑室内血液及止血材料可能导致术后高热，尤其是儿童，应注意监测体温和降温措施。

③ 如有大脑皮质损伤，术后可能出现癫痫发作。

④ 脑积水可表现头痛、肢体无力、意识不清等，随病情加重症状更加明显，特别是要注意 GCS 评分和前后比较。

⑤ 手术可能损伤邻近血管和深部结构，出现偏瘫、缄默、尿崩等情况，需注意辨别并认真记录。

3. 鞍区肿瘤

鞍区即蝶鞍区域，常见肿瘤包括垂体腺瘤、颅咽管瘤、脑膜瘤及生殖细胞瘤等。垂体腺瘤本身即可引起激素水平异常，其他肿瘤也可因累及垂体或垂体柄，甚至破坏下丘脑，引起内分泌紊乱、视觉障碍、水电解质平衡紊乱、尿崩等，还可出现海绵窦受累表现，如动眼神经损害症状。在治疗上，分为药物治疗和手术治疗，术后需仔细观察神志、瞳孔、视力、尿量、体温、电解质及有无脑脊液鼻漏等。

视力指分辨细小的或遥远的物体及细微部分的能力。识别远方物体或目标的能力称为远视力，识别近处细小对象或目标的能力称为近视力。通常所说的视力是指远视力，并且是中心视力、静视力，它反映的是黄斑区（视网膜最敏感的部位）的功能。远视力检查采用国际标准视力表及 Landolt 视力表，能看清"1.0（对应新视力表的5.0）"视标者为正常视力。若远视力不及1.0者，应作针孔视力检查。

视野指人的头部和眼球固定不动的情况下，眼睛观看正前方物体时所能看得见的空间范围，又称为静视野；眼睛转动所看到的范围，称为动视野，常用角度来表示。常用的视野检查法：①对照法，操作简便，不需仪器，但不够精确。②平面视野计，是简单的中心30°动态视野计，用不同大小的试标绘出各自的等视线。③弧形视野计，是简单的动态周边视野计，操作简便。④ Goldmann 视野计，为半球形视屏投光式视野计。⑤自动视野计，电脑控制的静态定量视野计，有针对青光眼、黄斑疾病、神经系统疾病的特殊检查程序，能自动监控受试者固视情况，能对多次随诊的视野进行统计学分析。

【护理与交班要点】

① 围手术期出入量情况、尿量、尿色、精神状态（垂体激素水平低下可呈现精神萎靡，激素过多可能较为亢奋），有无口渴等，对评估水电解质平衡有提示作用。

② 经鼻蝶手术者，术后需关注鼻部渗液情况（包括渗出液量，性质是血性液体抑或脑脊液，还是鼻腔黏液），术中是否有脑脊液漏；叮嘱患者预防感冒，避免打喷嚏、擤鼻涕、屏气及用力排便等，这些行为可能使颅内压增高；术后一般抬高床头 10～20cm，发生脑脊液漏者床头需抬高 30cm 以上。

③ 关注术后视力和视野的变化，小心个别人视力进行性

下降，应及时报告医生，以便及时进行手术探查或调整药物治疗。

④ 经鼻蝶术后残瘤卒中、蝶鞍内血性渗出液可经鞍膈孔流入颅内形成蛛网膜下腔出血，均可导致意识障碍。

⑤ 下丘脑损伤患者可出现中枢性高热，其特征为四肢厥冷而躯干灼热，对退热药物无明显效果，常术后即发生，需注意监测体温，做好物理降温。

⑥ 部分患者术前已经有视物不清、视野缺损甚至失明，生活自理困难，要做好解释和安全告知。

4. 丘脑肿瘤

丘脑位于第三脑室的两侧，是全身除嗅觉以外，各种感觉传导通路向大脑皮质投射前更换神经元最重要的接替站。丘脑肿瘤患者临床表现差异较大，可出现偏瘫、偏身感觉障碍、偏身共济失调、偏盲、瞳孔不等大、上视障碍、听力障碍等。

【护理与交班要点】

① 仔细鉴别瞳孔散大是因肿瘤引起的还是脑疝引起的，脑疝引起的瞳孔散大常合并严重意识障碍，通常为一侧先散大，逐渐严重，可迅速发展为双侧瞳孔散大；丘脑肿瘤所致的瞳孔异常，一般无意识障碍。

② 对于丘脑性三偏患者，需做好安全防护，避免跌伤、烫伤等；鼓励家属协助翻身、拍背、肢体活动，以预防压疮、坠积性肺炎、深静脉血栓等并发症。

③ 对于精神异常者，需与家属做好沟通，床档防护，及时剪除指甲，远离重要仪器、设备及利器，以防止暴力损伤，必要时予以肢体约束。

④ 因同时累及下丘脑而出现尿崩的患者，护士与家属一起做好每小时尿量及 24h 出入量记录，记录表一式两份，备医生查房时随时了解情况。

⑤ 对于丘脑痛患者，需给予特别的安慰和鼓励。

二、幕下肿瘤

幕下肿瘤即生长在小脑幕以下的肿瘤，又称为颅后窝肿瘤，按部位不同分为小脑肿瘤、脑桥小脑角肿瘤、脑干肿瘤、第四脑室肿瘤、岩骨斜坡区肿瘤及枕骨大孔区肿瘤等。颅后窝容积小，对颅内压增高的代偿能力有限，颅后窝占位常引起梗阻性脑积水、脑干受压和小脑受压。

颅后窝肿瘤因部位不同而出现特征性症状：①颅内压增高症状，头痛、呕吐、神经乳头水肿；②小脑半球症状，患侧肢体共济失调，如指鼻试验不准，轮替试验幅度增大、缓慢、笨拙，步行时手足不协调，常向患侧倾倒；③小脑蚓部症状，躯干性和下肢远端共济失调，行走时两足分离，步态蹒跚，或左右摇晃如醉汉；④交叉性瘫痪，同侧脑神经麻痹和对侧肢体运动障碍；⑤中、后组脑神经症状。

（一）小脑肿瘤

小脑由两侧小脑半球和小脑蚓部组成，覆盖于菱形窝之上。小脑肿瘤表现为间歇性头痛、恶心、呕吐、共济失调及颈项强直等慢性颅内压增高症状。注意，强迫头位是小脑扁桃体下疝的重要表现，要提高警惕。

【护理与交班要点】

① 小脑肿瘤手术切口位于枕部，术后嘱患者健侧卧位，协助定时翻身，使用 U 形枕，防止长时间压迫切口导致愈合不良。

② 术后如有吞咽困难、饮水呛咳，应给予鼻饲流食。

③ 下床活动前需确定有无行走不稳，做好宣教，防止摔倒受伤。

（二）脑干肿瘤

脑干由中脑、脑桥、延髓三部分组成，是生命中枢所在。随着外科技术的进步，有一些脑干肿瘤可以获得理想的手术效果。常见脑干肿瘤有胶质瘤、海绵状血管瘤、血管网状细胞瘤等。常见临床表现：吞咽困难、呃逆、呼吸障碍、脑神经损伤、小脑损伤、交叉性瘫痪和锥体束征。

【护理与交班要点】

① 累及延髓呼吸中枢的肿瘤，术后可能出现后组脑神经麻痹及呼吸节律改变。脑干肿瘤术后患者往往带气管插管回重症病房，有些患者要维持相当一段时间的机械呼吸，需严格约束患者并固定好气管插管，防止管道意外脱落；做好吸痰、气道湿化及必要的气管切开准备；拔除气管插管前必须先经过充分评估。

② 拔除了气管插管的患者，也可能因为脑干水肿及后组脑神经受损等因素导致呼吸困难，要注意监测呼吸及血氧饱和度，如出现呼吸困难、咳痰无力、饮水呛咳等情况，需及时报告医生，必要时紧急开放气道，呼吸机辅助呼吸。

③ 并非所有脑干肿瘤术后都会出现呼吸功能障碍或后组脑神经麻痹，需根据术中情况判断，医护人员要经常沟通。对于伴有吞咽困难、饮水呛咳的患者，需管饲饮食。对于伴有持续性呃逆的患者，需知晓这很可能是脑干呼吸中枢的反应，观察和记录呃逆的频次、呼吸情况及是否存在呕吐，做好重点交班。

（三）脑桥小脑角区肿瘤

脑桥小脑角区位于颅后窝的前外侧部，集中了前庭蜗神经、面神经、三叉神经及岩静脉、小脑前下动脉等结构。该区若出现肿瘤，最常见的症状是缓慢进展的单侧听力下降。其他表现包括：①眩晕、耳鸣；②同侧角膜反射减退或消失；③小脑症状，眼球水平震颤，向病侧注视时更为明显，肌张力降低，共济障碍；④后组脑神经麻痹，如饮水呛咳、声音嘶哑；⑤锥体束损害，对侧肢体无力、腱反射亢进和病理征阳性；⑥颅内压增高；⑦面瘫；⑧颅内压增高表现。

【护理与交班要点】

① 术后可出现后组脑神经麻痹，应注意吸痰；必要时鼻饲饮食及气管切开。

② 手术切口位于枕部，要注意翻身，避免切口长时间受压。

③ 面瘫患者眼睑闭合不全时，需注意保护眼睛，以防长时间暴露于空气中引起角膜溃疡，严重时需覆盖清洁纱布，白天点眼药水，夜间睡觉时涂眼膏，个别人需请眼科缝合眼睑。

④ 少数人术后数日内可能存在头晕或眩晕，强调卧床休息，可给予异丙嗪等药物。

⑤ 步态不稳的患者不宜单独下床活动。

（四）岩斜区肿瘤

岩斜区是指由蝶骨、颞骨和枕骨所围成的区域，主要对应于上斜坡和岩骨尖，位于脑桥小脑角区的上前方。岩斜区硬脑膜内肿瘤主要是脑膜瘤、神经鞘瘤和胆脂瘤，硬膜外肿瘤主要是脊索瘤、骨软骨瘤、软骨瘤、软骨肉瘤、巨细胞瘤等。该区深居颅底中线，解剖关系复杂，手术困难大。岩斜区脑膜瘤根据部位和生长方向分为三型：斜坡型、岩斜型及蝶岩斜型。常见临床表现：①头痛常为首发症状，多位于顶枕部；②颅内压增高多不明显；③容易累及动眼神经、三叉神经、面听神经和展神经，表现为眼睑下垂、面部麻木、三叉神经痛、复视等；④小脑及脑干受累后表现为共济失调、行走不稳、眼球震颤。虽然随着颅底显微外科技术的发展，成功切除岩斜区肿瘤的报道愈来愈多，但不少肿瘤的根治依然十分困难。

【护理与交班要点】

岩斜区肿瘤手术入路往往采用颞下入路或乙状窦后入路。手术经过的结构不同，术后关注的重点也有差别。

① 颞下入路。不但要关注动眼神经、滑车神经的功能，还要关注术后迟发性颞叶梗死和出血问题，注意观察神志、瞳孔、眼球运动及意识变化。

② 乙状窦后入路。不仅要关注中、后组脑神经损伤，还要观察迟发性小脑梗死和出血问题，注意观察神志、肢体活动及呼吸情况，及时复查 CT。

③ 脑干功能受损。术后注意观察呼吸节律和呼吸运动，必要时气管切开，甚至机械通气。

④ 后组脑神经损伤。易出现呛咳，勿强行经口喂食，必要时置鼻饲管，防止出现误吸和窒息。

（五）颈静脉孔区肿瘤

颈静脉孔区肿瘤常见的有神经鞘瘤、颈静脉球瘤、脑膜瘤、脊索瘤。神经鞘瘤起源于后组脑神经，颈静脉球瘤主要引起静脉通道扩张，脑膜瘤与后组脑神经关系密切，脊索瘤位于硬脑膜外。后组脑神经受损可表现为饮水呛咳、吞咽困难、声音沙哑、患肩下垂等。颈静脉球瘤累及颈交感神经时出现霍纳综合征，表现为同侧瞳孔缩小、眼球内陷、上睑下垂及同侧面部无汗。

【护理及交班要点】

① 颈静脉孔区肿瘤术后，需严密监测血压，警惕血压过高或过低，特别是慎防恶性高血压。

② 如颈静脉孔区肿瘤累及鼓室，术后有脑脊液耳漏或鼻漏的风险。对于脑脊液耳漏者，需注意观察和记录漏出情况，并适当抬高床头。

③ 对于后组脑神经受损者，需注意观察呼吸与吞咽反射，及时置鼻饲管和气管切开。

（六）枕骨大孔区肿瘤

枕骨大孔区最常见的是脑膜瘤，少见肿瘤有神经鞘瘤和脊索瘤。临床进展缓慢，早期表现为一侧颈部疼痛，逐渐出现肢体麻木，多见于上肢，逐渐累及下肢。肿瘤压迫延髓及高位颈髓时，出现双上肢乏力，严重者双侧上肢肌肉萎缩。肿瘤切除难度较大，椎动脉、舌下神经和脑干都存在损伤风险。术后常见并发症：延颈髓损伤导致的肢体运动障碍和呼吸障碍，鲜有后组脑神经损伤表现。

【护理与交班要点】

① 枕骨大孔区术后需颈托固定，防止颈部过度扭转、屈曲或过伸，以免出现呼吸困难或突然停止。翻身拍背时尤其要注意保护颈部。

② 术后带气管插管返回病房的患者，需严格防范气管插管脱出，床边宜备好气管切开包，必要时第一时间做气管切开或气管插管。如出现呼吸缓慢、口唇发绀表现，及时给予呼吸机辅助或控制呼吸。

③ 不少患者咳嗽无力，注意吸痰。

三、小结

颅内肿瘤种类繁杂，不容易掌握。护士可以将它们简化归纳，看是什么部位的，良性还是恶性，是否导致脑积水，是否导致癫痫，是否影响呼吸节律。沿着这个主线思考，就能了解概况。颅内肿瘤的病情与局部压迫或破坏有关，与继发的癫痫、脑积水、瘤周水肿及瘤内出血有关，少数还有内分泌改变。只要是颅内病变，都要关注有没有导致颅内压增高，有没有导致昏迷、瘫痪或呼吸、血压改变，如基底核区病变容易导致昏迷和偏瘫，延髓病变容易导致顽固性呃逆和呼吸丧失，第三脑室后部肿瘤容易导致脑积水和上视不能等，这些都是需要掌握的。

紧抓呼吸、血压、心率、神志和瞳孔改变，一直都是神经外科的重点工作和主要交班内容。

（李　军　赵　琳　黎连杰）

第三节　脑血管疾病的护理交班

脑血管疾病泛指颅内血管的各种疾病，包括缺血性血管病和出血性脑血管病。所谓的"脑血管意外""卒中"和"中风"都属于脑血管病。急性脑血管病包括短暂性脑缺血发作、脑血栓形成、脑栓塞、高血压脑病、脑出血和蛛网膜下腔出血等；慢性脑血管病包括脑动脉硬化、脑血管病性痴呆、脑动脉盗血综合征、多发腔隙性梗死等。随着影像检查的进步，体检发现脑血管疾病的人越来越多。治疗方式主要为开放手术、血管内治疗及药物治疗，临床护理应分门别类展开。

一、出血性脑血管病

出血性脑血管病包括脑内出血、脑室出血、蛛网膜下腔出血和硬脑膜下出血。主要病因有高血压病、颅内动脉瘤、脑梗死、脑肿瘤、血液病、烟雾病、血管畸形、颅内静脉窦血栓形成，以及应用抗凝药等。临床表现有突发头痛、呕吐、眼睑下垂、癫痫发作、意识障碍、肢体或大小便功能障碍等，具有极高的致残率及病死率。

（一）高血压性脑出血

高血压性脑出血以壳核区出血最常见，常导致三偏（偏瘫、偏盲、偏身感觉障碍）。治疗上首先严格控制血压，短时间内将收缩压降至 140～160mmHg 以内。对于高血压病史短、基础收缩压＜220mmHg 的患者，宜早期强化降压，将收缩压迅速控制到140mmHg 内；对于病史长、收缩压＞220mmHg 的患者，为防止快速降压导致脑灌注压不足，急性期宜将收缩压降至160mmHg内。根据出血量决定保守治疗或手术治疗。

由于心脑血管疾病患者常有长期口服抗血小板或者抗凝药物病史，因此高血压脑出血患者需要特别关注既往用药史。对于长期口服阿司匹林和华法林的脑出血患者，术前宜紧急将国际标准化比值（INR）控制在正常范围内，理论上可以给予凝血酶原复合物（PCC）、新鲜冰冻血浆（FFP）或维生素K纠正INR。也有专家推荐联用冷沉淀（cryoprecipitate）或去氨加压素。华法林是典型的维生素K拮抗剂，其治疗窗相对较窄，需要动态监测INR，主要使用维生素K对抗。凝血酶原复合物由健康人新鲜血浆分离提取，为含凝血因子Ⅱ、Ⅶ、Ⅸ、Ⅹ及少量其他血浆蛋白的混合制剂，其200U所含凝血因子相当于200ml血浆中所含的量。冷沉淀又称抗血友病因子冷沉淀，是指新鲜冰冻血浆经6℃融化后，具有凝血因子Ⅶ、纤维蛋白原和vW因子活性的冷不溶解成分，每袋（1U）冷沉淀含：Ⅷ因子凝血活性＞80U，vW因子＞60U，纤维蛋白稳定因子＞80U，纤维蛋白原≥150mg，纤维结合蛋白＞60mg。有专家认为，输注血小板对口服阿司匹林者效果差，因而推荐使用去氨加压素替代，后者可减少出血时间并改善血小板功能。

【护理与交班要点】

① 严格监测、控制血压，如血压控制不佳需及时报告医生。遵医嘱给予凝血酶原复合物（或冷沉淀）、新鲜冰冻血浆、维生素K或去氨加压素等纠正药物所致的凝血机制障碍。

② 观察神志、瞳孔、肢体活动和体温变化。

③ 床头抬高15°～30°，注意卧床，保持大小便通畅。

④ 观察偏瘫肢体有无肿胀，适当被动活动，抬高下肢以促进静脉回流，防止静脉血栓形成。

⑤ 定时翻身、拍背排痰。

⑥ 手术部位引流管保持通畅，并防止过度引流。

（二）自发性蛛网膜下腔出血

自发性蛛网膜下腔出血的病因以动脉瘤破裂出血最常见（75% ～ 80%）。根据动脉瘤位置及形态、出血量和是否有脑积水，可选择开颅动脉瘤夹闭术、血管内栓塞术、血管内栓塞联合去骨瓣减压术、血肿清除术或脑室外引流术等。

【护理与交班要点】

① 严密监测、控制血压，观察神志、瞳孔变化，遵嘱调控血压；少数人血压对尼莫地平很敏感，需注意调控输注速率。

② 床头抬高 15° ～ 30°，动脉瘤未治疗前宜绝对卧床，并保持呼吸道通畅及大小便通畅。

③ 避免刺激性操作及环境刺激，适当使用镇痛镇静药。

④ 有头部引流管的，需动态记录引流量及颜色，特别警惕新鲜出血导致的引流液颜色加深，并慎防过度引流，每日引流量通常限 200mL 之内。

⑤ 如已行支架辅助的血管内治疗，应遵嘱给予抗凝、抗血小板药物（服药后若有呕吐，要及时补充药物）。

⑥ 观察中如出现偏瘫、失语及意识障碍，尽快报告医生。

⑦ 血管内治疗者需观察腹股沟穿刺点及足背动脉搏动情况，小心局部皮下血肿及股动脉假性动脉瘤形成；穿刺点常规加压包扎 24h，穿刺点处关节 6h 内避免屈曲；24h 内避免下地行走。

⑧ 注意观察对比剂的不良反应，极少数人可出现皮疹、腹痛、视物模糊等。

（三）脑血管畸形

脑血管畸形以动静脉畸形最为常见，临床主要以脑出血、癫痫发病，亦有因头痛、局灶性神经功能症状、颅内杂音等就诊者。根据患者血管畸形位置、大小、出血量等因素，可选择开颅血管畸形切除术、血管内栓塞治疗、放射治疗，或血管内治疗与切除术联合，或血管内治疗与放射治疗联合，术后应遵医嘱控制血压。血管内栓塞治疗就是常说的"介入栓塞术"，是通过血管内技术对病理血管进行栓塞的技术，多用于颅内动脉瘤栓塞、颅内血管畸形栓塞及巨大脑膜瘤术前的栓塞，常用的栓塞材料有各类弹簧圈、各类颗粒栓塞剂（如明胶海绵颗粒栓塞剂、聚乙烯醇颗粒栓塞剂）及液态栓塞剂（如 Onyx 胶、Glubran 胶）等。

【护理与交班要点】

① 无论开放手术还是血管内栓塞，术后往往需要严格控制血压在目标范围内，并保持血压稳定，注意观察神志、瞳孔及肢体活动变化。

② 可床头抬高 15° ~ 30°，病因未治疗前注意卧床，避免刺激性操作及环境方面的刺激。

③ 保持呼吸道通畅及大小便通畅。

④ 观察切口有无渗出，引流管是否通畅，防止过度引流。

⑤ 血管内栓塞术后者，注意穿刺点及穿刺侧肢体皮温情况。

（四）颅内动静脉瘘

颅内动静脉瘘是指动脉与静脉出现直接交通，如颈内动脉海绵窦瘘、硬脑膜动静脉瘘、软脑膜动静脉瘘等。主要引起静脉高压相关的功能障碍和盗血的症状，严重者可导致脑出血。根据瘘的情况，选择开放手术或血管内栓塞术。

【护理与交班要点】

① 观察神志、瞳孔、血压变化，肢体肌力、肌张力情况及有无肢体抽搐。

② 床头抬高 15° ~ 30°，避免刺激性操作及环境刺激。

③ 保持呼吸道通畅、手术引流管通畅及大小便通畅。

④ 有切口引流管者，注意记录引流量及颜色，观察切口有

无渗出。

⑤ 血管内栓塞术后者，注意穿刺点及穿刺侧肢体皮温情况。

⑥ 在颈动脉海绵窦瘘者，注意眼睑充血肿胀的护理，可适当涂眼药膏，并使用湿纱布覆盖。

（五）颅内静脉与静脉窦血栓形成

颅内静脉与静脉窦血栓形成造成静脉回流受阻，可引起脑梗死、脑水肿、散在性脑出血、癫痫发作、神经功能缺损。治疗主要是抗凝、溶栓和血管内介入再通治疗，根据出血量决定是否开颅手术。

【护理与交班要点】

① 观察意识水平波动、肢体活动情况及有无癫痫发作。

② 床头抬高 15°～30°，保持呼吸通畅。

③ 如果留置静脉鞘进行持续性接触性溶栓，需保持穿刺点清洁、干燥，确保输注管道通畅，观察尿激酶持续泵入的速率及药物反应。

④ 头部手术者，观察切口有无渗出及外引流情况。

⑤ 肝素抗凝期间，关注是否有出血倾向，如皮肤是否有出血点、瘀斑，牙龈是否出血，大便是否带血，拔除所有血管导管和切口引流管时，均需严格压迫。

二、缺血性脑血管病

缺血性脑血管病是指颈动脉、椎动脉开口狭窄或颅内动脉狭窄引起颅内供血不足的一类缺血性疾病。常见的有急性脑梗死、短暂性脑缺血发作、腔隙性脑梗死及烟雾病等。临床症状有头痛、头晕、短暂性肢体麻木、偏瘫等，常用治疗措施有抗血小板、抗凝、溶栓、手术及血管内治疗。

（一）颈动脉内膜剥脱术

颈动脉内膜剥脱术（carotid endarterectomy，CEA）又称

为颈动脉内膜斑块切除术，是通过外科手术切除颈总动脉和颈内动脉内的粥样硬化斑块，并重建颈内动脉血流。不稳定的斑块较易脱落，增加卒中风险。CEA 是治疗颈动脉狭窄的国际标准，临床症状改善效果明显，能预防和降低同侧脑梗死的发生。

【护理与交班要点】

① 床头抬高 15°～30°，观察神志、瞳孔及肢体肌力变化，适当给予镇痛镇静药物。

② 根据医嘱维持血压于合理的范围，手术前血压不可太低，而手术后 3d 内需适当控制收缩压，通常不高于 130mmHg。

③ 加强气道管理，鼓励深呼吸，不宜剧烈咳嗽。

④ 避免头颈部剧烈活动，必要时使用颈托固定颈部。

⑤ 观察颈前部切口肿胀情况，有无渗血和隆起，小心切口血肿可能，严重者可能压迫气管影响呼吸，术后可常规床头放置气管切开包。

⑥ 记录和交接抗凝药物使用情况。

（二）急性脑梗死溶栓治疗

应用纤溶酶原激活剂（重组组织型纤溶酶原激活剂 rt-PA、尿激酶、链激酶），使血栓中的纤维蛋白溶解，从而使被阻塞的血管再通。静脉溶栓是目前公认的脑梗死急性期治疗最有效的方法。对于大脑中动脉等大动脉闭塞引起的严重卒中患者，如果发病时间在 6h 内，可谨慎进行动脉溶栓治疗。与静脉溶栓相比，动脉溶栓可减少用药量，但需在脑血管造影监测下进行。

静脉溶栓适应证：①发病 4.5h（最佳时间是 3h）以内；②年龄 80 岁以内；③脑卒中症状持续 30min 以上。禁忌证：①存在可疑蛛网膜下腔出血或活动性内出血；②近 3 个月内有重大卒中或头部外伤史。

【护理与交班要点】

① 仔细观察皮肤、黏膜、鼻腔、呼吸道、消化道及泌尿道

情况，确认有无出血倾向。

② 严密观察意识、瞳孔和肢体变化情况，若继发脑出血可致病情变化。

③ 溶栓治疗前后按医嘱监测血压、抽血查凝血指标。

④ 动脉或静脉置管处渗血、肿胀、清洁情况。

⑤ 记录和交接溶栓药物输注情况及抗凝药物使用情况。

（三）血管内介入取栓术

取栓术就是在短时间内将栓子取出，开通血管，重建脑血流，挽救缺血半暗带的脑组织，改善神经系统功能。适应证：前循环闭塞发病时间在 8h 以内，后循环大血管闭塞发病时间在 24h 内。

【护理与交班要点】

① 注意监测神志、瞳孔、生命体征及肢体活动变化，保持呼吸道通畅。

② 血管内取栓术后，关注穿刺点及穿刺侧肢体皮温情况。

③ 记录和交接抗凝药物使用情况。

④ 如果术后病情加重，很可能是继发了脑出血或大面积脑梗死，需要 CT 复查，并准备去骨瓣减压手术，适时使用鱼精蛋白中和肝素。

（四）去骨瓣减压联合颞肌贴敷术治疗大面积脑梗死

大面积脑梗死通常是指颈内动脉、大脑中动脉主干或主要分支完全性闭塞所引起的连续性卒中，梗死范围大，占位效应明显。患者多表现为偏瘫、偏身感觉异常、意识障碍、侧视麻痹等症状。仅靠内科保守治疗，病死率高达 78%。去骨瓣减压联合颞肌大脑表面贴敷术是重要治疗手段，目的是降低颅内压并间接重建血供。

【护理与交班要点】

① 在溶栓或介入取栓失败患者，或继发脑出血患者，需监

控血压，遵医嘱给予凝血酶原复合物（或冷沉淀）、新鲜冰冻血浆、维生素 K 或去氨加压素等纠正凝血功能障碍。

② 观察神志、瞳孔、肢体活动和体温变化。

③ 床头抬高 15° ～ 30°，注意避免骨窗和颞部受压，避免颈部扭曲导致颈静脉不畅。

④ 加强气道管理，保持呼吸道通畅。

⑤ 观察骨窗张力情况，如发现骨窗张力高或者颅内压检测值高，及时报告医生。

（五）支架血管成形术

支架血管成形术是治疗颅内动脉狭窄的一种血管内治疗手段，适用于无法接受颈动脉内膜斑块剥脱、术后再狭窄或技术上难以到达病变部位的患者。

【护理与交班要点】

① 床头抬高 15° ～ 30°，避免头颈部剧烈活动。

② 加强气道管理，保持呼吸道通畅。

③ 控制血压，收缩压低于 130mmHg。

④ 评估头痛程度，并适当镇痛镇静。

⑤ 注意观察神志、肢体肌力肌张力、穿刺点及穿刺侧肢体皮温。

⑥ 规律服用抗凝、抗血小板药物。

（六）颅内外血管搭桥术

颅内外血管搭桥术是将颈外动脉系统的血流以手术方式提供给颅内动脉系统，如颞浅动脉与大脑中动脉吻合，从而解决脑动脉供血不足。主要用于烟雾病的治疗，也用于颅内复杂血管病变及某些复杂颅底肿瘤的治疗。

【护理与交班要点】

① 观察生命体征、神志、瞳孔及肢体活动，血压稳定于平常水平。

② 床头抬高 15°～30°，避免皮瓣和供血动脉受压。

③ 保持呼吸道通畅。

④ 观察切口敷料松紧程度，避免包扎过紧。

三、小结

围手术期主要关注的问题是出血和缺血，以及由此引起脑水肿、颅内压增高、癫痫和其他严重并发症。因此，围手术期都要关注血压的高低，将血压控制在合理范围内，是防止出血和缺血的最重要手段。有些手术后要严格控制血压，不宜太高，如高血压性脑出血术后收缩压控制于 140～160mmHg 内；颈动脉内膜斑块切除术，术中血压应控制在基础值与高于 20% 基础值之间，术后 3d 内宜控制在较术前平均血压下降 10% 的水平；大型脑动静脉畸形切除术后 3d 内一般将收缩压控制在术前血压 ±10mmHg 水平，避免明显波动，防止术后高灌注情况发生；而颅内动脉瘤夹闭/介入栓塞术后，要求血压不可过低，非高血压病者术后血压不宜低于平时血压，以对抗脑血管痉挛造成的低灌注；烟雾病直接血管重建的围手术期，血压不可过高，防止脑过度灌注综合征发生，也不可过低，防止血压过低引起"局部高灌注，全脑低灌注"的脑梗死。护士需根据医嘱将血压控制于一个特定区间，多观察并认真记录，做好交接班，务必让下一班的护士完全明确血压管控的具体要求。

（刘海兵　洪景芳）

第四节　脊柱脊髓疾病的护理交班

脊柱、脊髓结构与功能复杂，手术风险大，恰当的护理干预是手术后减少并发症、提高疗效的重要保证。护士应了解脊柱脊髓疾病的基本知识和各种疾病护理重点，根据疾病和手术特点进行有针对性的护理交班。

一、颈椎疾病

颈椎由 7 块椎骨组成。第 1 颈椎又叫寰椎，由前后弓和侧块构成，没有椎体和棘突。第 2 颈椎又叫枢椎，椎体上方有齿状的隆突称齿突，齿突可视为寰椎的椎体。第 7 颈椎伸向后方的棘突特别长。除第 1 颈椎、第 2 颈椎外，其他颈椎椎体之间都夹有一个椎间盘。除第 1 颈椎、第 2 颈椎结构有所特殊外，其余颈椎骨与胸腰段椎大致相似，均由椎体、椎弓、突起（包括横突、上下关节突和棘突）等构成。颈椎疾病表现为椎间盘退变及其继发的一系列病理改变，如椎节失稳、松动、髓核突出或脱出等。

（一）颈椎前路手术

颈椎前路手术主要包括颈椎前路椎间盘切除减压融合术、颈椎前路椎体次全切除减压融合术和颈椎人工间盘置换术。采用胸锁乳突肌前缘长约 3cm 的横切口，利用血管（颈内动脉）鞘与内脏（气管、食管）鞘的自然间隙，钝性分离后到达椎体前缘。C 型臂或术中 CT 确认病变位置后，在显微镜下切除突出的椎间盘、增生的骨赘或次全切除椎体，实现对脊髓和神经根的直接减压。最后在减压的椎间隙植入填充了碎骨片的椎间融合器或钛笼进行融合，或植入人工椎间盘。颈椎前路手术也可用于颈椎骨折、脱位损伤或颈椎管肿瘤。

【术前护理与交班要点】

① 气管、食管推移训练。为了术中能充分暴露椎体前面，并减少喉返神经的牵拉损伤，要求患者术前 3d 进行气管、食管推移训练。方法：患者或家属用手指捏住气管、食管，向预设手术切口的对侧做反复推移动作。注意要将气管、食管过正中线，每次做 10 ～ 20min，逐渐增加至 20 ～ 40min 且不发生

呛咳；不要过度用力，以免造成咽喉水肿、疼痛。

② 配置合适的颈托。为了促进植骨融合及保持术后颈椎的稳定性，需配置合适的颈托，于术前 3d 开始试戴适应。

③ 床上排便训练。术后早期需床上排便，术前需做针对性训练。

【术后护理与交班要点】

① 体位护理。a. 术后 6h 内去枕平卧，防止低颅压反应，有呕吐者头偏向一侧以防止误吸；b. 保持颈部自然中立位，颈托制动，切忌颈部扭转、过伸或过屈，避免活动幅度过大引起内固定物移位、脱出；c. 每隔 2h 行轴线翻身 1 次。

② 监测生命体征。常规心电监护，监测血氧饱和度、血压、心率等指标，每 60min 记录 1 次。

③ 呼吸道护理。注意观察呼吸情况，有无胸闷、指脉氧饱和度下降、呼吸频率改变（变慢、变浅或急促呼吸）、鼻翼翕动、三凹征、口唇、指端发绀等。颈前路术中需长时间实施气管及食管牵拉，术后易出现咽喉肿痛、呼吸道分泌物增多且不易咳出，导致呼吸困难，甚至窒息，宜定期导管吸痰和雾化吸入。发现颈部血肿时，应及时报告医生处理。如遇到嗜睡、沉睡者，在排除周围性呼吸困难后，应警惕中枢性呼吸困难可能，多见于高位颈椎手术后颈髓水肿，需及时唤醒患者；如呼吸困难仍无改善，应遵医嘱静脉推注甲泼尼龙，同时做抢救准备。床边备吸引器及气管切开包，便于在黏痰阻塞气道或误吸窒息时迅速处理。

④ 观察吞咽、发音、呛咳、声嘶情况。a. 如术后出现进食困难，吞咽时出现明显喉部不适，不愿吞咽，多为术中过度牵拉食管导致，其他原因包括钛板对食管挤压和摩擦、内植物滑脱或植骨块脱出压迫食管；b. 如出现饮水呛咳，或声调变低、发声无力、声嘶、憋气等，多为喉上或喉返神经损伤。

⑤ 观察四肢活动情况。观察并记录四肢及躯体触、温、痛觉变化，以及四肢肌力恢复情况，并与术前比较。如此不仅有利于评价手术疗效及恢复情况，也有利于及时发现因伤口血肿形成、植骨块脱落、内固定物移位等导致的脊髓再次受压。

⑥ 引流管护理。观察切口渗血、渗液情况，创口及颈部肿胀情况，妥善固定引流管，保持持续负压引流状态及引流通畅，注意引流液的颜色、性质、量，防止管道堵塞、受压、扭曲、脱出及逆流。一般 24h 引流量不超过 200mL，待 24h 引流量少于 20mL 才考虑拔管。如出现皮下淤血、水肿、疼痛、压之有波动感、气管偏移等，应高度警惕创面渗血及压迫气管可能，及时报告医生，做好二次手术准备。若术后 24h 伤口引流量超过 300mL，且颜色较淡，应考虑脑脊液漏可能，应取消负压引流，床头抬高 30°，以降低破损处脑脊液压力。认真记录引流情况并报告医生，可行腰池置管持续引流，必要时手术修补漏口。

⑦ 饮食护理。术后 6h 可试着饮水，若无恶心、呕吐、呛咳等不良反应，即逐渐进流食。术后 1 ～ 2d 内水和食物不可过热，以免手术部位血管扩张、充血引起出血；术后 3 ～ 4d 改为半流食，逐渐过渡到普食。进食时，先在颈围保护下适当抬高床头，避免进食干燥、粗糙食物，进食宜慢。

⑧ 泌尿系护理。每日温水清洗尿道口 2 次，保持导尿管通畅，指导患者多饮水，夹管定时放尿，训练膀胱功能，术后可根据患者情况尽早拔除导尿管。

【轴线翻身】就是头肩部和腰、腿保持在一条线上翻身，上下同时同向翻动，不能有扭动。要求：①翻转患者时保持脊椎平直，维持脊柱正常生理弯度，避免由于躯干扭曲而加重脊柱骨折、脊髓损伤和关节脱位，翻身角度不可超过 60°，避免由于脊柱负重增大而引起关节突骨折；②有颈椎损伤时，勿扭曲或旋转患者头部，以免加重神经损伤引起呼吸无力；③翻身时注意为患者保暖并防止坠床；④准确记录翻身时间。

（二）颈椎后路手术

一般采用颈后部中线切口，显露椎板和关节突关节面。对于单纯颈椎脱位的患者行复位后辅以钉棒内固定即可。对于多节段颈椎病或颈椎管狭窄症的患者，宜切除一定的椎板，以达到减压目的。对于脊髓损伤需行内减压的，在切除椎板的基础上，再依次切开硬脊膜、蛛网膜和脊髓，清除脊髓内血肿或坏死灶，以有效减压。对于椎管内肿瘤者，切除肿瘤后再将棘突 - 椎板复合体回位，于周围缝隙处植骨，完成椎板成形术。

适应证：①颈椎不稳；②压迫因素主要来自脊髓后方，如黄韧带肥厚、椎板骨赘突向椎管内等；③多节段颈椎病；④颈椎管狭窄症；⑤外伤造成关节突关节脱位；⑥拟行髓内减压的颈髓损伤；⑦颈椎管肿瘤。

【术前护理与交班要点】

① 体位训练。颈后路手术需保持较长时间的俯卧位，应于术前 3 ～ 5d 训练俯卧位。训练方法为趴于床上，胸前垫一软枕头，双臂自然屈曲放在身体两侧。每日 2 ～ 3 次，每次 10 ～ 20min，逐渐增加到 20 ～ 30min。

② 呼吸功能锻炼，增加肺活量，促进痰液排出。

③ 要求患者戒烟，以免术后咳嗽，影响切口愈合。

④ 术前 3d 开始锻炼在床上大小便。

⑤ 为促进植骨融合与保持术后颈椎的稳定性，术前可酌情配置合适的颈托。

【术后护理与交班要点】

① 体位护理。其要求同颈椎前路手术。

② 监测生命体征。伴有高位颈髓损伤的患者，极易出现呼吸功能障碍，危险期主要在术后 24h 内，需注意监测呼吸频率、胸廓起伏幅度、呼吸深度及肺呼吸音。常规心电监护及血氧饱

和度监测，常规床旁备气管切开包和拆线包。发现有呼吸困难时，应及时予以吸氧，并报告医生，紧急处理。对于术前合并有四肢瘫的颈髓损伤患者，由于四肢肌肉泵血功能丧失，血压往往偏低，宜鼓励肢体被动训练和早期康复，切忌不假思索地给予补液或升压药物。

③ 观察四肢神经功能情况。术后硬膜外血肿压迫脊髓，可引起部分性或完全性四肢瘫，故需及时记录四肢肌力、感觉及自主大、小便情况。若发现有双下肢感觉、运动功能减退，需尽快报告医生进行处理。通常术后早期躯干的束带感缓解较快，患者自觉躯干四肢轻松不少，但是感觉和肌力的变化常不明显。

④ 引流管护理。观察记录引流液的颜色、性质及量，24h引流量少于 50mL 即可拔管。如果超过 200mL，则提示有活动性出血可能；如引流液颜色转为淡红或淡黄色，清亮且量增多，提示脑脊液漏，需及时报告医生；如果术后无引流液或引流量异常少，而敷料渗出，需注意检查引流管是否折曲，及时调整。

⑤ 泌尿系护理。麻醉清醒后即可开始膀胱功能训练，早期可每 2～4h 开放导尿管 1 次；经过一段时间训练，反射性排尿功能建立，即可拔除导尿管。

⑥ 肺部感染预防。常因气管插管而出现咽喉不适，加上切口疼痛及呼吸无力等因素，气道分泌物难以排出，容易积痰，形成肺部感染。可鼓励患者深呼吸训练，协助拍背，间断雾化吸入。

⑦ 静脉血栓预防。颈髓损伤较重的患者，由于肢体活动能力受限，长期卧床，极易发生下肢深静脉血栓。预防措施：抬高下肢，坚持按摩，活动肢体；如果肌力足够的话，进行规则的肌肉等长收缩；可以使用下肢气压泵。

（三）极外侧入路手术

极外侧入路主要用于高颈段（颈椎 1～4）椎间孔哑铃型

肿瘤及侧腹方肿瘤等手术，一次性切除大型肿瘤。手术采用枕下胸锁乳突肌后缘切口，利用颈后肌群的自然间隙到达颈椎侧方病变。颈椎后方的肌肉张力带以及棘突、椎板等骨性结构得以保留，故对颈椎的稳定性影响小，手术创伤小。护理与交班要点与颈椎后路手术相似，只是在颈椎稳定性方面的要求相对低一些。

二、胸椎疾病

胸椎由 12 块椎骨组成，可以发生椎管内肿瘤、胸椎结核、胸椎侧弯、压缩性骨折、椎间盘突出症及胸椎病等。胸椎病是由各种因素刺激和影响胸椎部神经、脊髓等而出现的一类综合征，主要是由退行性增生造成，以下位胸椎居多，症状以背痛、肋间神经痛为主，但影响比较广泛，包括消化不良、大小便障碍、性功能障碍等。胸椎黄韧带骨化症、后纵韧带骨化症、胸椎管狭窄等都属于胸椎病范畴。由于胸椎椎管狭小，发生任何狭窄时，都容易产生脊髓压迫。

【术前护理与交班要点】

① 手术体位训练。胸椎手术患者需保持较长时间的俯卧位，建议术前 3～5d 训练俯卧位使其适应手术。

② 呼吸功能锻炼。锻炼深呼吸动作，戒烟，以免术后咳嗽伤口愈合，甚至引起肺部感染。

③ 床上排便训练。一般术前 3d 开始进行。

④ 配置合适的胸腰围，术前 3d 天开始试戴适应，使患者术后得到良好的外在稳定，为早日下床活动创造条件。

【术后护理与交班要点】

① 体位护理。术后去枕平卧 6h 后，每 2h 翻身一次。翻身或搬运时，保持身体纵轴的一致性，防止脊柱扭转、弯曲。侧卧时用软枕将整个背部顶住，避免上、下身的卧位不一致，造

成胸、腰部脊柱扭转或手术内固定物松动。

② 监测生命体征。严密监测生命体征变化，如出现血压下降、脉率增快、呼吸困难、血氧饱和度下降等情况宜及时报告医生，并准确配合医生进行抢救处理。

③ 呼吸道护理。高位胸椎骨折患者有可能损伤膈神经，可引起呼吸困难甚至呼吸停止，全麻未清醒者也有发生呼吸功能障碍风险，因此术后可酌情将患者头偏向一侧，及时清除呼吸道分泌物，保持呼吸道通畅，给予持续低流量吸氧。由于术中气管插管的原因，患者术后常有咽喉肿痛，气管内分泌物不易咳出，而且术后常因切口疼痛而不敢深呼吸和咳嗽，因此术前就要教会患者做扩胸及深呼吸运动，行腹式呼吸；咳嗽时可轻压切口，以减轻震动引起的疼痛。经常协助患者翻身、拍背，痰液黏稠不易咳出者宜雾化吸入，每日 2 ～ 3 次。

④ 观察四肢神经功能情况。及时记录四肢肌力、感觉及自主大、小便功能，观察损伤平面以下皮肤的痛觉、温觉、触觉，评估双下肢肌力。

⑤ 引流管护理。保持引流管通畅，避免牵拉、压迫、弯折，准确记录引流液颜色、性质、量。

⑥ 功能锻炼。早期有效的功能锻炼是预防肌肉萎缩、关节僵直及下肢深静脉血栓的有效措施。术后第 1 天疼痛有所好转时，指导患者进行双上肢锻炼，如扩胸运动和拉床头，双下肢进行股四头肌收缩锻炼，并进行关节的被动活动。术后 4 ～ 5d，每天增加主动练习，如直腿抬高和腰背肌锻炼，可增加肌肉耐受负荷，也可避免神经根粘连。锻炼要循序渐进，以不疲劳为度。嘱患者家属多按摩双下肢，促进血液循环，以免出现肌肉萎缩。术后 1 周左右即可佩戴胸围，在家属协助下着地，注意防止发生直立性低血压，每天活动多次，每次时间不宜过长。注意，凡是带有股静脉穿刺管道者，不可下地行走，以免

诱发血栓脱落导致肺栓塞。

三、腰骶椎疾病

腰骶椎包括腰椎和骶椎，这两部分脊椎在功能和疾病形式上关系密切。腰椎包括 5 个椎骨，每一个椎骨由前方的椎体和后方的附件组成，两个相邻椎体之间的联合部分就是椎间盘，它是由纤维环和髓核两部分组成。骶椎由 5 个骶骨组成，成年后融合成一块三角形的骶椎，其上部基底与第五腰椎相连。从侧面看，骶骨上面向前倾斜，倾斜角度与水平位相交之角，称为腰骶角，正常人为 34°，一般不超过 45°。腰椎骶化，即第 5 腰椎与骶骨融合在一起共同构成一块骶骨；骶椎腰化即第一骶骨从骶骨块中游离出来形成第 6 个腰椎。这两种变异都是腰骶部的先天性畸形，又称移行椎，其发生率达 10%，容易引起腰痛。腰骶椎常见疾病：腰椎间盘突出症、腰椎管狭窄症、腰椎损伤、骶骨骨折、椎体滑脱症、椎管内肿瘤、骶管囊肿、脊髓栓系综合征等。

【术后护理与交班要点】

① 脑脊液漏护理。脑脊液漏是骶椎手术的常见并发症。一旦发现，宜采取头低臀高俯卧位，沙袋压迫切口，2 周后视情况下地活动。严密观察有无发热及有无头痛、呕吐、颈项强直等颅内感染症状，加强抗感染治疗。

② 观察四肢神经功能情况。每日详细观察下肢感觉及运动情况，观察肌力是否改善，神经反射是否恢复，同时做好各种记录。若术后短时间内出现运动、感觉功能的下降，需警惕椎管内血肿形成，及时报告医生。

③ 大小便护理。有的患者（如脊髓栓系综合征患者）术前即存在大小便功能障碍，还有的患者术中即便采取了严密的神经电生理监测，术后仍可能出现大小便功能障碍。术后需观察、

对比、记录大小便功能的变化情况，每日会阴护理 2 次，麻醉清醒后需定时夹闭尿管，锻炼膀胱功能。对于部分术前已存在尿潴留（低张膀胱）、尿失禁、泌尿系感染者，需加强泌尿系管理，降低膀胱内压力，并适当排空，防止膀胱 - 输尿管返流，保护肾功能。对于大便困难的患者，宜多食纤维素含量高的食物，可辅以通便药物。

④ 预防压疮护理。因骶尾部血供较差，局部骨质隆突且软组织较少，切口局部容易发生压疮。保持床铺清洁、干燥、平整，每 2h 翻身 1 次，翻身时避免推拉等动作，并做好骶尾部皮肤保护。多采用俯卧位以减少局部压迫，注意切口血供状态。

⑤ 康复指导。康复锻炼应遵循早期、循序渐进、恢复功能为主及持之以恒的原则。由于术中硬膜外脂肪、神经根周围组织创伤及术后积血等，易发生硬膜及神经根周围粘连。直腿抬高时神经根可以滑动，从而减少或避免硬膜与神经根的粘连。病情稳定后，指导患者进行腰背肌功能锻炼，促进复位后的脊柱稳定，增加腰背肌肌力，亦可避免或减少慢性腰痛等后遗症。早期被动活动关节，防止关节僵直、肌肉萎缩。关节活动的顺序应由趾关节、踝关节、膝关节最后至髋关节。离床活动时佩戴腰围护具，起床方法：平卧，戴上腰围，双上肢撑着床，使躯干慢慢离床而坐起，无自觉不适后扶助行器站立行走，术后 1 个月开始腰背肌功能锻炼。手术后 3 个月内避免弯腰活动，学会正确的下蹲拾物方法。

四、椎间孔镜 / 微通道的围手术期交班

椎间孔镜手术方法是通过特殊设计的椎间孔镜和相应的配套脊柱微创手术器械、成像和图像处理系统等共同组成的脊柱微创手术系统。椎间孔镜从患者身体侧方或者侧后方进入椎间孔，在安全工作三角区实施手术。内窥镜下可以清楚看到突出

的髓核、神经根、硬膜囊和增生的骨组织。使用各类抓钳摘除突出组织、去除骨质、射频电极修复破损纤维环。手术切口仅7mm，出血不足20mL，术后仅缝1针。微通道手术是在手术部位置入扩张管道，并在高倍手术显微镜下完成髓核摘除、椎管减压及椎管内肿瘤切除等手术。微通道手术切口一般小于20mm，对脊柱后方张力带破坏很小，手术微创级别接近椎间孔镜手术，且具备显微镜下三维视野的优势。此二者术式皆为微创，若无明显并发症出现，术后3d即可出院。

常见手术并发症：术中出血、神经损伤、硬脊膜撕裂。术后并发症包括感染、突出物残留、髓核再突出（复发）、肿瘤残留、椎管内血肿形成、终板炎、术后腰椎不稳定、术后腰背痛、筋膜炎等。相对于开放手术，并发症发生率较低。

【术前护理与交班要点】

① 督促患者洗澡更衣、剪指甲、理发，检查皮肤有无毛囊炎、疖、痈、划伤等。

② 选择合适的腹带和腰围。

③ 术前晚上根据患者的情况，可使用镇静剂，减轻患者的紧张感，保障睡眠与休息。

④ 术日早晨测量血压、脉搏、呼吸及体温。

【术后护理与交班要点】

① 术后平卧位4～6h，可以起到压迫止血的作用，监测生命体征平稳；翻身时采取轴线翻身，防止脊柱扭转，可采取左侧45°-平卧-右侧45°的方法，2h翻身一次，观察下肢感觉、运动及大小便有无异常。

② 第1～3天，行直腿抬高锻炼，防止神经粘连。方法：身体平卧，两腿伸直，并不断抬高，双腿交替进行，2～3组/日，20～30次/组。初次由30°开始，逐渐加大抬腿幅度。并指导股四头肌等长收缩锻炼。方法：先将双腿伸直，用力

绷紧后再放松，交替进行，2～3组/日，20～30次/日。术后第2天鼓励下床活动，应有陪护扶行，保持行走地面干燥，防止滑倒。

③ 出院后指导。腰部戴腰围1个月，卧床时可松解，但起床前应先戴好再起。术后两周内尽量避免做弯腰动作或剧烈运动，避免劳累及受惊。3个月内禁重体力劳动。术后1周开始腰背肌锻炼，从而减轻腰椎负荷，增强脊柱稳定性。开始时用"五点式"，2周后可改为"飞燕式"，2～3组/日，30分/次，逐渐增加次数，并逐渐过渡到日常生活中，最好坚持半年以上。

五、小结

脊柱脊髓疾病的护理，除了高位颈椎脊髓外伤或手术必须重点关注呼吸情况外，其他节段外伤或手术基本上把观察重点放在躯干与肢体的感觉、运动上，骶尾段脊髓及马尾神经损伤还要关注大小便障碍。总结护理与交班要点：①术前责任护士要做好宣教，消除患者紧张情绪，练习深呼吸、腹式呼吸；②训练床上大小便，指导卧位（俯卧位）、气管推移训练（颈椎手术）；③术后应轴线翻身，严格观察生命体征、伤口、各种管道、皮肤等情况；④保持呼吸道通畅，给予吸氧、心电监护，观察麻醉清醒程度，观察呼吸、四肢感觉运动情况，若出现呼吸困难、麻木和运动障碍等，及时报告医生；⑤协助生活护理，防止肺部、泌尿系感染及皮肤并发症，保持大小便通畅；⑥加强康复锻炼，防止关节僵硬、肌肉萎缩及神经根粘连。准确的交班和适当的护理，可为手术成功、减少并发症、提高疗效提供重要保障。

（魏梁锋　薛　亮）

第五节　脑功能性疾病的护理交班

功能神经外科是一个采用立体定向和微创神经外科技术，调整脑功能失调的学科。本节选取一些典型病种，阐述护理与交班要点。

一、脑神经血管压迫综合征

脑神经血管压迫综合征为脑神经出入脑干段被血管压迫所致，主要包括原发性三叉神经痛、原发性面肌痉挛、原发性舌咽神经痛和前庭蜗神经血管压迫综合征等，显微血管减压术是标准治疗模式。

【术后护理与交班要点】

① 一般护理。观察神志、瞳孔及生命体征的变化，记录手术切口引流状况。

② 体位护理。去枕平卧时宜升高床背，头部高于胸部，以利头部静脉回流，同时保持头偏向健侧。

③ 饮食护理。术后清醒 6h 后，先试饮少量清水（30mL 左右），若无呛咳、恶心及呕吐，再给予适当流食。

④ 如果术中乳突气房疑似开放，术后需注意观察耳、鼻腔有无异常液体流出，及时发现脑脊液漏并报告医生。

⑤ 头晕、呕吐。面肌痉挛术后 1 ～ 2d 内，常会发生头晕、恶心，可用异丙嗪等药物对症治疗。

⑥ 明显头痛。观察是否为脑脊液引流过度所致，如果引流量过多，则需控制引流；如果引流量过少，应报告医生；多数手术不留置引流管，对于切口疼痛可以适当给予止痛药。

⑦ 耳鸣、眩晕。往往与术后一过性神经功能障碍有关，应加强宣教，保持适当体位，口服药物对症处理，一般数日后可

好转。

⑧ 口唇疱疹。少数患者术后出现口角或三叉神经分布区单纯疱疹，如疱膜破裂可形成糜烂或继发化脓性感染，严重者可引起带状疱疹性脑膜炎；可局部涂抹阿昔洛韦软膏，并注意避免疱膜破裂。

⑨ 面瘫。可给予局部按摩、保暖、促进血液循环；告知患者进食时细嚼慢咽，防止咬伤，预防口腔溃疡发生；进食后漱口，及时清除口腔内残留食物。

二、运动障碍性疾病

运动障碍性疾病是基底核区病变导致的以运动功能紊乱为主要临床特征的疾病群，帕金森病是其中的典型代表。

（一）帕金森病

帕金森病早期可以药物治疗，在发病后大概四、五年的时间内可以获得很好的治疗效果，这段时期为用药的"蜜月期"，尚不需外科治疗。但当疾病发展到一定阶段，药物治疗效果就不明显了，即便增加药量也不能进一步改善症状，还会出现药物副作用，如异动症、开关现象、剂末现象等。此时通过外科治疗，才可获得更好的治疗效果。手术方式有立体定向脑深部靶点毁损术（如毁损苍白球腹后部、底丘脑核等）及脑深部电刺激治疗（DBS）。任何一种术式都不是治愈性的，只有87%的患者手术效果显著或比较显著。

【术后护理与交班要点】

① 切口护理。植入DBS系统型号不同，会有数量不同的手术切口。头皮上有一个或两个小切口，以放入电极；耳旁会有一个小切口，是为了使延伸导线连接电极与神经刺激器；锁骨附近的皮下是神经刺激器放置处。术后数日内，切口部位可能会有些不适，出现红肿，都是正常现象。术后2～6周内，

DBS 植入部位可能会有些疼痛，这种疼痛也属于正常现象。

② 观察切口感染情况。有时候切口处发痒，不可抓挠，可用酒精清洗，暂时避免淋浴。如果切口区红、肿、热、痛，即可能发生感染了，应报告医生评估。

③ 安全护理。头部受伤或跌倒可能影响脑深部电刺激系统，在走路不稳、行动不便者，要注意加强看护，避免摔倒等意外伤害，宜在洗手间设置扶手、垫高马桶。

④ 不能靠近有磁性的物品，以避免起搏器关闭；MRI 检查时，只能用≤ 1.5T 场强的 MRI 机，并且脑起搏器要在完全关闭状态下扫描，不能用场强≥ 3T 的 MRI 机扫描。

⑤ 帕金森病患者常合并焦虑、抑郁等情绪，要重视心理护理。

（二）痉挛性斜颈

1. 概念

痉挛性斜颈又称颈部肌张力障碍，表现为头颈部不自主地扭转、侧倾、前屈和后仰。常累及胸锁乳突肌、头夹肌、斜角肌、斜方肌及肩胛提肌等。多为不同运动方向、程度的肌肉收缩组合，但以 1 ～ 2 种成分为主，常伴有姿势性震颤、某些特定的运动不能及相应肌肉的痉挛性疼痛。

2. 治疗

主要包括口服药物治疗（多巴丝肼、巴氯芬、苯二氮䓬类、氟哌啶醇等，有一定效果）、病因治疗、心理治疗、注射肉毒素治疗（药效维持 3 ～ 4 个月）及外科手术治疗。手术方式有：三联手术（即颈副神经切断、肌切断、颈脊神经 1 ～ 6 后支选择性切断）、枕下肌群选择性切断术、立体定向丘脑腹外侧核或苍白球毁损术及脑深部电刺激术（DBS）。

【术后护理与交班要点】

① 体位。麻醉清醒前给予去枕平卧位，清醒后抬高床头

$15° \sim 30°$。绝对卧床休息 $3 \sim 4d$，注意翻身。下床活动时需有专人陪护，以免发生跌伤。

② 呼吸道管理。保持呼吸道通畅，术后常规 24h 鼻导管给氧，及时排除呼吸道分泌物。注意观察呼吸频率和动度，监测血氧饱和度，特别是在颈神经前根切断的患者尤其重要。

③ 引流管护理。保持引流管通畅，防止折曲、堵塞、受压，详细记录引流液量、颜色。引流管拔除后注意观察有无渗出。

④ 疼痛护理。观察疼痛性质、部位，并及时向医生汇报，及时遵医嘱给予镇痛镇静药物。

⑤ 吞咽护理。需注意观察是否存在吞咽异常，做好口腔护理，指导患者进食，必要时置鼻饲管。

（三）脑性瘫痪

脑性瘫痪简称脑瘫，是指自受孕开始至婴儿期的非进行性脑损伤和发育缺陷所致的综合征，主要表现为运动障碍及姿势异常。脑瘫是中枢性损害，是未成熟的正在生长发育中的脑组织的异常，而脊髓灰质炎、坐骨神经损伤等所致的肢体瘫痪均不属于脑瘫的范畴。婴儿期以后的各种原因所致的脑损伤引起的运动障碍不能称为脑瘫。

脑瘫在婴儿期就表现异常，常以异常姿势和运动发育落后为主诉。患儿的脑损害或脑发育异常是非进展性的，随着脑的修复和发育，其临床表现常有改变。如严重新生儿缺血缺氧性脑病，早期常表现为肌张力低下，以后逐渐转变为肌张力增高；平衡功能障碍需发育到坐甚至站立时才能表现出来；关节挛缩和脊柱畸形等继发改变也是逐渐发展出来的，可以伴有癫痫、智力低下、感觉障碍、行为障碍等。这些伴随症状有时可能成为脑瘫儿童的主要残疾。根据运动障碍的性质可分为痉挛型、不随意运动型、共济失调型、肌张力低下型和混合型。

脑瘫的治疗是比较复杂的综合治疗，主要包括康复、针灸、物理治疗及外科手术治疗。神经外科手术主要是选择性脊神经后根部分离断术，使痉挛型脑瘫患儿痉挛肌肉的张力尽量接近正常状态。其优点是解除痉挛彻底，降低肌张力效果好，同时保留感觉功能，可以明显改善步态，改善肌肉痉挛引起的关节畸形。

【术后护理与交班要点】

① 去枕平卧，严密观察生命体征、呼吸运动、腹部情况及尿量。

② 观察切口有无渗血，引流管是否通畅，引流液的性状和量如何。

③ 观察患儿有无头痛、呕吐，有无脑脊液漏。若出现脑脊液切口漏，宜取头低足高位，抬高床尾 15° ～ 30°，俯卧 1 周，头偏向一侧，切口处外加沙袋压迫。

④ 注意观察肢端温度、血运情况，适当给予下肢按摩，防止深静脉血栓形成。

⑤ 向家长讲明手术后功能锻炼对康复的重要性，并遵循循序渐进、持之以恒的原则，使之主动、自觉地配合。

⑥ 病情平稳后，转到骨外科或康复科，进行下肢矫形手术或康复治疗。

三、药物难治性癫痫

癫痫指至少发生两次以上、间隔 24h 的非诱发性癫痫发作或反射性发作；或一次非诱发性（或反射性）发作后，未来 10 年的再发风险与两次非诱发性发作的再发风险相当（至少 60%）。难治性癫痫诊断前需排除医源性药物难治性癫痫。医源性药物难治性癫痫多因诊断癫痫发作或发作类型不正确，癫痫综合征诊断不明确、用药不正确、用药剂量达不到有效药物剂量、患者用药依从性差所致，不属于真正的药物难治性癫痫。

发作是癫痫病的主要临床特征，发作时广泛影响精神、运动、感觉和自主神经，发作间期可完全正常。异常放电的部位决定了癫痫的发作表现和类型。癫痫的手术方式：①脑皮质切除术，是治疗局灶性癫痫的最基本方法；②前颞叶切除术，是治疗颞叶癫痫的经典方法；③选择性杏仁核 - 海马切除术；④功能性大脑半球切除术（或离断术）；⑤胼胝体切开术；⑥多处软脑膜下横纤维切断术；⑦神经调控（迷走神经刺激术等）。

【护理与交班要点】

① 观察发作先兆，若出现症状，及时采取安全保护措施，让患者平卧于平整的床上或地面，头颈下垫软物，移开周围尖锐物体或硬物，减少声光刺激，专人陪护。

② 发作时，解开领口及腰带，摘下眼镜，将头偏向一侧，促进口腔分泌物流出。

③ 发作时，若肢体及躯干剧烈抽动，勿强力按压，以防关节脱位、骨折。

④ 及时报告医生，及时给予吸氧，并给予必要的防护措施。

⑤ 认真观察并记录癫痫发作的过程及表现（意识、持续时间、开始部位、顺序、瞳孔变化、呼吸状态、大小便情况等），定时监测发作间期的意识、瞳孔、生命体征变化，还要详细记录癫痫发作的总次数，发作后意识多久才完全恢复。

⑥ 向患者宣教严格遵医嘱服药的重要性，不可擅自漏服、减量、停药或改药；遵医嘱按时给予抗癫痫药物，发口服药时确定患者服下后方可离开。

⑦ 向家属讲解限制患者活动范围的重要性，禁止患者独自外出，以防走失。

⑧ 做好健康宣教。让患者了解癫痫知识，学会生活中自我保护。

⑨ 在颅内电极置入术后的脑电监测患者，严密观察和保护电极线，慎防过度牵拉或脱落，观察切口敷料有无渗液或脱落。

四、顽固性疼痛

功能神经外科手术治疗的顽固性疼痛包括：①中枢性疼痛，如丘脑痛；②脊髓损伤后疼痛，马尾神经损伤后疼痛；③臂丛神经撕脱或腰丛神经撕脱伤后疼痛；④幻肢痛、截肢痛、复杂区域疼痛综合征；⑤三叉神经痛、舌咽神经痛；⑥带状疱疹后遗痛；⑦癌性疼痛预计生存时间超过 6 个月；⑧糖尿病性周围神经痛。

治疗疼痛的外科手术分为三大类：神经破坏性手术、神经调节性手术和松解减压术。主要技术手段有：①脊神经后根切断术及脊髓背根入髓区切开术；②微泵脊髓鞘内注射药物；③脊髓电刺激术；④脑深部电刺激术；⑤运动皮质电刺激术；⑥显微血管减压术；⑦脊髓后正中点状切开术治疗腹腔和盆腔癌性内脏痛；⑧立体定向脑内靶点毁损术治疗中枢性疼痛；⑨下肢神经减压手术治疗糖尿病周围神经病变引起的下肢痛。

【术前护理与交班要点】

① 避免发作诱因，指导患者合理休息，生活有规律。

② 保持周围环境安静，室内光线柔和，避免因周围环境刺激而产生焦虑情绪，以致诱发或加重疼痛。

③ 与患者讨论减轻疼痛的方法与技巧，鼓励患者通过听轻音乐、阅读报纸杂志等分散注意力。

【术后护理与交班要点】

① 全麻术后去枕平卧 4 ~ 6h，头偏向一侧，手术当日可适当抬高床头 10°，侧卧位；术后 1 ~ 2d 抬高床头 15° ~ 30°。

② 观察生命体征、神志瞳孔变化。如果出现剧烈头痛、恶心、呕吐、意识变化等，应警惕术后迟发性颅内出血可能，要及时报告医生。

③ 如有伤口渗血渗液，需报告医生并及时更换敷料。

④ 疼痛护理。评估疼痛分级，警惕颅内压增高，遵医嘱给予脱水剂、激素或必要的止痛药物，提供安静舒适的环境。

五、难治性精神障碍围手术期交班

对于符合条件的抑郁症、强迫症、焦虑症、双相情感障碍及神经性厌食症等，可以采取多靶点组合的立体定向毁损治疗。主要靶点是扣带回、内囊前肢和杏仁核，有时还加上伏隔核和尾核下束等。必须指出，术后维持适量药物对于巩固手术疗效是非常必要的。还需帮助患者改变术前病理性思维的认识，建立信心。尤其对青少年发病的患者，术后应有针对性地加强社会功能和生活自理能力的锻炼，帮助其学习新知识，建立正常的生活习惯和行为模式。

【术前护理与交班要点】

① 心理护理。多数患者病程长，多伴有不同程度的智能障碍、记忆力减退、言语功能改变和接受事物的能力下降。对待情绪不稳、易怒、易激惹、行为暴乱的患者，要加强观察，防止自身伤害或伤害他人，如有此行为立刻制止，必要时使用药物控制并早日手术治疗。对性格抑郁、沉默寡言的患者，要帮助患者建立自信心，诱导其说话，对不愿意进食的要反复劝其进食。对存在紧张、恐惧的患者，应耐心与其交谈，做好解释及诱导工作，详细说明手术的必要性和术后注意事项，以消除不良心理，使患者对医护人员产生信任，保证手术顺利完成。

② 与家属建立协助关系。精神患者由于久治不愈，给家属

思想上带来一定的悲观情绪及厌烦心理，易对各种治疗方式产生不信任感，同时家属又对手术寄予较高的希望。由于难治性精神障碍病情复杂，要反复做思想工作，说明立体定向手术的有效性及可能出现的并发症，降低其不切实际的过高期望，使其有一定的思想准备，与医护人员合作，共同护理好患者。

③ 服药注意事项。由于精神分裂症患者普遍存在服药依从性差、自制力缺乏等问题，应设法使患者按时服用抗精神病药物，做到送药到口。

④ 术前常规检查。协助患者做好各项术前常规检查，如头颅 CT/MRI、心电图、胸片等。了解患者的全身情况，有无各种慢性病，药物过敏史，女患者月经史。术前一日备好头皮，禁食水 8h，对术前睡眠差的患者按医嘱给予镇静剂。

【术后护理与交班要点】

① 生命体征监护。术后回重症病房，低流量氧气持续吸入，监测生命体征，严密观察神志、瞳孔及切口有无渗血、渗液。麻醉未清醒前给予平卧位，头偏向一侧，及时清除呼吸道内分泌物。麻醉清醒后抬高床头 15°～ 30°。注意监测体温，保持病室安静。

② 生活护理。一般术后 1d 即可进食，此后每 4～ 6h 喂饭喂水 1 次。喂饭时取半卧位；保持大便通畅，嘱勿用力排便，以免诱发脑出血，必要时予开塞露或果导等泻药。

③ 安全护理。入院时护士做好与家属有效沟通，共同制订安全防范措施，减少安全隐患因素。让家属签订的所有文件资料需逐条解释清楚，使其明白应尽的监护责任，同时对其进行疾病知识、安全管理知识等方面的宣教，尤其是入住普通病房的相关注意事项。家属 24h 陪护，若有事离开患者，须告知当班护士，待科室安排专门护士负责看护时方可离开。

④ 脑水肿。手术中微电极套管及射频电极反复穿刺，可导

致毁损区脑组织水肿。当患者出现烦躁不安、头痛、恶心、呕吐等颅内高压表现时，及时报告医生，调整输液速率，快速滴注甘露醇或甘油果糖等脱水剂，对躁动不安者可酌情给予镇静剂。

⑤ 颅内出血。多发生在术后 24 ～ 48h 内，要求绝对卧床 1 周，头部抬高 15° ～ 30°，严密观察意识、瞳孔、脉搏、呼吸、血压等变化。

⑥ 切口感染。多发生在术后 3 ～ 5d，观察头皮切口有无渗血渗液，及时更换敷料，必要时切口清创。

⑦ 尿失禁。以扣带回、胼胝体为治疗靶点时，治疗范围波及大脑前动脉、热反应导致暂时性血管痉挛，中央旁小叶受影响，约 30% 的患者术后会出现不同程度的小便失禁。留置导尿，保持尿管通畅、无尿液外漏。出重症病房后，宜经常下地锻炼，2 ～ 3h 去一次卫生间，睡前排尿，20:00 后不予饮水。一般术后 1 周可恢复，最长可超过 3 周。

六、小结

功能神经外科以破坏性（毁损性）手术、神经调控性手术和松解减压术较为常见。破坏性手术一般采用立体定向等微创方式，术后护理重点在于切口的护理，观察切口有无渗血，引流管是否通畅，引流液的性状和量如何，有无脑脊液漏，对于脑瘫儿童还要加强大小便管理，防止粪便污染切口，并给予适当的止痛药物，减少哭闹。神经调控性手术后护理重点在于术前熟悉调控设备的性能，术后防止导线或者电极意外脱落或暴露，加强术后植入物相关性并发症的预防和安全指导。松解减压术后护理重点是早期观察生命体征、神志瞳孔变化。如果出现剧烈头痛、恶心、呕吐、意识变化等，应警惕术后迟发性颅内出血可能，要及时报告医生。还有，精神患者术后护理重点是与患者家属的协作，共同护理好患者，防止发生意外。

（张辉建　陈邱明　高进喜）

第六节　小儿神经外科的护理交班

儿童处于生长发育期，在诊疗中需充分考虑到儿童在生理、解剖、病理、免疫上的特点。本节选择部分病种介绍与成人神经外科护理要求的不同之处。

一、小儿神经外科的常规护理措施

（一）儿童的年龄划分和年龄表示

不同年龄阶段的儿童疾病谱和生理特点存在较大差异，因此不同年龄段的儿童，应使用不同的名称。

① 出生后至 28d 内称为新生儿，新生儿处于非常脆弱的阶段，各种疾病的发病率和死亡率均较高。因此无论发生什么疾病，新生儿均需要进入新生儿监护室。

② 1 周岁以内称为婴儿，1 周岁之后、3 周岁之前称为幼儿。婴儿期包括新生儿期，通常为儿童快速生长的时期。

③ 3 周岁至 6 ～ 7 岁，称为学龄前期儿童，6 ～ 7 岁至青春期之前，称为学龄期儿童。

④ 女孩 11 ～ 12 岁开始到 17 ～ 18 岁、男孩 13 ～ 14 岁开始到 18 ～ 20 岁，称为青春期儿童或青少年。

一般来讲，新生儿的年龄应精确到天，婴幼儿（即 36 个月以内）年龄应该精确到月，36 个月以上的儿童年龄精确到岁即可。

（二）室温

儿童对外界温度较为敏感，保持适宜的温度及湿度是十分必要的。一般新生儿要求室温 22 ～ 24℃，相对湿度 55% ～ 65%；婴幼儿室温 20 ～ 22℃，相对湿度 55% ～ 65%；儿童室温 18 ～ 20℃，相对湿度 50% ～ 60%。

（三）神志

小儿昏迷判定与成人有所不同，4 岁以下小儿的昏迷判断标准参见表 1-3。GCS 评分在婴幼儿中经常很难精确评估，可重复性差。而且在婴幼儿中，不同年龄段的同一个评分可比性较差。因此可以使用 AVPU 四分法代替：A 即清醒（alert），V 即对言语有反应（voice），P 即对疼痛有反应（pain），U 即无反应 / 昏迷（unresponsive/unconcious）。AVPU 与 GCS 评分有较好的对应关系，A 级对应 GCS 的 15 分，V 级对应 12 ～ 14 分，P 级对应 7 ～ 9 分，U 级对应 3 ～ 6 分。

AVPU 与 GCS 法评估意识状态互有优劣。AVPU 法简单明了，可重复性好，故可用于初诊患者和病情变化的评估，准确性更高；GCS 评分操作难度大，各级评分存在重叠，儿童评估中经常会存在一定波动，但分级更细致，可以用于动态评估和监测。神经外科专科护士应该熟练掌握这两种方法，互为补充。推荐神经外科护理记录和交班时，对儿童意识的表述采用如下格式：神志清楚，GCS 15 分；神志嗜睡，对言语有反应，GCS 13 分；神志朦胧，对疼痛有反应，GCS 9 分；神志昏迷，反应差，GCS 6 分。

（四）生命体征

住院患儿需每日测体温、脉搏、呼吸及神志，不同年龄的正常值不同。对于婴幼儿，需注意观察囟门大小、张力、哭闹情况。不同年龄段儿童生命体征，参见表 6-1。婴儿处于高速发育期，故要注意评估生长发育指标，至少每周评估一次体重和头围。

表 6-1　儿童生命体征

年龄	体重 /kg	血压 /mmHg	心率 /（次 / 分）
早产儿	＜ 2.5	60/30	140 ～ 180
足月新生儿	＞ 2.5	70/40	140 ～ 170
1 岁	10	90/55	110 ～ 130
6 岁	20	100/60	90 ～ 100

（五）饮食与出入量平衡

儿童，特别是低龄儿童，饮食习惯应根据病情调整。婴幼儿可使用母乳或配方奶喂养，根据喂养情况进行。进食差或不能进食的患儿应酌情补液。完全禁食的患儿需要全静脉补液，补液量应根据体重计算。儿童每小时液体维持量如表 6-2 所示。一般来说，每日尿量不应少于 400mL/m^2（新生儿 25mL/kg，婴儿 20mL/kg，儿童 15mL/kg）。婴儿手术或麻醉前禁食时间不宜过长，不同食物的禁食时间：辅食及配方奶为术前 6h，母乳为术前 4h，清水或无渣液体为术前 2h。如有必要可延长禁食时间，均需补液。

表 6-2　不同体重患儿每小时液体维持量

体重 /kg	每小时液体维持量
＜ 10	4mL/kg
10 ～ 20	40mL+2mL/kg（10 ～ 20kg 之间每千克体重加 2mL）
＞ 20	60mL+1mL/kg（大于 20kg 以上每千克体重加 1mL）

二、不同类型的小儿神经外科疾病

（一）先天性畸形

1. 脑膨出

脑膨出是一种先天性颅骨缺损，颅内组织向颅外疝出，分为 4 种类型：①脑膜膨出，膨出物仅含脑膜与脑脊液；②脑膜脑膨出，脑组织随之膨出，但不含脑室成分；③积水性脑膨出，脑室的一部分与脑膨出的腔相通；④囊性脑与脑膜膨出，脑与脑室膨出，在硬脑膜与脑组织间有囊腔。大部分脑膨出位于枕部及枕颈部，少部分脑膨出位于颅底。颅底脑膨出依据膨出的部位分为 5 型：①经筛型（脑组织通过筛板缺损疝至鼻腔）；②蝶筛型（脑组织通过筛板、蝶骨间的骨缺损疝至鼻腔后部）；③经蝶型（脑组织通过蝶骨的骨缺损疝至鼻咽部）；④蝶眶型（脑组织通过蝶骨缺损或视神经孔、眶上裂、眶下裂疝至眼眶）；⑤蝶上颌型（脑组织通过眶上裂和眶下裂疝至翼腭窝）。其中鼻部脑膜脑膨出分为鼻外型和鼻内型。治疗上均以手术修补为主，手术目的是切除膨出的囊、回纳和保护有功能的神经组织。

【术前护理与交班要点】

① 是否出现脑积水。有无前囟增大、囟门张力升高、头围增大、皮肤静脉怒张、头痛、呕吐、视力下降。

② 疾病宣教。与患儿家长多沟通，进行疾病相关知识的宣教，介绍手术的必要性及优点、术后的注意事项，解除家长的思想顾虑和负担，更好地配合。

③ 健康指导。手术切口可能经过鼻腔，嘱避免屏气、挖鼻等。

④ 术前准备。配合检查，术前备皮、沐浴。

【术后护理与交班要点】

① 术后抬高床头 20° ～ 30°，以减少脑脊液漏出，翻身时注意头部保护，避免突然大幅度转动。

② 观察患儿意识、瞳孔，鉴别无法安抚的哭闹是否与头痛等有关，观察是否不肯进食，有否呕吐等。

③ 观察有无切口渗液，鼻孔是否流出清水样液体，低头时是否加快，睡时有无咸味液体经口咽部，并伴有异样呛咳。

④ 预防颅内感染。注意观察体温变化，鼻腔引流液性质，

禁止挖鼻。

⑤ 降颅压治疗与护理。术后需注意观察是否出现颅内高压情况，有否异常哭闹等。

⑥ 切口愈合不良。观察切口有无渗血渗液，敷料是否干燥。

2. 脊髓栓系综合征

脊髓栓系是指脊髓圆锥位置因某种病因导致出现在腰椎 1 椎体以下，脊髓栓系综合征是指脊髓栓系出现的相关临床症状和并发症。对于有脊髓栓系症状的患儿应早期手术治疗，在单纯肥厚的脂肪性终丝引起脊髓栓系者，特别强调预防性手术。手术目的：①松解异常终丝栓系的脊髓圆锥；②切除脊髓内、外的脂肪瘤。脊髓栓系松解术后，离断脊髓终丝后很少再栓系。

【术后护理与交班要点】

① 观察是否出现神经功能障碍。双下肢感觉及运动障碍、迟缓性瘫痪、大小便失禁、足部畸形等，是否伴有脑积水情况。

② 脑脊液漏。常为硬脊膜损失过多或修复不严所致。术后需严密观察切口敷料有无渗血渗液，纱布外面加小沙袋压迫。婴幼儿可俯卧在软枕上，年龄较大的能够配合的可在下腹部垫软垫抬高臀部，不能耐受的可予以俯卧位与侧卧位交替。

③ 切口愈合延迟。主要是术区皮肤神经营养不良，愈合能力差，加上骶尾部容易被粪便污染，创面可糜烂渗出，创面护理是脊髓栓系术后的重要工作。术后头低脚高，严密观察敷料有无渗液，有无红肿热痛，手术切口敷料外可加盖无菌透明薄膜，防止大小便污染，留置导尿管。

④ 心理护理。经常安慰、支持患儿及家属，掌握孩子特点取得信任，对大的患儿可教其放松训练，鼓励功能锻炼，学会定时大小便。

3. 丹迪 - 沃克综合征

第四脑室中间孔和侧孔为先天性纤维网、纤维带或囊肿所闭塞，枕大池被先天性脑脊膜膨出、小脑异位或脑膜感染粘连所阻塞。多于生后6个月内出现脑积水和颅内压增高。非肿瘤者，以囊肿/脑室-腹腔分流为主。

【术前护理与交班要点】

① 观察病情。是否有头痛、呕吐、精神弱、意识障碍，及时发现脑疝先兆。

② 心理护理。取得患儿信任，安慰、支持患儿家长，做好宣教。

③ 术前准备。积极配合检查及治疗，术前备皮、沐浴。

【术后护理与交班要点】

① 体位护理。尽可能减少分流管一侧皮肤受压。

② 病情观察。注意有无发热，观察患者意识、瞳孔大小，关注不能安抚的哭闹及恶心呕吐，有无腹痛、腹胀，有无癫痫发作。

③ 预防颅内感染。注意观察体温变化，有无切口渗液，保持床单位干净整齐。

（二）颅缝早闭

颅缝早闭又称狭颅症，可表现为颅内压增高、发育迟缓、智能低下、精神活动异常、癫痫发作等。治疗主要是选择性颅缝再造术和颅骨重建术。

【护理与交班要点】

① 加强病情观察。注意监测生命体征、意识、瞳孔和肢体活动情况，观察患儿哭声是否响亮。

② 出血。多发生在术后24～48h，注意观察有无意识改变。若苏醒后再次出现嗜睡、反应迟钝、皮下肿胀、甚至昏迷，应高度怀疑术区出血，注意观察引流液的性状和量。

③ 癫痫。观察是否出现肢体抽搐、意识丧失。

④ 引流管。观察皮下引流液的颜色、性状、量，敷料外观

情况，有否渗血渗液。

⑤ 防止骨瓣松动或移位。手术部位避免受压，定时翻身，翻身时动作轻柔。

⑥ 预防感染。注意观察患儿意识和体温变化，是否出现颈部抵抗感。

⑦ 贫血。颅骨重建术创伤较大，术后容易出现贫血，应注意失血情况，观察口唇、结膜是否苍白。

（三）脑积水

儿童脑积水主要存在两种治疗方式：①手术治疗，目的是建立新的脑脊液通路，解除脑脊液蓄积，降低颅内压，主要手术方式有脑室 - 腹腔分流术、脑室 - 心房分流术、第三脑室底造瘘术；②非手术治疗，适用于早期或病情较轻者，主要措施有应用利尿剂、反复经前囟或腰椎穿刺。

【术前护理与交班要点】

① 心理护理。由于脑积水分流管由头经颈、胸到腹部，常年放置患儿体内，家长顾虑重重，担心影响孩子的脑部发育和智力水平、今后的运动、生活等，影响孩子一生。有些家长对疾病及手术方面知识缺乏，产生紧张、恐惧，担心手术危险及治疗效果不佳，还有经济压力等。护士需做好宣教，讲解成功案例、手术方法、预后及可能产生的费用，以减轻家属顾虑。

② 术前准备。积极配合检查，术前备皮、沐浴。

【术后护理与交班要点】

① 体位。全麻未清醒前，去枕平卧、头稍偏向非手术侧，保持呼吸道通畅。清醒后，床头抬高15°～30°，有利头部静脉回流。

② 环境。置患儿于清洁、安静、安全、舒适的环境，尽可能由家人陪伴，保持床单位清洁、干燥。

③ 意识和病情变化。术后严密观察生命体征、神志瞳孔变

化、有无癫痫发作等。观察囟门张力，评估颅内压高低。

④ 感染。由于分流管放置在皮下，途径长，置管处皮下有异物，患儿常忍不住抓挠，可能导致皮肤破溃而造成感染，应嘱家长适当约束。

⑤ 分流管堵塞。是分流术失败的最主要原因。临床表现为前囟饱满扩大、张力增高，头围渐大，脑脊液漏，患儿易激惹，哭闹不止，同时出现头痛、头晕、呕吐等。如果按压分流管阻力增大，难以压下或压下后不复弹，需 CT 检查，及时处理。

⑥ 硬膜下血肿。发生原因为过度分流引起大脑塌陷所致。术后需注意观察神志、瞳孔、生命体征的变化，有无烦躁不安、拒食、头痛、呕吐、抽搐、持续哭闹等现象，及时报告医生。

⑦ 腹部异常。脑脊液引入腹腔，可刺激肠管，容易产生腹痛、腹胀。

（四）儿童颅脑损伤

1. 颅骨凹陷性骨折

小儿颅骨较薄，富于弹性，伤后容易变形。凹陷性骨折深度超过 0.5cm 时多需手术复位。

【术前护理与交班要点】

① 关注生长性骨折，观察是否出现头皮下血肿、头皮下积液逐渐增多。

② 完善各项检查，如心电图、血型、血液分析，备全血，术前 4～6h 禁食水。

③ 皮肤准备时注意动作轻柔，避免皮肤破损而引发感染。

【术后护理与交班要点】

① 全麻未清醒时，予去枕平卧位，头偏向一侧，同时垫高肩部开放气道，保持呼吸道通畅，给予持续低流量吸氧。

② 注意观察生命体征、肢体活动情况，持续心电监测、血氧饱和度监测，同时观察有无剧烈头痛、呕吐，观察伤口渗血

情况，及时更换敷料。

③ 根据患儿年龄、体重计算液体入量，并控制速率，使用注射泵匀速泵入。输液过程中注意观察皮肤弹性、囟门张力，监测血糖，记录尿量。

④ 注意癫痫发作，观察是否出现肢体抽搐、意识丧失等。

2. 生长性颅骨骨折

小儿发生颅骨线性骨折后，如伴有硬脑膜撕裂，数月到数年后可形成小儿特有的"生长性骨折"。"生长"是指骨缝逐步增宽，缝间填塞着膨出的脑组织。多见于婴幼儿头部外伤后，大多发生在 1 岁以内，90%在 3 岁以内，亦可见于稍大的儿童，骨折多位于额顶部。患儿头部囊肿外凸显著，颅骨缺损大，头颅变形明显。宜及时行颅骨修补术，硬脑膜修补牢靠。

【术前护理与交班要点】

① 嘱患儿及家长活动、玩耍时注意安全，避免再次发生外伤。

② 睡眠时取健侧卧位，避免枕压囊肿部位。

③ 避免用手触、挤压骨折囊肿处，以免发生囊肿破溃，造成颅内感染。床边需加护栏保护。

【术后护理与交班要点】

① 颅内出血。观察意识、瞳孔、生命体征，肢体活动情况，观察有无呕吐。

② 癫痫。观察是否出现肢体抽搐、意识丧失等。

③ 感染。注意有无发热，切口愈合情况，脑脊液性状等。

④ 脑积水。有无前囟增大、张力升高，有无头围增大、头痛、呕吐、视力下降等。

（五）儿童脑肿瘤

1. 髓母细胞瘤

髓母细胞瘤位于第四脑室，容易引起脑积水，患儿就医时可能已经意识蒙眬，甚至昏迷。标准治疗是手术联合全脑全脊髓放疗和辅助化疗，但小于三岁的不建议放疗。部分髓母细胞瘤治疗效果较好，甚至不做放疗也可长期生存。

【术前护理要点】

① 髓母细胞瘤易突发枕骨大孔疝，导致强迫头位和突发呼吸停止，因此在出现剧烈头痛、频繁呕吐、烦躁不安时就要提高警惕。

② 婴幼儿对头痛等不适常只能以哭啼来表达，护士应从细微变化中发现问题，采取措施，防止意外。

【术后护理要点】

① 体位。麻醉未清醒时取平卧位，头偏向一侧，尽量固定头部，并注意颈部不可过屈。翻身时一定要避免头颈部牵拉、推压或扭曲而引起延颈髓伤害。清醒并心率及血压平稳后，予抬高床头，以利颅内静脉回流，降低颅内压。

② 呼吸监护。注意观察呼吸节律、频率、深度及呼吸模式，并注意有无皮肤、唇、指甲发绀等现象，当患儿出现呼吸过快、过慢或呼吸不规则时，要及时寻找原因，如呼吸道分泌物多，应多吸痰。如痰液较黏稠不易吸出或有吸气性呼吸困难等喉头水肿表现，宜尽早气管插管。若呼吸浅慢，频率低于 8 次 / 分，宜给予人工呼吸机辅助呼吸。

③ 术后出血及脑脊液漏。术后 24h 内需严密观察伤口渗血渗液、脑室引流和切口引流的色、性质和量。若出现头痛加剧、呕吐频繁、嗜睡、呼吸慢而不齐、血压下降或颅内引流的血性液颜色逐渐加深，应怀疑有活动性出血，要及时报告医生，做进一步检查和处理。

【交班要点】

① 脑积水。有无前囟增大、囟门张力升高、头围增大、皮肤静脉怒张、头痛、呕吐、视力下降。

② 脑神经损伤。观察是否出现眼球运动障碍、眼睑是否下垂、是否面瘫、伸舌是否居中、有否吞咽困难。

③ 出血。观察意识、瞳孔、肢体活动情况，观察有无剧烈头痛、呕吐。

④ 眩晕及共济运动失调。

⑤ 脑干功能损伤。关注意识、呼吸、肢体活动情况。

⑥ 肿瘤复发及转移。术后是否新增神经功能障碍，是否出现颈部、腰背部疼痛、僵硬，有否大小便失禁。

2. 颅咽管瘤

颅咽管瘤位于鞍上区，常见内分泌失调、视力视野改变和颅内压增高症状。治疗以手术切除为主，术后特别容易发生尿崩和水电解质平衡紊乱。对于一些复发或手术难以切除者，可行立放射外科治疗或放射性核素内放疗。

【术前护理要点】

① 关注生长发育情况，精神情况。

② 保持病室安静，尽量减少探视，给患儿一个安静的环境。

③ 做好视力、视野评估，作为评估术后视力改变的基础。

④ 观察有无尿崩、脱水、颅内压增高症状，记录术前 3d 的每小时尿量和 24h 尿量，为术后比较提供依据。

【术后护理要点】

① 体位。神志清醒后头部抬高 15°～30°，布置好各种引流管道。

② 病情观察。监测生命体征，观察神志、瞳孔、肢体活动变化。

③ 水电解质平衡。每日抽血查电解质 1～2 次，遵医嘱调整输液，防止由于血钠过高或过低而诱发昏迷。通常要求术中和术后 24h 内尽量不输注含钠的液体。

④ 呼吸道通畅。给予持续低流量吸氧，保持呼吸道通畅，

及时吸痰，可间断雾化吸入。

⑤ 术后出血。术后对患者视力、视野进行动态评估，并与术前比较。如较术前加重，可能为手术损害所致；如术后发生突然变化，应考虑颅内出血，及时报告处理。

⑥ 尿量。认真记录每小时尿量和每24h出入量，记在专门设计的表格内，确认出现尿崩时及时使用去氨加压素等药物。

⑦ 遵医嘱补液、给予氢化可的松和左甲状腺素片，注意记录和交接药物剂量的变化。

⑧ 做好脑室引流管（储液囊）和切口引流管的护理。

【交班要点】

① 发育情况，视力视野变化。

② 颅内高压和脑积水征象。

③ 垂体功能低下。是否出现乏力、倦怠、精神萎靡或糖皮质激素危象。

④ 下丘脑损伤。是否出现高热，有无上消化道出血。

⑤ 尿崩症。尿量，抗尿崩药物使用情况及效果，是否补充输液或加大口服补液，是否输血浆，使用抗尿崩药物情况。

⑥ 电解质紊乱。有无出现神志淡漠、烦渴，有无脱水征，电解质检查有无特别改变。

⑦ 影像复查有无特别发现，处理措施如何。

⑧ 颅咽管瘤术后管理复杂，宜重点交接班，仔细记录和签字。

3. 颅内生殖细胞瘤

颅内生殖细胞瘤包括纯生殖细胞瘤和含合体滋养层细胞的生殖细胞瘤。松果体区病灶主要表现为脑积水、上视不能和性早熟。鞍上区病灶主要表现为：①不同程度的尿崩症；②视力、视野障碍；③垂体前叶功能减退、生长激素不足和性征发育障碍。基底核区肿瘤主要表现为进行性偏侧肢体无力。需要做的检查：全脑全脊髓 MRI，血清 AFP、HCG、CEA，脑脊液找肿瘤细胞。明确诊断后以化疗为首选，化疗后如肿瘤体积缩小不明显，可行手术切除，再行补充放疗。如诊断未明确，可行手术活检。

【交班要点】

① 颅高压和脑积水。有无前囟增大、囟门张力升高、头围增大、皮肤静脉怒张、头痛、呕吐、视力下降等。

② 四叠体上丘综合征。双眼上视不能，瞳孔散大或不等大，对光反射消失。

③ 四叠体下丘或内侧膝状体损害。听力下降。

④ 小脑上蚓部和小脑上脚损害。躯干性共济失调及眼球震颤，走路不稳。

⑤ 下丘脑损害。尿崩症，观察 24h 尿量及每小时尿量，记录出入量，抗尿崩药物使用情况。

⑥ 出血。意识、瞳孔、生命体征、肢体活动情况，有无剧烈头痛、呕吐，引流液的性状及量。

⑦ 感染。注意有无发热，切口愈合情况，脑脊液性状。

⑧ 骨髓抑制。注意有无贫血貌，有无皮下青紫或瘀斑。

三、小结

小儿神经外科疾病与成人不一样，许多临床与护理工作都要亚专业化。对儿童患者，最大的问题是配合难、观察难。由于儿童的忍耐力与适应力比较差，容易哭闹，且对家长的依赖性较强，护理工作也相对比较琐碎；同时儿童病情变化快，又无法很好地表达自身的不适，因此病情观察需更加细致、耐心，交班较成人宜更加详细。围手术期的备皮、输液、插胃管等都要耐心进行，置导尿管宜麻醉后进行。发热是儿童疾病状态的正常反应，容易诱发高热惊厥，容量不足时可导致"脱水热"，需要及时发现，及时补液和退热。婴幼儿颅内肿瘤术后特别容易高热，但不可使用冰块和酒精降温，因为冰块导致血管收缩，反而阻止了降温；酒精擦洗时特别容易被机体吸收，因其皮肤薄而通透，故仅能起到局部轻微降温的作用。婴幼儿头颅相对较大，平卧时气道弯曲，容易发生舌后坠，因而需要在肩颈部加一个薄的软垫，以恢复气管的平直状态。儿童神经重症患者容易发生癫痫或躁动，经常需要抗癫痫或镇静治疗。因此，对于小儿神经外科疾病，需要有相对专业的护士参与，并与儿科保持良好的协作和互动。

（应建彬　赵清爽　荆俊杰）

神经外科交班常见错误辨析

值班护士在编写交班本并在晨会上报告交班本内容时，有时出现一些名称的书写错误、朗读停顿不当等，而且有一些名称的错误呈普遍现象，甚至被指出后还会再出现，其深层的原因主要是对字意、词意及医学内涵理解不透。本章针对一些常见的问题，列举例子进行解析，希望对青年护士有所帮助。

第一节　读音与停顿错误

晨会交班是个严谨场合，值班护士在"朗读"交班本时，如果发生诊断名称读音错误，或在不该停顿的地方做了停顿（即停顿错误），就会破坏疾病名称的整体含义。

一、关于意群与停顿

在汉语和英语表达中，都有意群（sence-group）的概念，一个句子由数个意群组成，甚至一个词内也包含几个意群。意群通常是指在意义和语法上相近的词，每个意群包含很多音节。意群就是一个气群，其划分受很多因素的影响，不同的人可能有不同的划分方式。语音中的停顿可以理解为一个中途休息，朗读时频繁地使用停顿是为了发音更清晰、更强调某个词语或者只是要缓口气。停顿不是随意出现的，是与音群、意群相联系的。当一个意群在语法上和下一个意群联系不是很紧密的时候，就可以稍做停顿了。适当的停顿，会让讲者意思表达得更清晰，听者更容易理解主要思想。简单地说，意群停顿（group pause）就是把一段话，或一句话，或一个词，按照语义和语法关系分为几个"小段"，"小段"与"小段"之间可以有一定的停顿，这种停顿和讲者的思维活动是一致的，但在一个意群内的各个词或字之间不可停顿，否则意义就会发生改变。任何一个完整的意群，应该一气呵成地读完。

在神经外科晨会上读交班本时，对诊断名称和手术名称采用准确的意群停顿十分重要，否则不仅容易被误解，也显得业务素质不足。此外，由于中文存在同字多音和同音多字，正确的读音对准确传达语句的含义也非常重要。

二、神经外科专业术语的中文读音错误解析

（1）脑卒中 [nǎo cù zhōng]　"卒 [cù]"在此处是副词，发音同"促"，表示"突然、迅速"的意思，"中"是指"中风"。脑卒中是指患者在无明显诱因的情况下，突然发生了脑出血或脑缺血。由于古人无法区别此"风症"是出血还是缺血，所以统称"卒中"。可能因为这个"卒"字更常见于中国象棋或古装戏中的"兵卒"（名词），"脑卒中"容易被误读成 nǎo zú zhōng，读 zú 时为名词：士卒，兵卒。

（2）胼胝体 [pián zhī tǐ]　通常易误读成 bìng zhī tǐ 或 piān zhī tǐ。胼胝体的英文是"corpus callosum"，源于拉丁文"厚实的部分"。中文的"胼胝"含义是俗称的"老茧"，即皮肤长期受压迫和摩擦而引起的局部扁平角质增生。胼胝体是联络左右大脑半球的纤维束板，纤维全部是左右走向的。

（3）硬脑膜动静脉瘘 [lòu]　易误读成硬脑膜动静脉窦 [dòu]，或误理解为是硬脑膜动静脉"漏"。"漏"是指物体由孔或缝透过，而与"漏"同音的"瘘"是指组织破损形成的管道。

"硬脑膜动静脉瘘"指的是某区域硬脑膜的动脉通过病理性的"管道"直接与静脉相通，而没有经过毛细血管，动脉血直接"短路"灌入静脉内，将导致静脉内高压。

（4）小脑蚓 [yǐn] 部肿瘤　其中"蚓"易误读成 qiū。小脑蚓部的英文是 "cerebellar vermis "，其中的 vermis 源自拉丁文"蠕虫 worm"，它位于小脑的中线部位，形如蚯蚓。"蚓"读第三声，蚓无爪牙之利，筋骨之强——《荀子·劝学》。又如：蚓曲（古代传说蚯蚓夏夜能发出鸣声，其鸣声叫做蚓曲，也称"蚓笛"）；蚓操（蚯蚓唯壤土、水而自足，别无所求，比喻人只知守小节而不明大义）；蚓窍（相传蚯蚓的孔穴可以发声成曲，比喻微不足道的音响，通常作为自谦之词）。

（5）动静脉畸 [jī] 形　"畸"的发音同"机"，易误读成动静脉"畸"[qí] 形。脑动静脉畸形是常见的脑血管病之一，容易导致脑出血和癫痫发作。"畸"是指方方正正的井田制土地所余下的零星不规则田地。畸形是器官或组织的形态、大小、部位、结构异常或缺陷的一种病理状态。组织器官发育畸形的原因可分为先天性和后天性。先天性畸形又可因遗传缺陷（染色体畸变或基因突变）或环境因素（病毒感染、植物或药物等致畸生化原因）引起。

（6）创伤 [chuāng shāng]　易误读成 [chuàng shāng]；在"创伤"中，创字应当读作第一声 chuāng；"创"字读作第一声 chuāng时，基本的意思是创伤，是个名词，也就是身体受伤的地方。外伤，如"腿上的创伤已经治愈"，组成的词有"创口""创痕""创面""创痛""创痍"等。"创"字读作第四声 chuàng时，基本的意思是开始（做）、初次（做），是个动词，如"创办""首创""创下规矩""创新记录"等。

（7）面肌痉挛 [jìng luán]　易误读成面肌 jīng luán。读音jìng luán，"痉"读第四声，是表示"经脉不通、疾病"；"挛"

是表示"手足蜷曲、不能伸直"的状态。医学术语"痉挛"是指肌肉突然做不随意挛缩，俗称抽筋，会令患者突感剧痛，肌肉动作不协调。

（8）神经纤维 [xiān wéi]　神经元胞质（胞浆）的延长部分称为"神经纤维"，也叫"突起"。神经纤维的粗细各异，直径约在十分之几微米至 100μm 之间（1μm=1/1000mm）。有的很短，只有数微米；有的很长，可达 1m 左右。外有绝缘性髓鞘包着的，叫有髓鞘纤维；没有明显髓鞘的，叫无髓鞘纤维。纤维内充满半流动性的神经浆，浆内有微管、微丝、线粒体、内质网等，具有维持突起生长和运输的作用。许多平行的神经纤维集合成束，即是神经。护士读交班时易误读成神经纤维[qiān wéi]。"纤"是多音字，读 xiān 表示"微小、细小"，而读 qiān 时表示拉船用的绳子，"纤绳、纤夫"。

（9）癫痫 [diān xián]　俗称羊角风。"痫"字原作"癎"，表示有病派不上用场而"闲"着，后简化为"痫"，读音与"闲"相同。注意"痫"不读 jiān。癫痫是一种突然发作的暂时性大脑功能障碍，由脑部疾患、脑外伤或先天发育不全引起。

（10）共济失调 [gòng jì shī tiáo]　易误读成 [gòng qí shī tiáo]。共济失调是指肢体活动"失去同舟共济的协调性"。人体保持正常协调的姿势和完成随意运动，需要大脑、基底核、小脑、前庭系统、深感觉等共同协作。这些系统中任一环节受损，将导致运动的协调不良、平衡障碍等，这些症状称为共济失调。

（11）麻痹 [má bì]　易误读成 má pì，麻痹是指机体某一部分的感觉或运动功能部分或完全丧失。该词神经外科临床少用，常用于描述某支神经失去功能，如动眼神经麻痹等。而描述肌肉失功时，通常使用"无力""瘫痪""萎缩"等。

（12）眼轮匝肌 [yǎn lún zā jī]　易误读成 yǎn lún zá jī 或 yǎn lún zhá jī，"匝"是会意字，指"物品（巾）被容器环绕"。

眼轮匝肌是指围绕眼睛的环形骨骼肌，是面部的重要表情肌之一，通过自主收缩，牵动其表面的皮肤，负责闭眼的工作。眼轮匝肌由面神经支配，当面神经麻痹时，此肌失去收缩作用，而致睑裂闭合不全，角膜失去保护，可导致暴露性角膜炎。

（13）缄默 [jiān mò]　易误读成 jiǎn mò 或 xián mò，"缄"原意是指"将书信封口，用绳子扎住"。指闭口不说话。

（14）抽动秽语综合征 [chōu dòng huì yǔ zōng hé zhēng]易误读成 chōu dòng suì yǔ zōng hé zhēng。抽动秽语综合征又称 Gilles de la Tourelte 综合征或 Tourette 综合征、慢性多发性抽动。由法国神经病学家 Georges Gilles de La Tourette 于 1885 年首先详细描述。"秽"字本意是"良田荒芜，长满野草"，引申为"肮脏，污秽"。该病是以不自主的、突然的多发性抽动及在抽动的同时伴有爆发性发声和秽语为主要表现的抽动障碍。近年来，学界也将此症简称为"抽动症"，以避歧视之嫌。

（15）嗜铬细胞瘤 [shì gè xì bāo liú]　易误读成 shì luò xì bāo liú。"铬"读gè，铬元素符号 Cr，银白色金属，原子序数 24。嗜铬细胞瘤是肾上腺髓质、交感神经节及其他嗜铬组织持续或间断地释放大量儿茶酚胺，引起持续性或阵发性高血压并导致多个器官功能及代谢紊乱的一种内分泌疾病，因细胞内儿茶酚胺可与重铬酸盐氧化反应呈暗黑色而得名。在冶金行业，为避免与金属元素"镉 [gé]"发音混淆，很少有例外不把铬读作"luò"的，这可能是"铬"字误读盛行的缘由。

（16）荨麻疹 [xún má zhěn]　有读成 qián má zhěn 者。它目前的正确读音是：用于植物荨麻时读 qián（音前），用于荨麻疹时读 xún（音寻）。荨麻 [qián má] 是一种草本植物，作为药材它并没有毒性，很多地方经常当作蔬菜食用。荨麻长有微小、锋利的蛰毛，如果碰到的话，会扎进皮肤里面，同时注入蚁酸，引起刺痛感，随后皮肤出现红肿和过敏。荨麻疹的英文病名为 urticaria，urtica 就是荨麻的拉丁文名，荨麻疹原指碰到荨麻后出现皮肤疹子。荨麻疹是一种过敏性皮肤病，症状是局部皮肤突然成块地隆起，发痒，消退也很快，不留任何痕迹，也叫风疹块，有的地区叫鬼风疙瘩，药物、寄生虫、昆虫叮咬、接触刺激性物质等都可引发该病。

（17）妊娠 [rèn shēn]　易误读成 rèn chén。虽然"娠"来源于"辰 [chén]"，但读音不同。"妊"是表示妇女怀孕，"辰"表示振动，"娠"表示胎儿在母体中的微动。

（18）脂肪瘤 [zhī fáng liú]　易误读成 zhǐ fáng liú 或 zhī fāng liú。脂肪瘤是起源于脂肪组织的一种良性肿瘤，瘤周有一层薄的结缔组织包囊，内有被结缔组织束分成叶状成群的正常脂肪细胞。有的脂肪瘤在结构上除大量脂肪组织外，还含有较多结缔组织或血管，即形成复杂的脂肪瘤。

（19）便秘 [biàn mì]　粪便在肠腔内滞留过久，其中水分被过量吸收，导致粪便干燥坚硬，排便困难，次数少。根据1985 年《汉语异音词审音表》规定，秘字，除在"秘鲁"中读 bì 音外，一律读 mì。"便秘"在过去词典中确实读 bì，但新版的词典都改为 mì 了。

（20）头孢噻肟 [tóu bāo sāi wò]　易误读成 tóu bāo sāi wū，注意"肟"字的读音同"卧"。"肟 [wò]"是有机化合物的一类，是羟胺与醛或酮的缩合物。头孢噻肟为第三代头孢菌素，是一种广谱抗生素。

（21）盐酸川芎嗪注射液 [yán suān chuān xiōng qín zhù shè yè]　易误读成 yán suān chuān qióng qín zhù shè yè。本品为盐酸川芎嗪的灭菌水溶液。川芎 [xiōng，读音同"胸"] 是一种栽培植物，生长于温和的气候环境，常用于活血行气，祛风止痛。

（22）龋齿 [qǔ chǐ]　易误读成 zhù chǐ 或 jīù chǐ。龋 [qǔ，读音同"曲"]，指牙齿被腐蚀而残缺。食物残渣在牙缝中发酵，产生酸类，破坏牙齿的釉质，形成空洞即为龋齿。民间也称之为"蛀牙""虫牙"。

（23）发酵 [fā jiào]　易误读成 fā xiào。发酵是指微生物或其离体的酶分解糖类，产生乳酸（或酒精）和二氧化碳等的过程。泛指利用微生物制造工业原料或工业产品的过程，如酒精发酵、抗生素发酵等。"酵" [jiào，读音同"叫"] 本身是形声字，有"用酒孝敬长辈"的含义，但这个字发音不读"孝"。非发酵菌是指一群不能利用葡萄糖或仅能以氧化形式利用葡萄糖的革兰氏阴性杆菌，主要包括铜绿假单胞菌、不动杆菌属、产碱杆菌、伯克霍尔德菌、黄杆菌、嗜麦芽窄食单胞菌等。

（24）安瓿 [ān bù]　易误读成 ān pǒu。是指装注射剂用的密封的小玻璃瓶，用药时将瓶颈处割痕折断。"瓿" [bù，读音同"步"]，原意是中国古代的一种青铜或陶制用来盛酒或水的小瓮。

（25）粘连 [zhān lián]　易误读成 niān lián。指身体内的黏膜或浆膜，由于炎症病变而粘在一起，例如腹膜发炎时，腹膜和肠管的浆膜粘在一起。"粘"是形声字，"占"旁表声，"米"旁表示"熟米有黏性"。"粘"字读 zhān，通常指黏的东西相互附着联结在一起，用于：粘胶、粘连、粘贴……"黏"字读 nián，表示能把一种东西附着在另一种东西上的性质，用于：黏稠、黏度、黏附、黏糕、黏合、黏糊糊、黏米、黏膜、黏土、黏性、黏液、黏着……

（26）眩晕 [xuàn yùn]　易误读成 xuán yùn。眩晕，是因机体对空间定位障碍而产生的运动性或位置性错觉，出现自身或环境的旋转、摇摆感。

（27）毗邻 [pí lín]　易误读成 pǐ lín 或 bǐ lín。毗邻是一个

汉语词汇，意思是指边界接壤的意思，相邻接，多指陆地相接，接在一起。而"邻近"则指空间上的接近，但还没有接触。外科学讲的"毗邻"，通常指两个解剖结构相互接触。

（28）寒颤 [hán zhàn]　易误读成 hán chàn。寒颤 [zhàn]也可以写成"寒战 [zhàn]"，表示冷或者惊吓后人身体的颤抖、战栗。

（29）尿潴留 [niào zhū liú]　易误读成尿潴留 niào chǔ liú。潴 [zhū] 第一声，形声，从水，猪声。本义：水停聚的地方。又如，潴水（蓄水）；潴泄（蓄水和放水）；潴蓄（指蓄洪贮水）；潴溉（蓄聚灌溉）。尿潴留，指膀胱内充满尿液而不能排出。

（30）咯血 [kǎ xiě]　易误读成 kǎ xuě，gē xiě，ké xiě，luò xiě。咯 [kǎ] 是指用力使东西从食道或气管里出来。咯血是指喉部以下的呼吸器官（即气管、支气管或肺组织）出血，并经咳嗽动作从口腔排出的过程。

（31）奇静脉 [jī jìng mài]　易误读成 qí jìng mài。它起自右腰升静脉，在右侧上升至第 7—8 胸椎高度，接受左侧的半奇静脉和副半奇静脉的横干。"奇"是多音字，读 [jī] 时表示单的，不成对的（跟"偶"相对），如"奇数"；也表示"零"数，如"五十有奇"是"五十岁"。读 [qí] 时表示"罕见的、特殊的、非常的"，如"奇闻怪事"。

（32）囟门 [xìn mén]　易误读为 lǔ mén。囟 [xìn] 门又叫顶门，指婴儿头颅骨未合缝所形成的骨间隙，常比喻为头顶的"天窗"，有前囟、后囟之分。后囟门一般在出生后 3 个月闭合，前囟门要到 1 岁半才闭合。

（33）贲门 [bēn mén]　易误读成 pēn mén，是胃的入口。"贲"读音同"奔"，意为急走、快跑。

（34）桡骨 [ráo gǔ]　易误读成 náo gǔ。为前臂双骨之一，位于前臂外侧（大拇指侧），远端与手腕相连，近端与尺骨和肱骨形成肘关节。

（35）鼻衄 [bí nǜ] 易误读为 bí niǔ，意为鼻出血，"衄"读音同"女"，含义是鼻孔出血。"鼻衄"已经被列为不规范词，医学著作中不再使用。

（36）壳核 [qiào hé] 易误读为 ké hé。为基底核区重要核团的一部分。这个核团的英文 Putamen 源于拉丁文，其含义是"坚硬的外层被覆"。"壳"指薄而坚硬的外皮，在中文可读作 qiào 或 ké ，但 ké 仅用于口语。所以正确的读音应该是 qiào，如"地壳""甲壳""金蝉脱壳"。

三、外文词汇解析

1. Arnold-Chiari 畸形

Arnold-Chiari 畸形为小脑扁桃体"疝"入枕骨大孔和颈椎管内，可因脑脊液循环受阻引起脑积水。Hans Chiari 是奥地利病理学家，Julius Arnold 是德国病理学家。Arnold 翻译成中文"阿诺德"，德语：Ar-nold['a:rnɔ:d]；Chiari 翻译成中文是"基亚里"，而不是"查理"；德语：Chi-a-ri[ki'a:ri]，重音在"a:"上，可以读为"剋 [kēi] 阿瑞"。

2. Dandy-Walker 畸形

第四脑室中间孔和侧孔先天性闭塞，造成程度不同的脑积水。由美国医生 Walter Edward Dandy（1914）和 Arthur Earl Walker（1942）先后报道。发病年龄多为三个月以内的婴儿，幼儿和成人亦可见到。

3. Rathke 囊肿

以德国解剖学与胚胎学家 Martin Heinrich Rathke [ra: θ k] 的名字命名，又称拉特克囊肿（Rathke's cleft cyst）、颅颊裂囊肿。为起源于拉特克囊（Rathke's pouch）残余组织的先天性良性病变，内含黏液样物，黏稠度不一，多呈灰白色、灰黄色、浅黄色等，偶有因为出血而成酱油样者。Martin Heinrich Rathke（1793—1860）生于普鲁士，1838 年发表了关于垂体起源的论文，阐述了他的发现拉特克囊。拉特克囊是演化为腺垂体的胚胎结构，由原始口凹的外胚层向上延伸而形成。妊娠数周后，拉特克囊的基底部收缩，直至与原始口凹的上皮完全脱离，并接近最终形成腺垂体的位置。转化的过程包括：快速增殖的前壁形成腺垂体的远侧部，相对不活跃的后部形成中间部，前壁向上伸展形成结节部。部分人的拉特克囊残留了，形成了 Rathke's cleft cyst（Rathke 囊肿），囊肿位于垂体前叶的后部，内衬上皮层。颅咽管是拉特克囊的通道，偶尔也会残留（妊娠 6 ～ 7 周后），因而可以造成经蝶脑膜脑膨出、异位垂体组织、蝶窦畸胎瘤以及鞍下颅咽管瘤。鞍上的颅咽管瘤可能也是起源于拉特克囊。

4. 郎格汉斯细胞组织细胞增生症（Langerhans cell histiocytosis，LCH）

目前认为是一种炎性髓系肿瘤。Paul Langerhans 于 1868 年发现了上皮树突状细胞（epidermal dendritic cell），现在以他的名字命名为郎格汉斯细胞（Langerhans cell，LC），它起源于骨髓和脾脏，主要存在于表皮和毛囊上皮内（被称为皮肤免疫系统的"侦察兵"），但真皮内、口腔、扁桃体、咽部、食管和阴道的黏膜中以及淋巴结、脾脏和胸腺等部位均有分布，具有多种免疫功能，吞噬能力比巨噬细胞弱。组织细胞（histocyte）又称吞噬细胞（phagocyte），来自血液中的单核细胞。本病于 1953 年开始被称为组织细胞增生症 X（Histiocytosis X），后来经过电镜和免疫组化研究确认本病是 LC 增生的结果，于是 1987 年国际组织细胞协会重新命名为 LCH。LCH 是以 LC 广泛增生浸润为基本病理特征，好发于骨、肺、肝、脾、骨髓、淋巴结和皮肤等部位，分为 3 型：勒雪氏病（Letterer-Siwe disease，LS）、韩 - 雪 - 柯病（Hand-Schüller-Christian disease，HSC）、骨嗜酸细胞肉芽肿（eosinophilic granuloma of bone，EGB）。在神经外科临床，LCH 多见于儿童，位于颅顶骨或颅底（伴骨质破坏）的是单一病灶的嗜酸细胞肉芽肿，预后良好；有的侵犯下丘脑漏斗部，引起尿崩症，属于 HSC。

5. Nelson 综合征

纳尔逊综合征，因治疗库欣病而行双侧肾上腺切除术，其后出现进行性皮肤黑色素沉着（促黑激素增加）及垂体瘤进行性增大，多发于青壮年。该综合征于 1958 年由 Nelson 等首先报道，最早的表现是皮肤黏膜的色素沉着，常见于颜面部、手背、乳晕、腋窝、嘴唇、齿龈、口腔、外阴、手术瘢痕等处，指甲上有时会有纵行的黑色条纹。色素沉着多呈进行性加重，且不会因补充皮质激素而消退。首选的治疗手段是垂体手术，辅以放射治疗。

6. γ 刀

指伽马刀 [gā mǎ dāo]，易误读为 jiā mǎ dāo。它是立体定向放射外科的主要治疗手段，根据立体几何定向原理，使用钴－60 产生的伽马（γ）射线一次性大剂量地聚焦照射靶病灶，使之产生局灶性坏死。

7. Cushing（库欣）反应

过去曾用"柯兴反应"。Cushing 于 1900 年曾经用等渗盐水灌入狗的蛛网膜下腔，当颅内压增高接近动脉舒张压时，血压升高、脉搏减慢、脉压增大，继而出现潮式呼吸，血压下降，脉搏细弱，心搏骤停而死亡。这一实验结果与临床上急性颅脑损伤所致的颅内压急剧升高的情况十分相似，患者出现血压增高、脉搏慢而有力、呼吸深而慢（二慢一高），这种变化称库欣反应。

四、诊断名称停顿错误解析

1. 蝶骨嵴脑膜瘤

"蝶骨嵴脑膜瘤"是依据肿瘤附着的部位而命名的，说明这个脑膜瘤的基底部附着于蝶骨嵴上。嵴（[jí] 读音同"脊"），山脊也。脊，有两个释义：①人和动物背上中间的骨头；②中间高起的部分。"蝶骨"形如蝴蝶，分为蝶骨体、小翼、大翼和翼突四个部分。蝶骨嵴，指的是蝶骨小翼的游离缘，像一对小鸟的翅膀一样位于颅底的两侧，呈弧形。它内侧至前床突，外侧达翼点。

常见错误：容易将"嵴"遗漏，错读成"蝶骨脑膜瘤"，或者停顿不正确，误在"蝶骨"后停顿，应将"蝶骨嵴"三个字连续读，这三个字构成一个完整的意群。如果一定要停顿一下，则应读为"蝶骨嵴 / 脑膜瘤"。

2. 脑桥小脑角区肿瘤

脑桥小脑角是小脑、脑桥及延髓之间的空隙，有前庭蜗神经和面神经穿行，是神经鞘瘤和脑膜瘤的高发部位。临床常习惯称为"桥小脑角区""桥脑小脑角""小脑桥脑角"等，其规范名称只有"脑桥小脑角"，其英文名称是 cerebellopontine angle，缩写是"CPA"。所谓"脑桥小脑角区"，就是泛指这个区域。

常见错误：容易将"角区"遗漏，"脑桥小脑肿瘤"也时有护士读起来停顿位置不正确，甚至任意在其中停顿。"脑桥小脑角区"实际上包含 4 个意群"脑桥 / 小脑 / 角 / 区"，每一个意群都是一个独立的意思，合在一起则是一个整合的不一样的意思，朗读时在其中的任何一个地方停顿都是对整体含义的破坏，最好一口气读完。

3. 基底核区血肿

基底核是一组脑深部灰质结构的习惯称谓，又称"基底神经节"，包括豆状核、屏状核、尾状核和杏仁核。基底核区是一个影像学名词，主要指豆状核及其周围结构，甚至还将豆状核与尾状核之间的内囊部分也囊括在内，但通常不包含丘脑。这个区域的动脉血供来源于 Willis 动脉环，都是一些细小的穿支。所谓"穿支"，意思是它们穿过脑底部组织，达到脑深部。因为穿支是从大的动脉直接发出的小血管，没有经过中小血管的过渡和流体动力的缓冲，导致在高血压病时容易出现病变而破裂出血，因此，基底神经核区是高血压性脑出血的常见部位。

常见错误：书写手术名称时容易写错，如神经导航下右侧基底核区血肿清除术，在交班时易读成"神经导航下右侧基底核血肿清除术"，将"区"遗漏了。甚至容易将"核"遗漏，错读成"基底血肿"。也有的在朗读时出现停顿错误。基底核区血肿的意群为"基底核区 / 血肿"，如果确实要停顿一下，也只能在意群之间短暂停顿，否则意思就变了。

4. 额眶蝶部骨纤维发育不良

骨纤维 [xiān wéi] 发育不良既往称为骨纤维异常增殖症，是一种自限性的、以骨纤维变性为特征的骨病，好发于青少年，单发或多发。骨髓腔内有纤维骨，病灶内为稠密的纤维组织，排列紊乱而无定向，在纤维结缔组织内化生的骨组织，呈纤维骨或编织骨。病灶内有时可见黏液样变性、多核巨细胞和软骨岛。额眶蝶部骨纤维发育不良是指分布于额眶区和蝶窦区的骨纤维发育不良，意群划分"额眶蝶部 / 骨纤维发育不良"或"额眶蝶部 / 骨纤维 / 发育不良"。

常见错误：容易将"骨纤维"中的"骨"合并到前方"蝶部"一词中，读成"蝶部骨"，这是错误的，"骨纤维"和"纤维"是不同的。"额眶蝶"三个字代表三个解剖部位，要连读，不要读成"额 / 眶蝶"或"额眶 / 蝶"，在其内任何一处停顿都是不合适的。

5. 血管网状细胞瘤

血管网状细胞瘤是由于中胚叶和上皮组织成分之间整合期间发生障碍，由血管和实质之间持续缺乏整合导致的，易发生于小脑半球。它是颅内真性血管性肿瘤，又称"血管母细胞瘤"，但"血管网状细胞瘤"才是规范名称。WHO 分类为起源未明的 I 级肿瘤，可分为散发性和家族遗传性两种。

常见错误：读为"血管 / 网状细胞 / 瘤"，即错把"网状细胞"当作一个独立的意群，从而发生了歧义。"血管网状"指的是肿瘤的结构，"细胞瘤"指的是肿瘤细胞（血管母细胞）。如果一定要在这个词内停顿一下的话，可读为"血管网状 / 细胞瘤"。

6. 右侧顶部上矢状窦旁脑膜瘤

上矢状窦旁脑膜瘤多起源于蛛网膜颗粒，附着于上矢状窦和大脑镰。

常见错误：容易将"窦"遗漏，错读成"右侧顶部上矢状旁脑膜瘤"，或者停顿不正确，读为"右侧顶部上矢状 / 窦旁脑膜瘤"。"上矢状窦"四个字是一个完整的意群，应该连读，"上"字不可省略，"窦"前不可停顿。矢状窦包括上矢状窦和下矢状窦，上矢状窦位于大脑镰的外缘（附于颅骨内板），下矢状窦位于大脑镰的内缘（游离缘）。如果一定要停顿的话，可读为"右侧 / 顶部 / 上矢状窦旁 / 脑膜瘤"。

7. 斜坡脊索瘤

人的脊柱由胚胎时期的脊索变化而成，脊索瘤起源于胚胎残余脊索组织，是一类局部侵袭性肿瘤，由胚胎残留或异位脊索形成。脊索瘤可以发生于沿脊柱中轴的任何部位，但以斜坡嘴侧和骶尾部最常见。脊索瘤生长缓慢,很少发生远处转移(晚期可转移),但其局部破坏性很强,挤压破坏邻近的重要神经组织,手术后也极易复发。斜坡脊索瘤好发于蝶骨与枕骨连接处的脊索组织,70%的患者出现持续性头部钝痛,随着肿瘤扩张,会压迫脑干、展神经及视神经等。

常见错误:护士读交班时,容易将"斜坡"遗漏,笼统的读成"脊索瘤"。或是停顿错误,容易在"斜坡脊"处停顿,误以为"斜坡脊"是个解剖部位。如果一定要停顿一下的话,可以读为"斜坡/脊索瘤"。

8. 颅鼻沟通瘤

颅鼻沟通瘤是同时侵犯颅腔和鼻窦、鼻腔的肿瘤。按其起源分为颅源型、鼻源型和骨源型。骨源型良性居多,包括软骨瘤、成骨细胞瘤、脊索瘤和骨肉瘤。颅源型以脑膜瘤为主。鼻源型除少数血管纤维瘤和感觉神经细胞瘤外,多属恶性,如鼻咽癌、嗅母细胞瘤、囊腺癌。在20世过去,此类肿瘤术后很容易发生脑脊液漏、脑膜炎或脑脓肿。20世纪80年代,Derome采用颅底入路,经单一切口一期切除颅鼻沟通瘤并重建颅底,获得良好结果。

常见错误:书写手术名称时容易写错,如开颅颅鼻沟通瘤切除术,在交班时易读成"开颅颅鼻沟瘤切除术",将"通"遗漏。或是容易将"鼻"遗漏,错读成"颅沟通瘤切除术"。也有的在朗读时出现停顿错误,原因是对词意不理解。如果一定要停顿的话,可以读为"颅鼻/沟通瘤/切除术"。

9. 颈动脉海绵窦瘘

一般指颈内动脉海绵窦段的动脉壁或其分支发生破裂,与海绵窦之间形成异常交通,常由创伤引起。

常见错误:容易将"瘘"书写成"漏",也有护士读起来停顿位置不正确。该名称包括3个意群:颈动脉/海绵窦/瘘,不要读为"颈动脉 / 海绵 / 窦瘘",其中"海绵窦"是一个独立的解剖结构,三个字不可分开读。

10. 基底动脉延长扩张综合征(冗扩症)

少见且病因不清,基底动脉延长、扩张并继发血栓形成、穿支血管微栓塞和邻近脑组织受压,多起病隐匿,容易漏诊或误诊。其临床表现具有高度异质性,可以无症状、良性或恶性,可有多种不同的表现,卒中是最常见的死亡原因。

常见错误:容易将"延长"遗漏,错读成"基底动脉扩张综合征";或者停顿不正确,容易在"延长"后作停顿。"延长扩张"这四个字是一个完整的意群,最好是连读。还有的不理解"延长扩张"的含义,干脆直接写成"基底动脉综合征",这样就不准确了。其意群划分为"基底动脉 / 延长扩张 / 综合征"。

11. 抗利尿激素分泌异常综合征(syndrome of inappropriate secretion of antidiuretic hormone,SIADH)

又称"抗利尿激素不适当分泌综合征",由 Schwartz 于 1957 年首先报道,因抗利尿激素(ADH)或类似抗利尿激素样物质分泌过多,使水的排泄发生障碍,导致稀释性低钠血症。除了常见于鞍区手术损伤垂体柄之后(常为短暂性 SIADH),还可见于其他恶性肿瘤,如小细胞肺癌(起病隐匿,持久性 SIADH)。患者常有无力、食欲不振、恶心呕吐、嗜睡、烦躁,甚至精神神经系统异常表现。若血钠水平极低,可出现惊厥、昏迷、死亡等严重后果。近年来推崇使用托伐普坦片进行利尿治疗。

常见错误:容易将"异常"或"不适当"遗漏,错读成"抗利尿激素分泌综合征";或者停顿不正确,容易在"不适当"后面停顿。"不适当分泌"是一个完整的意群,五个字应该连读。其意群划分为"抗利尿激素 / 分泌异常 / 综合征",或"抗利尿激素 / 不适当分泌 / 综合征"。

五、小结

熟悉神经外科疾病诊断名称的读音与停顿方法，不仅能提高护士的交班水平，使医护间沟通达到信息完整、内容准确、传递清楚，体现交班者的业务水平和学术严谨性，还能使医生快速准确地了解患者的信息，及时做出处置，促进医护工作的团结、协作，确保患者安全，也能使晨间交班更加准确与规范。实际上，类似问题不仅限于上述所列举，因此希望青年护士们遇到问题要自己多问几个为什么，主动查阅资料，多学习多思考，才能在交班中避免低级别错误发生。通过个人不断学习，主动自我充电，拓展新知识，可促进日常工作质量的提高，推进医护之间的相互理解与信任。

（蓝雪兵　朱秀梅）

第二节　疾病名称与解剖部位错误

夜班护士从病情观察、处置，到书写交班报告，再到早会上"朗读"交班本，都是对专业知识的考验，尤其是年轻护士，难免在介绍病情和描述专业术语时存在不准确或错误的情况。本节挑选了平时收集的有关疾病名称与解剖部位描述错误的部分问题，按照疾病分类归类，同时加入一些常见名词阐释，以便护士们更容易理解。

一、颅脑损伤

（一）创伤性重型颅脑损伤

"创伤性重型颅脑损伤"是一个诊断名称大类，提示患者因为外力而导致的颅脑部位损伤，以脑损伤为主，很可能还有颅骨或头皮的损伤。根据损伤后脑组织是否与外界相通，分为"创伤性重型开放性颅脑损伤"和"创伤性重型闭合性颅脑损伤"。

在护士交班中，容易将其写成"颅内损伤"，在发生了脑疝者描述为"创伤性脑疝"。的确，现在有的临床诊断名称的信息库中存在"颅内损伤"一词，有的医生因为贪图方便而点了这个名称，它指的仅仅是颅内结构发生了损伤，显然不符合常情。车祸伤、高处坠落伤、打架伤等，几乎不会只导致脑损伤而不存在头皮或颅骨损伤，故写成"颅内损伤"显然不准确的。

【疝】 是指任何组织和脏器的一部分或全部离开其正常位置，经过某一孔隙或薄弱处，发生突出，如腹股沟斜疝。

【脑疝】 以疝出的脑结构命名或以疝出的解剖孔道命名，包括扣带回疝（大脑镰下疝）、颞叶钩回疝（小脑幕裂孔疝）、小脑扁桃体疝（枕骨大孔疝）等，都不是以病因命名的。"创伤性脑疝"是一个不规范的诊断名词，这里的脑疝只是脑损伤进展后的一个特殊阶段，一种疾病加重的临床现象，是颅脑损伤这个主诊断之下的一个部分，不宜单独成为一个诊断。在交班本中可以记为"创伤性重型闭合性颅脑损伤，（并）脑疝形成"。

（二）硬脑膜外血肿

硬脑膜外血肿是位于颅骨内板与硬脑膜之间的血肿（图3-1A），好发于幕上大脑半球凸面，大部分属于急性血肿。

常见错误：易读成"硬脑膜血肿"，这是一个错误的名词。硬脑膜只是一层纤维结构，不是一个腔隙，硬脑膜的血管破裂可能是硬脑膜外血肿的来源。护理交班时，可以省略"脑"字，但不鼓励这样省略，书面表达还是应该尽量规范。

（三）弥漫性轴索损伤

轴索是神经元的轴突和感觉神经元的长树突，胼胝体、脑干背外侧、大脑半卵圆区、内囊等均是轴索的集聚区。

【弥漫性轴索损伤】　是头部受到外力作用后发生的，弥漫分布于脑白质、以轴索损伤为主要改变的一种原发性脑实质损伤。这个概念的关键点是白质内轴索的损伤，位置深在，MRI可见放射冠区皮层下白质、胼胝体等白质区内多处信号改变。而"脑挫裂伤"主要是指皮质损伤，属于脑浅表部位的损伤。

常见错误：错读成"弥散性轴索损伤"，错用了"弥散"一词。"弥散"是动词，指烟雾、气味等向四周扩散。而"弥漫"是形容词：充满，到处都是，如烟雾弥漫，黄沙弥漫的山野。

（四）颅骨凹陷性骨折

"颅骨凹陷性骨折"指骨折局部以骨板凹陷（多为0.5cm以上）为主要特征（图5-1），它可以单独发生或与线状骨折合并发生。一般在致伤物作用面较局限、作用力较大且作用速率不快时才能形成，多见于钝器打击时，也可见于锐器伤时。

常见错误：容易忽略"凹陷性"，略写成"颅骨骨折"，不能体现"凹陷"的特点。此外，还有把"凹陷性骨折"误记为"凹陷型骨折"，因为一字之差就不规范了，骨折类型中不存在"凹陷型"。

二、神经系统肿瘤

（一）垂体腺瘤

垂体腺瘤起源于腺垂体，是鞍区最常见的肿瘤之一（图3-2D）。

【垂体】　位于垂体窝内，呈卵圆形或椭圆形，约1.2cm×1.0cm×0.5cm大小，平均为750mg。分前、后两叶，前叶为腺垂体，后叶为神经垂体。它周围由硬脑膜包裹，上面以鞍膈与颅腔隔开。临床上常将位于鞍膈下的垂体主体称为"垂体"或"垂体腺"，鞍膈上部分称为垂体柄。垂体有调节身体生长、发育及日常功能等多方面作用。

【垂体窝】 指蝶鞍中部的下凹，容纳脑垂体。垂体窝的底称为鞍底，其下方即为蝶窦。

【鞍膈】 是覆盖于垂体上方的一层硬脑膜组织，张于鞍背上缘与鞍结节之间，呈长方形，中央部有一小孔，即膈孔，有垂体柄通过。

【尿崩症】 简单地说，每日尿量超过 3000ml 称为尿崩。引起尿崩的常见疾病称尿崩症，分为因下丘脑垂体抗利尿激素不足而引起的中枢性尿崩症，及因肾远曲小管、肾集合管对抗利尿激素不敏感所致的肾性尿崩症。从广义上讲，尿崩症是一种综合征，常见于鞍区病变手术后。

【腺瘤】 指腺上皮发生的肿瘤。常见于乳腺、垂体、甲状腺、卵巢、胃、肠、肝等处，多为良性，发展缓慢，形成局限性结节，表面呈息肉状或乳头状。

常见错误：容易写成"垂体腺腺瘤"，不必多加一个"腺"字，读起来拗口。但也不宜简单地写成"垂体瘤"，"垂体瘤"并不完全等同于垂体腺瘤，还包括垂体的其他肿瘤，如垂体细胞瘤（属于胶质细胞瘤）、垂体转移癌。

（二）脑膜瘤

1. 左侧额部上矢状窦旁脑膜瘤

【上矢状窦】 上矢状窦为硬脑膜窦（图 2-1），位于大脑镰的附着缘，C 形，前起盲孔，后至窦汇，内腔自前向后逐渐增宽，收集大脑半球上外侧面上部及内侧面上部的静脉血，以及通过蛛网膜粒回流的脑脊液，向后注入窦汇。

【下矢状窦】 位于大脑镰下缘，其走向与上矢状窦大致平行，在小脑幕的前缘处与大脑大静脉汇合，共同延伸汇入直窦。

常见错误："左侧额部上矢状窦旁脑膜瘤"，是指该患者的脑膜瘤完全或主要位于左侧颅腔，在额部，而且附着于上矢状窦，甚至突入窦内。有的护士写成"左额部上矢状窦旁脑膜瘤"，少了一个字"侧"，这样不符合汉语的阅读习惯，有点拗口，所以这个字不宜省略。有的省略了"上"，一般来说听者都能知道本应是"上矢状窦"，因为毕竟下矢状窦脑膜瘤很少见，但是作为严谨的文字交班记录和朗读，不宜省略这个字。

2. 鞍结节脑膜瘤

鞍结节脑膜瘤起源于视交叉沟和鞍结节，常伴有鞍结节骨质增生。临床上常将起源于蝶骨平台后部、鞍结节、鞍膈的脑膜瘤统称为鞍结节脑膜瘤。

【鞍结节】　位于视交叉前沟和蝶鞍前壁之间的骨性隆起，其两侧为前床突。

【蝶鞍】　位于颅底中央，包括垂体窝、鞍结节、中床突、视交叉前沟、视神经管、前床突、鞍背和后床突等结构。鞍蝶的前缘为鞍结节，后面为鞍背，两者之间弧形部分为鞍底，顶为鞍膈。

常见错误：护士在写交班时，因对解剖位置及解剖名词理解不透，误将"鞍结节"写成"鞍结区"或"鞍区"。

3. 海绵窦脑膜瘤

海绵窦脑膜瘤主要指原发于海绵窦壁的脑膜瘤，而原发于海绵窦内的脑膜瘤少见。

【海绵窦】　位于蝶鞍两侧，为一对重要的硬脑膜静脉窦，前达眶上裂内侧部，后至岩尖，因腔内有许多纤维小梁，形似海绵状而得名。近年研究认为，海绵窦是一个含有静脉丛、颈内动脉、脂肪、结缔组织及脑神经的腔隙，其内主要是由粗细不均的静脉组成的不规则的静脉丛，多次分叉又汇合，不完全包绕颈内动脉，所以提出了"蝶鞍外侧间腔"概念，这个新的概念为海绵窦外科发展提供了顶层指导。

常见错误：年轻护士写交班时易将"海绵窦"遗漏，略写成"脑膜瘤"，原因可能是认为海绵窦不会长脑膜瘤，毕竟这个部位的脑膜瘤少见，担心写错了。

（三）侧脑室室管膜瘤

【室管膜】 是覆盖在各脑室、中脑水管和脊髓中央管的上皮，由一层立方、柱状或扁平的上皮细胞（室管膜细胞，属于神经胶质细胞）构成，来源于胚胎期神经管的室管膜层，是胚胎神经上皮的遗留物。室管膜的厚度因部位而异，有些部位很薄甚至阙如（如脉络丛），有些部位却是高柱形的上皮细胞。

【室管膜瘤】 来源于脑室与脊髓中央管的室管膜细胞或脑室白质内室管膜细胞巢，系胶质瘤的一种，大多位于脑室内，少数瘤主体在脑组织内。

常见错误：易读成"侧脑室管膜瘤"，少了一个"室"。"侧脑室"是解剖位置，"室管膜瘤"是病灶，因此在朗读"侧脑室／室管膜瘤"时，只能有一次停顿机会，停顿点前后都是一个完整的意群。如果少了一个"室"字，读成"侧脑室／管膜瘤"或"侧脑／室管膜瘤"，都是不正确的。

（四）脉络丛乳头状瘤

【脉络丛】 是脑室内的解剖结构，分泌脑脊液。

【乳头状】 肿瘤表面呈细小的乳突状或颗粒状，亦有人称为桑椹状。

【脉络丛乳头状瘤】 又称"脉络丛上皮瘤"或"脉络丛腺瘤"，是起源于脑室脉络丛上皮细胞的缓慢生长的良性肿瘤，常伴有脑积水。儿童以侧脑室三角区多见，成人以第四脑室和脑桥小脑角多见。呈乳头状或结节状，色灰红或粉红，与脑组织分界清楚，质地脆，易脱落，很少发生囊变和出血坏死。

常见错误：护士书写交班报告时易写成"脉络从乳头状瘤"，一字之差，"丛"和"从"读音一样，但词性和意思完全不同。从是动词，本义是随行，跟随；而丛是名词，本义是聚集。在这里只能用"丛"，指大量的乳头状结构聚集。护士在电脑输入时由于读音相同，极易输错。

（五）左侧枕叶转移瘤

【转移】 意为改换位置，从一方移到另一方。

【转移瘤】 是肿瘤细胞从原发部位侵入淋巴管、血管或其他途径被带到它处继续生长，形成与原发部位肿瘤相同类型的肿瘤，这个过程称为转移，所形成的肿瘤称为转移瘤或转移癌。

【颅内转移瘤】 是颅内肿瘤的一类，多指原发于身体其他部位的恶性肿瘤，肿瘤细胞通过某种途径转移到颅内，并在颅内形成新的病灶（图3-3）。如肺癌细胞经血行途径转移到脑内某个部位，并逐步增大，这就是肺癌的脑转移灶。

常见错误："左侧枕叶转移瘤"是指该患者左侧枕叶内发现一个转移性肿瘤。提示转移灶位于枕叶内，不是硬脑膜外，也不是枕部的颅骨，更不是枕部的头皮下，因此不能写成"左枕转移瘤"。有的写成"左枕叶转移瘤"，少了一个"侧"字，不符合汉语的阅读习惯。

（六）星形细胞瘤

【星形胶质细胞】 是哺乳动物脑内分布最广泛的一类细胞，也是胶质细胞中体积最大的一种，直径 $3 \sim 5\mu m$，核呈圆球形，银染色显示此类细胞呈星形，从胞体发出许多长而分支的突起。

【胶质细胞】 是神经胶质细胞的简称，是神经组织中除神经元以外的另一大类细胞，主要有星形胶质细胞、少突胶质细胞和小胶质细胞。胶质细胞具有支持和引导神经元的迁移，参与神经系统的修复和再生、参与免疫应答、形成髓鞘以及血脑屏障、物质代谢和营养的作用。

【星形细胞瘤】 星形胶质细胞所形成的肿瘤，是最常见的神经上皮性肿瘤。它呈浸润性生长，多数肿瘤切除后有复发可能，且复发后可演变成间变性星形细胞瘤或多形性胶母细胞瘤

（图 3-2B）。

【神经上皮】 指胚胎早期的假复层柱状上皮，经过分化演变为室管膜细胞、成胶质细胞与成神经细胞以及轴突。

【神经上皮性肿瘤】 是神经细胞和胶质细胞发生肿瘤的统称，包括弥漫性胶质瘤、神经母细胞瘤、室管膜瘤、髓母细胞瘤、松果体细胞瘤等。

常见错误：易将"形"写成"型"，"形"和"型"读音一样，但词义完全不同。"星形胶质细胞"是指细胞的形状像星星，因此必须用"形"才正确。

（七）胶质瘤术后复发

胶质瘤是胶质细胞发生的一大类肿瘤的总称，是颅内肿瘤中最常见的一类。胶质瘤的恶性程度不同，其所产生症状的快慢也不同。

常见错误：容易直接写成"胶质瘤"，省略了"术后复发"，显然是过于简单化了。"胶质瘤术后"表示患者曾经做过胶质瘤手术，甚至还隐含有放疗和化疗的经历。而"胶质瘤术后复发"则说明近来症状加重，影像提示肿瘤再现，可能此次入院是要进行手术或其他治疗的。

（八）侧脑室后角占位

侧脑室后角即枕角，由三角区向枕叶方向延伸而成。

常见错误：由于对解剖位置不熟悉，朗读时易停顿错误，读成"侧脑室后 / 角占位"。正确的读法是"侧脑室后角 / 占位"或"侧脑室 / 后角 / 占位"。

三、脊髓脊柱疾病

（一）椎管内肿瘤

椎管内肿瘤是指生长于椎管内的所有原发与继发性肿瘤。

【截瘫与四肢瘫】 这是必须正确区分的两个概念。截瘫是指胸、腰段脊髓横贯性损伤导致损伤平面以下出现感觉障碍、运动障碍以及大小便障碍。四肢瘫是指颈段脊髓损伤导致的运动、感觉及大小便功能的损害或丧失。简单地讲，截瘫是双下肢瘫痪，双上肢功能不受影响；而四肢瘫是双上肢、双下肢均瘫痪。可见四肢瘫受影响的范围明显比截瘫大，伤情更重。主要区别在于双上肢是否瘫痪。

【弛缓性瘫痪】　指由周围神经病变引起的，多由于脊髓前角细胞或脑干的运动神经核及其发出的神经纤维受损所导致的瘫痪，常表现为肌张力降低、腱反射减弱或消失。

【痉挛性瘫痪】　为中枢病变引起的，多指脑部和脊髓的病变导致的瘫痪，表现为肌张力增高、腱反射亢进、病理反射阳性，早期一般无肌肉萎缩的表现，后期因为长期不活动可出现失用性肌肉萎缩。

（1）脊髓髓内肿瘤　又称髓内肿瘤，分为原发性髓内肿瘤（以室管膜瘤和星形细胞瘤多见）和转移性髓内肿瘤（男性以肺癌多见，女性以乳腺癌多见）。疼痛是最常见的症状，疼痛常局限于肿瘤水平，很少有根性疼痛发生。

常见错误：容易写成"脊髓肿瘤"，写交班本时少写了"髓内"。"脊髓肿瘤"常是椎管内肿瘤的代名词，因此"髓内"二字不可缺少。

（2）髓外硬膜下肿瘤　是指肿瘤位于脊髓之外和硬脊膜之下，常见的有神经纤维瘤、神经鞘瘤、脊膜瘤。

常见错误：容易多写一个"脊"字，写成"脊髓外硬膜下肿瘤"，多写的一个字是多余的，还降低了这个名称的可读性。另外，有护士在朗读交班本时停顿错误，读成"髓外 / 硬 / 膜下肿瘤"，这里不存在"膜下肿瘤"，应该读为"髓外 / 硬膜下 / 肿瘤"。

（3）脊柱脊髓肿瘤节段描述不准确

① 上颈段为高颈段（$C_1 \sim C_4$）。肩、颈或枕部疼痛，头颈部转动受限，强迫头位；枕颈部以下感觉障碍，可伴有头面部感觉障碍。

② 下颈段（$C_5 \sim C_7$）。上肢为弛缓性瘫痪，下肢为痉挛性瘫痪，手和臂萎缩，胸式呼吸减弱。

③ 胸段（$T_1 \sim T_{12}$）。神经根痛，表现为肋间神经痛或胸背部束带感，少数患者因疼痛向腹部放射而易被误诊为急腹症。上肢肌力正常，下肢为痉挛性瘫痪。由于胸椎管管腔较窄，故常早期出现截瘫。

④ 腰段（$L_1 \sim L_5$）。神经根分布在下肢和会阴部，双下肢呈弛缓性瘫痪，膝腱和跟腱反射消失，括约肌障碍明显。

常见错误：将节段写错，或将脊髓节段与椎体节段混用。如"T_{10}髓内肿瘤"可理解为第 10 胸髓节段内的肿瘤，相当于"第 7 胸椎体水平髓内肿瘤"。如果描述该节段的髓外硬膜下脊膜瘤，则不应写成"T_{10}脊膜瘤"，而应写成"第 7 胸椎体水平脊膜瘤"或"T_7椎体水平脊膜瘤"。为了避免混淆，应慎重采用"T_{10}髓内肿瘤""T_{10}脊膜瘤"等表达方式。

（二）颈、腰椎退行性疾病

颈、腰椎退行性疾病是指颈腰椎结构的衰变及功能衰退。

1. 颈椎椎间盘突出症

常见错误：容易简写成"颈椎病"或"颈椎间盘突出"，这两种均不够精确，颈椎间盘突出的病因和病理均与颈椎病相似，既往曾归入颈椎病之一型，后因其发病特点，单列为一项疾病。颈椎共有 7 个节段，每一节段椎间盘突出的症状有所不同，所以写交班本时应精确一些，如写成"$C_2 \sim C_3$椎间盘突出症"。又因为"颈椎间盘突出"只是个现象，或仅是影像学表现，患者不一定出现症状；而"颈椎间盘突出症"则说明患者已在椎间盘突出的基础上出现了相应的症候群，需要治疗。故交班时，"颈椎间盘突出症"中的"症"字不可省略。

2. 腰椎间盘突出症

常见错误：容易将诊断名称简写成"腰椎间盘突出"，漏写了"症"字，不够精确。腰椎共 5 个节段，每一节段椎间盘突出的症状有所不同，写交班本时最好详细一些，如写成"$L_2 \sim L_3$ 椎间盘突出症"等；最好注明哪种类型的腰椎间盘突出，如："$L_4 \sim L_5$ 腰椎间盘突出症（脱出型）"。

（三）脊柱和脊髓损伤

急性闭合性脊髓损伤是指暴力引起脊柱骨折或脱位，造成脊髓或马尾神经受压、水肿、出血、挫伤或断裂，不伴有与外界相通的伤道。脊柱骨折中 14% 合并脊髓损伤。开放性脊髓损伤由枪弹或弹片、尖锐锋利的器械造成，出现运动、感觉和括约肌功能障碍，多伴其他脏器损伤。

常见错误：容易简单写成"颈椎骨折"或"脊柱外伤"，遗漏重要的神经损伤的信息。应该写成"急性闭合性 / 开放性脊髓损伤（伴完全性 / 不完全性四肢瘫 / 截瘫）"。同时还要注明美国脊柱协会脊髓损伤分级（ASIA 分级），以说明伤情程度。ASIA 损伤分级共分 5 级：A ～ E。其中 E 级感觉和运动功能正常，A 级表示完全性损害，即损伤平面以下未保留任何感觉和运动功能。如某患者因车祸导致颈部疼痛、活动受限，四肢不同程度瘫痪，大部分关键肌的肌力小于 3 级；医生给出的完整诊断是"急性闭合性 $C_4 \sim C_5$ 脊髓损伤并不完全性四肢瘫（ASIA 分级：C 级）"。又如某患者在工地受伤导致背部疼痛，双下肢肌力 0 级，感觉及大小便功能丧失；医生给出的完整诊断是"1. 急性闭合性 T_8 脊髓损伤并完全性截瘫（ASIA 分级：A 级）；2. T_8 椎体爆裂性骨折"。所以，只有正确理解上述诊断的含义，才能准确地进行交班。

四、脑血管疾病

（一）脑动静脉畸形

【畸形】　胚胎发育期间由于受内在或外部某些不利因素的影响，致使胎儿在形态结构和生理功能上呈现的异常，又称先天性畸形。胚胎发育过程中，最易受干扰或对致畸因子最敏感的时期是器官形成期，包括细胞、组织、器官和功能分化。

【脑动静脉畸形】　是一种先天性局部脑血管发生学的变异（图 3-7A），显微镜下可见畸形组织呈一团相互缠绕的管径大小不同的异常血管，其内部形成数量不等的瘘管，并夹杂有硬化的脑组织。

常见错误：易写成"脑动脉畸形"或"脑静脉畸形"，其中"脑动脉畸形"这一疾病名称根本不存在，而"脑静脉畸形"是完全不同的疾病。脑动静脉畸形是动脉异常与静脉异常并存的畸形，朗读时停顿设置为"脑／动静脉畸形"或"脑／动静脉／畸形"。

（二）脑海绵状血管瘤

脑海绵状血管瘤也称脑海绵状血管畸形（图 3-7D）。"海绵状"指的是具有海绵样构造的多孔质的样子。脑海绵状血管瘤由三种成分组成：①血管成分，为窦状腔隙组成，含有缓慢流动的血液；②结缔组织间隔；③周围为围绕病变的胶质增生。

常见错误：易错写成"脑海绵窦血管瘤"，一字之差。"海绵窦"是鞍旁解剖腔隙，也呈海绵状结构。当然，海绵窦内也可发生海绵状血管瘤，但与脑内海绵状血管瘤性质大不一样，其诊断名称为"海绵窦内海绵状血管畸形"。

（三）颈动脉海绵窦瘘

常见错误：易写成"颈内动脉海绵窦漏"，虽然确实是颈内动脉发生了破裂，但加上一个"内"没有必要，反而忽视了有时是其分支破裂的情况。此处也不可将"瘘"写成"漏"，二字意义不同。"脑脊液鼻漏"指的是脑脊液经过前颅底的骨折缝向下滴入或流入鼻腔，有一个自上而下的过程，而且是"水"，因此"漏"容易被人理解和接受。而"颈动脉海绵窦瘘"是血液从一个管道（动脉）进入另一个管道（海绵窦内的静脉），两个管道之间的异常通道就叫"瘘"，而不是"漏"。

（四）颅内动脉瘤

1. 前交通动脉动脉瘤

前交通动脉动脉瘤位于大脑前动脉与前交通动脉的交叉处，常简称为"前交通动脉瘤"。

【瘤】　是发生于体表或组织中的一类肿块状病变，常表示组织增生形成的新生物，包括瘤、癌、肉瘤等。动脉瘤不属于肿瘤，而是动脉的局灶性扩张，呈瘤样凸起，内部是高压力的血流。

常见错误：易笼统读成"交通动脉瘤"，主要原因是对脑血管解剖不了解，或觉得位置不重要而忽视，缺乏准确性。颅内还有一种"后交通动脉动脉瘤"，常被简称为"后交通动脉瘤"，是后交通动脉本身起源的动脉瘤。在描述诊断名称时，"前"或"后"都不可省略，否则容易误解。朗读时可以设置为"前交通动脉 / 动脉瘤"或"前交通 / 动脉瘤"，注意停顿位置。

2. 颈内动脉床突上段动脉瘤

【床突】　是鞍区的骨性结构，包括前床突、中床突和后床突。临床上经常用"床突"泛指前床突，颈内动脉紧贴其内侧面出海绵窦，进入蛛网膜下腔。

颈内动脉从颈总动脉分叉起始，顺血流依次分七段：C_1（颈段）、C_2（岩骨段）、C_3（破裂孔段）、C_4（海绵窦段）、C_5（床突段）、C_6（眼段）和 C_7（交通段）。颈内动脉床突段位于前床突的内侧，始于近侧硬膜环，止于远侧硬膜环，过了远侧硬膜环后就是床突上段（包括 C_6 和 C_7）了。所谓"床突上段动脉瘤"，顾名思义，是指 C_6 和 C_7 的动脉瘤，通常指因为动脉瘤太大而不宜再细分者。而"床突段动脉瘤"是指 C_5 段动脉瘤。

常见错误：在朗读"颈内动脉床突上段动脉瘤"时，省略了"上"或干脆将"床突上段"都忽略，误读为"颈内动脉床突段动脉瘤"或"颈内动脉动脉瘤"，原因是不理解其中的含义，担心读错。可以读为"颈内动脉／床突上段／动脉瘤"，注意停顿位置。

（五）蛛网膜下腔出血

常见错误：容易简写成"蛛网膜出血"。蛛网膜是半透明的膜，通常没有血管，也不会出血，所以"下腔"二字不可省略。还有一种口语性表达方式"蛛血"，这是有些医生为便于口头表达而设计，不可写入交班本，正式交班时要完整表达为"蛛网膜下腔出血"。另一种错误是直接忽略"自发性"与"继发性"，表达不到位，看上去专业性不强。一般来说，诊断"自发性蛛网膜下腔出血"，即意味着其潜在可能病因是颅内动脉瘤或脑血管畸形等，而不是颅脑外伤所致，否则应表示为"外伤性蛛网膜下腔出血"。自发性蛛网膜下腔出血的病因明确之后，可以将诊断改为"动脉瘤性蛛网膜下腔出血"或"动静脉畸形破裂伴有蛛网膜下腔出血"等。

（六）脑动脉粥样硬化

【粥样】 意为血管内膜下沉着的脂质和复合糖类物质，外观呈黄色粥样。

【硬化】 器官或组织由于病理过程致纤维结缔组织增生，大量胶原纤维形成，质地变硬。

【动脉硬化】 泛指动脉壁增厚、失去弹性、硬化性的一类疾病。主要包括动脉粥样硬化（如颈动脉粥样硬化）、细动脉硬化（如高血压病导致的小动脉玻璃样变性）和动脉中层钙化。

【动脉粥样硬化】 指动脉内膜有类脂质沉着，复合糖类积聚，纤维组织增生和钙质沉着；动脉中膜退化和钙化；粥样斑块可使管腔狭窄或管壁破裂，导致血栓形成或出血。该病是以进行性脂质沉积、纤维组织增生和炎性细胞浸润为特征的累及全身大、中型弹性和肌性动脉的慢性疾病，导致脑动脉系统供血不足。

常见错误：易写成"脑动脉粥样斑块形成"。动脉"粥样斑块"是指血管壁上出现斑块。"脑动脉粥样斑块形成"是表述过程，而"脑动脉粥样硬化"是表示结果，二者不是一个意思，不可混写。还有人简写为"脑动脉硬化"，省略了"粥样"，这里可能是口语化的表达；或仅仅指细小的脑动脉发生硬化，不是指较大的动脉。

（七）高血压性脑出血

高血压性脑出血是指因长期高血压使脑内小动脉发生病理改变而破裂出血（图 3-5）。在各种非损伤性脑出血的病因中，高血压占 60%，临床上以突然的头痛、眩晕、呕吐、肢体偏瘫、失语甚至意识障碍为主要表现。出血体积较小者，以保守治疗为主；如出血量大，需手术清除血肿。

常见错误：容易将"高血压性"遗漏，仅读成"脑出血"，不够专业性，容易被听者误认为不排除其他原因的出血，如创伤、烟雾病、脑动静脉畸形或海绵状血管瘤等。不少人使用"高血压脑出血"，省略了"性"，这是口语化的称谓，我国的各种正式的专业参考书或专家共识中均使用"高血压性脑出血"，说明脑出血与高血压有关。

（八）脑梗死与脑梗塞

"脑梗死"与"脑梗塞"，指的是同一类疾病。在过去的很多年里，"脑梗死"主要指脑因为缺血而坏死，病情危重；"脑梗塞"主要指脑还没有完全坏死，病情轻。近些年来，国家出台了有关的专业名称规范，统一改为"脑梗死"（主要是基于病理学角度），于是"脑梗塞"一词仅限于口语。作为专业科室的专科护士，在交班时应使用规范的医学术语"脑梗死"，不宜使用口语。

五、其他

（一）脑积水

脑积水是指多种原因造成脑脊液吸收 - 分泌失衡或循环通路受阻所引起的蛛网膜下腔或脑室内脑脊液异常蓄积，使脑室扩大、脑实质相应减少（图 3-9）。

常见错误：易直接忽略"梗阻性"与"交通性"，直接写"脑积水"，因而不够准确。如果脑积水存在明确的原因，如第四脑室肿瘤，则诊断中除了脑积水有关的诊断名称之外，还要有原发病的诊断名称。

（二）脑脓肿

常见错误："囊"和"脓"易读错，"脑囊肿"和"脑脓肿"一字之差，谬以千里。脑囊肿一般是指液性包裹，可分为蛛网膜囊肿、脉络膜裂囊肿和脉络丛囊肿等。"囊"和"脓"拼音声母都是 n，韵母一个是ang，另一个是 ong。南方人在读音上容易把诊断读错，加之护士来自各个地方，发音也有差别，需细致区分。

（三）头皮感染

常见错误："头皮感染"如果写成"软组织感染"，则无法准确表述感染部位和层次，一般以帽状腱膜层以及骨膜层为解剖明示层面。帽状腱膜下为疏松结缔组织，感染极易扩散；而骨膜下感染则往往会伴发颅骨骨髓炎，其诊断的潜在含义不同。最好能明确地表示"头皮皮肤感染""帽状腱膜下感染"或"骨膜下感染"。

（四）右侧额颞顶部颅骨缺失

"额颞顶部"是患者发病的解剖部位，"缺失"是指少了某样东西，"缺损"是指某样东西损坏。

常见错误：容易将"颅骨缺失"读成"颅骨缺损"。可以朗读为"右侧 / 额颞顶部 / 颅骨缺失"，注意停顿位置。

（五）三叉神经痛

三叉神经痛是面部三叉神经分布区的发作性剧痛，许多患者长期误以为是牙痛。

常见错误：容易将"神经"遗漏，错读成"三叉痛"，显然是不完整的，也是错误的。书写诊断时，最好根据具体病情表述为"原发性三叉神经痛"或"继发性三叉神经痛"。

六、小结

对疾病名称和解剖部位等名词的正确表达，可以体现交班护士的基本业务水平。只有通过主动地复习在校学习过的基础课程，并在临床工作中不断积累相关专业知识，特别是神经外科相关解剖、病理及病理生理学等知识，才能逐步提高业务素质，书写出完善的交班记录。

（朱秀梅　朱先理）

第三节　手术名称不准确

神经外科专业性强，各种手术精细、耗时、复杂。手术方法的选择对达到满意疗效、术后功能恢复等有重要影响。由于手术名称的多样性和命名规则的历史沿革，入院诊断与手术名称表达不完全一致者并不少见。如何正确书写和朗读手术名称，是对专业知识的考验，尤其是年轻护士，在确定手术名称时，难免会机械地拷贝医生的原始诊断或麻醉记录单，导致不准确，甚或错误情况发生。本节挑选平时收集的部分问题，进行重点阐释。

1. 经鼻 - 蝶窦入路垂体腺瘤切除术

垂体腺瘤的手术方式大致分为两类，一类是在蝶鞍上手术，即开颅垂体腺瘤切除术；另一类是从蝶鞍下手术，即经鼻 - 蝶窦入路垂体腺瘤切除术，这是目前最常用的手术方式。

常见错误：对解剖结构不熟悉，易漏掉"蝶"字，误读成"经鼻窦入路垂体腺瘤切除术"。鼻窦包括额窦、筛窦、上颌窦和蝶窦。朗读时应注意停顿，可以读作"经鼻 - 蝶窦入路 / 垂体腺瘤 / 切除术"或"经 / 鼻 / 蝶 / 入路 / 垂体腺瘤 / 切除术"，"窦"字可以省略。

2. 神经电生理监测下脊髓栓系松解术

【脊髓拴系】 宝宝在生长发育过程中，位于椎管中的脊髓生长较脊柱慢，因此脊髓下端相对于椎管下端逐渐升高。如果脊髓下端因各种原因被栓于椎管的末端而不能正常上升，使其位置低于正常，即为脊髓栓系。栓系，顾名思义，就是指被栓紧、牵拉。大部分栓系原因是脊髓末端被脂肪瘤样组织牵拉固定在骶尾部。当宝宝长大时，脊髓被强行拉长，导致神经缺血坏死，发生进行性神经功能和膀胱功能障碍。典型 MRI 表现为：低位圆锥（位于 L_3 以下），并伴有圆锥的异常变细和终丝肥厚（终丝直径 > 2mm），终丝内可能含脂肪信号，终丝甚至可能终止在分散膨胀的脂肪瘤内。手术是主要治疗手段，采用俯卧位后正中入路，打开椎管后，在电生理监测下判断无神经功能的终丝并加以切断，松解粘连的马尾神经，切除骶尾部脂肪瘤，修补硬脊膜。

常见错误：通常易漏"监测"，或增加"综合征"，读作"神经电生理下脊髓栓系综合征松解术"。"监测"不可遗漏，而"综合征"代表的是一系列神经功能受损的症状，是不能被松解的。

宜读作"神经电生理监测下 / 脊髓栓系 / 松解术"。

3.颈动脉海绵窦瘘血管内治疗

【血管内治疗】 是一种介入治疗技术，用规格不同、直径各异的导管及栓塞材料（可脱球囊、微弹簧圈、颗粒栓塞剂、液体栓塞剂等）通过股动脉插管技术，将微导管末端送达需治疗的病变血管，再通过该导管送入栓塞材料，对病理血管或瘘口进行填塞，是治疗颈动脉海绵窦瘘的首选方法。

常见错误：易将"颈动脉"或"内"遗漏，写成"海绵窦瘘血管内治疗"或"颈动脉海绵窦瘘血管治疗"，手术名称不完整。朗读时应注意停顿位置，可以读作"颈动脉海绵窦瘘 / 血管内治疗"或"颈动脉 / 海绵窦 / 瘘 / 血管内治疗"。

4.颅内压监测电极（探头）置入术

【颅内压监护】 是将导管型或微型压力型传感器探头置于颅腔（主要是置入脑室）内，导管与传感器的另一端与颅内压监护仪连接，将颅内压力动态变化转化为电信号，显示于监视器上，以便随时了解颅内压的一种技术。

【植入】 有种植生长的意思，多指用人工仿生组织器官替代人体的组织器官。例如，电子耳蜗植入、人工晶体植入、人工心脏瓣膜植入、膺复体植入，以及肝移植、骨移植等。

【置入】 即放置，是一个动作，如鼻胃管置入术、食道支架置入术等，更强调一个短期行为。

常见错误：误写成"颅内监护仪植入术"或"颅内压传感器植入术"。颅内压监护仪是一台机器，是不可能植入颅内的。颅内压探头是一个压力传感器，它将感受到的压力信号转变为电信号或光信号，然后再输入监护仪。这类检测探头不久之后要拔出来的，因此只能用"置入"而不是"植入"。朗读时应注意停顿位置，可以读作"颅内压 / 监测电极 / 置入术"。

5. 颅骨钻孔探查术

【探查】 是深部查看的意思。探查性手术是针对深部的肿物，在经过各种检查不能确定其性质后，需要入颅切取一小块组织进行快速冰冻切片检查。可以写成"颅骨钻孔××部位肿瘤（或组织）活检（探查）术"。而在条件不具备而又需要紧急查看颅内血肿的情况下，可能需要在特定位置进行颅骨钻孔，探查下方有无血肿，如在切除颅内肿瘤的择期手术中，怀疑邻近部位发生了硬脑膜外血肿，就需要这样的探查性手术。

常见错误：易写成"颅骨钻孔检查术"，"检查"一般不用于手术名称中。而"探查"有不确定或试试看的意思，需要通过手术的方式弄清楚。

6. 硬脑膜外血肿钻孔引流术及开颅硬脑膜外血肿清除术

硬脑膜外血肿钻孔引流术多用于血肿稳定后，进行局部颅骨钻孔、置管、注入尿激酶而成功引流出来。而在急性硬脑膜外血肿，可能还不稳定，存在血肿继续增大的因素，因此需要开颅清除血肿，并在直视下止血处理。

常见错误：交班时易漏掉"外"或"钻孔"，误写成"硬脑膜血肿钻孔引流术"或"硬脑膜外血肿引流术"。硬脑膜只是一层膜，不存在膜内血肿。即使遗漏"钻孔"，听者可能也能猜出是通过钻孔手术的，但还是要加进去，以保证手术名称完整。朗读时应注意停顿位置，可以读为"硬脑膜外血肿／钻孔／引流术""开颅／硬脑膜外血肿／清除术"。

7. 帽状腱膜下血肿切开引流术

常见错误：交班时漏掉"下"字，误写成"帽状腱膜血肿切开引流术"，解剖含义错误，帽状腱膜是一层致密的膜状组织，膜内不会出现血肿。朗读时应注意停顿位置，可读为"帽状腱膜下／血肿／切开引流术"。

8. 侧脑室穿刺储液囊置入术

侧脑室置入 Ommaya 储液囊引流管，是非外伤因素导致脑室出血或感染性脑积水的常用的术式。储液囊由一个半球形的硅胶囊和一条细长的引流管组成，术中将引流管一端经颅骨钻孔穿刺并置于侧脑室内，另一端连接囊，囊埋置于附近的头皮下。术后可以看到局部头皮微微隆起，用手指可以触到皮下有一个囊存在，消毒后，直接将头皮针经皮肤穿刺该囊，头皮针的尾端经输液管道连接引流袋，这样就可以将脑室内液体引流出来了。可以反复进行穿刺引流，长期有效。

常见错误：易读成"脑室穿刺术＋储液囊置入术"，操作上虽然是进行了"穿刺脑室"和"储液囊皮下埋藏"，但其实患者只做了一次手术，若出现两个"术"字，易误认为做了两个部位的手术，有重复收费之嫌。朗读时应注意停顿位置，可读为"侧脑室穿刺 / 储液囊 / 置入术"。

9. 脑脊液鼻（耳）漏修补术

【脑脊液漏】 是指各种原因导致颅盖和 / 或颅底骨折或缺损，使硬脑膜和蛛网膜破裂，脑脊液由骨折缝隙经鼻腔、外耳道或开放伤口流出，使颅腔与外界相交通。多由外伤性颅底骨折引起，部分为手术所致，自发性者罕见。根据部位可分为鼻漏、耳漏、伤口漏。脑脊液漏多采用非手术治疗或者腰大池持续引流，但超过 2 ～ 3 周仍未愈合者，可采用直接手术修补瘘口。

常见错误：护士交班时未交代具体是哪个位置的漏，直接说"脑脊液漏修补术"。此外，还应注意勿写错别字，手术修补的是"漏口"，而不是"瘘口"。朗读时应注意停顿位置，可读为"×× 入路 / 脑脊液 / 鼻（耳）漏 / 修补术"

10. 去骨瓣减压术

【骨瓣】 在开颅手术中，医生首先在颅盖骨上钻孔，经骨孔插入铣刀，铣下合适大小的一片颅盖骨，形成一个"天窗"，以便经此入颅清除血肿或切除肿瘤。这一片被铣下的颅盖骨就叫骨瓣。

【去骨瓣减压】 是指开颅清除脑挫裂伤组织、血凝块、梗死灶或切除肿瘤后，预计术后还会因为脑水肿进展而产生严重颅内压增高，因而采取弃去骨瓣的外减压措施，让水肿的脑组织可以经"天窗"膨出来（外有头皮保护），待脑水肿消退后再逐渐缩回颅内。这样就能在特定时间段内增加代偿空间，利于控制颅内压。通常 3～6 个月后酌情进行颅骨缺失修补手术。

常见错误：容易省略"减压"，而读成"去骨瓣术"，缺乏完整性。"去骨瓣"是方法，"减压"是目的。朗读时应注意停顿位置，可读为"去骨瓣／减压术"。

11. 神经导航下右侧基底核区血肿清除术

【神经导航】 是术前设计手术方案、术中实时指导手术操作的精确定位技术，通过导航仪把患者术前或术中的影像资料与手术部位的实际位置关联起来，准确显示解剖结构及病灶的空间位置。神经导航技术就是利用导航仪的引导，让医生快速准确达到病灶，减少探查性损伤，微创快捷。

常见错误：易将"下""区"和"基"遗漏，写成"神经导航右侧底核血肿清除术"，没有体现导航仪的作用，也没有明确出血的范围，因为出血常超出神经核团的范围，"底核"是一个不存在的结构。朗读时应注意停顿位置，可读为"神经导航下／右侧基底核区／血肿／清除术"。

12. 三叉神经显微血管减压术

显微血管减压术既往曾称为"微血管减压术"。所谓"微"，是以前的大外科时代的产物，肉眼下看责任血管都是"微小的"。近年来，"微"已经被赋予了新的涵义，即显微或微创手术理念。例如，神经内镜也被应用到微血管减压术中，观察到的解剖结构更清晰，可以全方位观察神经与周围血管甚至蛛网膜、小脑幕的关系，从而确定压迫因素、不遗漏责任血管。

常见错误：有人加上"痛"字，写成"三叉神经痛显微血管减压术"，"痛"不能被手术减压，还是删除为宜。朗读时应注意停顿位置，可读为"三叉神经/显微/血管减压术"。

13. 三叉神经感觉根切断术

在三叉神经探查时，如果未发现三叉神经根有明确的血管压迫，或者虽有血管压迫，但无法进行满意减压时，可行三叉神经感觉根的后外侧 3/4 切断，此即三叉神经感觉根切断术。

常见错误：因缺乏理解，直接写成"三叉神经切断术"，这样容易引起误解和医疗纠纷。可以写成"三叉神经感觉根部分切断术"。朗读时应注意停顿位置，可读为"三叉神经感觉根/部分切断术"。

年轻护士在交班中难免出现一些手术名称书写或朗读错误，一般都是对疾病或手术过程的理解不足而致。这就要求年轻护士不断学习和虚心请教，认真做好学习笔记，温故知新，才能提高理论水平。

（朱秀梅　朱先理）

第四节　交班内容未抓住重点

护士在进行晨交班时存在的问题通常包括：记录内容错误，重点不突出，书写内容千篇一律，只作一般性描述，而本班病情变化一掠而过。要减少交班内容未抓住重点这种现象，护士需在严谨求实的工作态度的基础上，熟练掌握专科理论知识及各病种的不同观察要点。

一、脑疝的观察

颅内压增高发展到一定程度后，由于颅内压力的不平衡，颅内各腔室间产生压力梯度，部分脑组织可从压力较高处经过裂隙或孔道向压力低处移位（脑疝），出现意识障碍、生命体征变化、瞳孔改变、肢体运动与感觉障碍等一系列临床症状。临床常见的有小脑幕切迹疝和枕骨大孔疝，鉴别详见表 7-1。两种脑疝最根本的区别：发生小脑幕切迹疝时，颞叶海马旁回钩挤压动眼神经和大脑脚，所以瞳孔和意识障碍出现较早，延髓生命中枢功能受累表现在后；而发生枕骨大孔疝时，小脑扁桃体直接挤压延髓的生命中枢，导致突发性呼吸抑制，病情恶化先于瞳孔变化，常突发呼吸骤停而死亡。

表 7-1　小脑幕切迹疝和枕骨大孔疝的临床区别

区别	小脑幕切迹疝	枕骨大孔疝
意识障碍	较早，嗜睡、躁动→浅昏迷→深昏迷	较晚，先出现呼吸减慢，或呼吸突然丧失，之后意识才恶化
瞳孔	不等大，疝侧先瞳孔缩小、光反应迟钝→散大、光反应消失	等大，光反应敏感，在呼吸改变后才逐步出现瞳孔改变
锥体束征	疝的对侧 +	双侧 +
肌张力	疝的对侧 ↑	双侧 ↓（小脑受损）
腱反射	疝的对侧 ↑	双侧 ↓（小脑受损）
去脑强直	+	—
颈痛、强直或强迫体位	—	+
原发疾病	幕上病变	幕下病变

　　术后颅内继发性出血多发生在手术后 6～24h 内，病情可在数小时甚至十几分钟内迅速恶化。出现下述征象时，宜及时行 CT 复查：①突然剧烈头痛，呕吐频繁；②术后神志清醒后，

又出现嗜睡或躁动，甚至进入昏迷状态；③术后一段时间后出现一侧瞳孔散大，对光反应迟钝或消失；④一侧肢体瘫痪或失语；⑤出现血压升高，脉搏呼吸减慢。

脑水肿一般在术后 2～4d 逐渐加重，1 周左右达到高峰，临床进展比颅内继发性出血缓慢，出现时间较晚，可通过 CT 检查确诊。

二、交班侧重点视病种与部位而异

（一）颅脑损伤

1. 弄清颅脑损伤的分类、部位及诊断名称

（1）根据严重程度分类　轻型、中型、重型、特重型。

（2）按硬脑膜有无破裂分类　开放性、闭合性。

（3）颅内血肿　①按部位分为硬膜外血肿、硬膜下血肿、脑内血肿及特殊部位血肿（包括脑干血肿、基底核区血肿、脑室内血肿、多发性血肿和颅后窝血肿等）；②按进度分为特急性血肿（3h 内）、急性血肿（72h 以内）、亚急性血肿（3d～3周）、慢性血肿（3 周以上）。

（4）特殊部位损伤　脑干损伤应重点关注呼吸、循环和体温情况；下丘脑损伤应关注有无尿崩、高热或体温不升。

（5）颅底骨折　应判断前、中、后颅窝骨折的征象，观察有无脑脊液漏，参见表 7-2。

表 7-2　颅底骨折的临床表现

骨折部位	脑脊液漏	瘀斑部位	累及神经
颅前窝	鼻漏	眶周、球结膜下（熊猫眼征）	嗅神经、视神经、动眼神经
颅中窝	鼻漏、耳漏	乳突区（Battle 征）	听神经、面神经
颅后窝	无	乳突区、咽后壁	少见

2. 非惊厥性癫痫状态

非惊厥性癫痫状态是指脑电图上持续的痫样放电，导致临床上的非惊厥性发作。可表现为失语、遗忘、意识障碍或行为改变，包括意识模糊、昏迷、谵妄、躁狂等。有时也可出现自动症、眼球偏斜、眼球震颤样运动（常为水平性）或面部、口周、腹部及肢体的轻微抽动等。有学者认为，其定义应包括临床表现（常包括意识障碍）、发作期脑电图的异常以及对治疗的反应。脑电图出现痫样放电以及对抗癫痫药物治疗有反应者，更加支持其诊断，但治疗无反应并不意味着能除外诊断。此外，多数专家认为癫痫发作持续 30min 以上才支持此诊断。

3. 阵发性交感神经亢进

阵发性交感神经亢进既往称为"自主神经功能障碍""自主神经风暴""交感风暴""自主神经癫痫发作""下丘脑风暴""间脑癫痫"等，其机制可能是兴奋性自主神经中枢失去抑制，造成阵发性交感神经功能亢进。大多数发生在颅脑创伤和脑出血后，也可继发于基底核区、丘脑的占位性病变术后。这种阵发性交感神经亢进状态可在一定时间内反复发作，表现为阵发性的心动过速、血压升高、呼吸急促、氧饱和度下降、高热、全身强直、肌张力增高。发作持续数分钟至数小时后可自行缓解，常与外界刺激有关。既往认为是一种特殊癫痫类型，称为"间脑癫痫"或"间脑发作"，但大量病例并无癫痫样放电的证据。主要的治疗措施是降低交感兴奋性，一般使用镇静镇痛药物，如阿片类药物、咪达唑仑、右美托咪定等。对于这类阵发性的生命体征改变，应注意记录和识别，并注意与癫痫、术后出血、颅内压增高、呼吸衰竭等其他临床情况鉴别。

4. 严密观察病情并现场应急处理

（1）生命体征的观察　体温、脉搏、呼吸、血压。

（2）意识状态　通过 GCS 评分判断意识障碍程度。

（3）瞳孔变化　观察瞳孔变化，初步判断是否脑疝形成。

（4）呼吸道护理　床头抬高 15°～ 30°，注意吸痰，协助患者翻身叩背，做好气管切开护理。

（5）高热护理　如果体温高于 40℃，会使体内各种酶类的活性下降，造成脑代谢降低甚至停止。人工降温可使脑细胞耗氧量减少，降低机体代谢，有利于保护脑细胞功能，临床措施主要是物理降温，或根据患者情况给予人工冬眠疗法。

（6）观察　注意观察和发现"昏迷"患者的非惊厥性癫痫状态或阵发性交感神经亢进。

（二）颅内肿瘤

1. 垂体瘤及颅咽管瘤术后

（1）手术后重点交班　神志、瞳孔、敷料、精神状态、出入量、尿的颜色及控制尿量药物使用情况，以及血糖的检测值、体温、消化系统状况、大便形状。精神状态间接反映腺垂体激素水平和电解质情况。如果尿色变浅，尿量短时间内显著增加，应怀疑有尿崩症发生，宜尽快留取尿样测量尿比重。

【24h 出入量】　入量包括饮水量、输液量、输血量、食物中的含水量等。出量包括尿量、粪便量、汗液、痰液及其他排出液，如胃肠减压抽出液、胸腹腔抽出液、呕吐液、伤口渗出液、胆汁引流液等。临床常用的引流袋有容量刻度，但很不精确，因此需将引流袋内的尿液倒入量杯中，精确测量（±10mL以内）并记录。每班小结当班的出入量，由夜班护士按规定时间总结 24h 的总出入量，录入生命体征单及体温单的相应栏内，不足 24h 者注明时间，记录要求精确、及时。

【尿崩症】　鞍区病变手术后，可能因多种因素而影响抗利尿激素分泌，从而导致中枢性尿崩症，临床特点为多尿、烦渴、低比重尿或低渗尿。根据《颅咽管瘤围手术期管理中国专家共识（2017）》，同时满足以下两个条件即可诊断尿崩：①血浆渗透压＞300mOsm/L，同时尿渗透压＜300mOsm/L，或者尿渗透压/血浆渗透压＜1；②连续2h，每小时尿量＞4～5mL/kg。若体重70kg的患者尿量多于3500mL/d，同时尿糖阴性，即基本可诊断尿崩症。因此，如果每小时尿量大于250mL，且连续2～3h，或24h尿量大于3000mL，尿色变淡，常提示多尿及尿崩的出现，需及时报告医生。

（2）控制尿量药物使用情况　如果持续出现尿崩，使用垂体后叶素注射液（已少用）或醋酸去氨加压素（注射液或口服片），同时记录用药的精确时间和剂量，观察用药后尿量的变化，以供医生调整药物及剂量参考。

【垂体后叶素注射液】　又称抗利尿激素、鞣酸加压素、尿崩停，用于治疗尿崩症，也可促进子宫、胃肠、胆囊、膀胱平滑肌和小动脉收缩，故有催产、增加胃肠蠕动和升血压的作用。对于尿崩症患者：皮下注射5～10单位/次，一天可注射数次。循环半衰期为20min，在肝脏和肾脏中分解。

【醋酸去氨加压素注射液】　是人工合成的抗利尿药物，主要成分为醋酸去氨加压素，与天然激素精氨酸加压素的结构类似，抗利尿作用更为强大而持久，且没有血管收缩作用。主要用于治疗中枢性尿崩症。对于因尿毒症、肝硬化、先天性或用药诱发血小板机能障碍者，该药可缩短出血时间或使出血时间正常化。规格：4μg（1mL），15μg（1mL）。中枢性尿崩症：一次1～4μg，一日1～2次，肌内注射或皮下注射。按每千克体重0.3μg皮下注射后，血药浓度约在60min达到峰值，平均值约600pg/mL，血浆半衰期3～4h。

【醋酸去氨加压素片】　口服制剂，可用于长期中枢性尿崩症患者。规格：0.1mg/片，剂量可1/4～2片，每日2～4次。

（3）经鼻蝶入路手术　需注意鼻部敷料的渗液情况，并鉴别是否有脑脊液鼻漏：使用床边血糖仪测取血糖和鼻腔流出液的含糖量，如果鼻腔流出液的含糖量大致为血糖的 2/3，则为脑脊液；如果显著小于这个数值，则不是脑脊液。

2.脑桥小脑角区肿瘤术后

交班重点：神志、瞳孔、呼吸、血氧饱和度及插管状况、听力情况、面瘫情况、闭眼情况、吞咽功能、有无眩晕、术后呕吐情况等。对拔出气管插管者，有无声音嘶哑、饮水呛咳、呼吸不畅、窒息或咳痰无力等。

① 术后带气管插管的患者，应保持插管在位通畅，及时吸痰，注意观察呼吸频次及血氧饱和度状态，防止缺氧。

② 与术前对比，听力障碍缓解与否，加重或减轻。

③ 观察患者双侧额纹、眼裂、鼻唇沟和口角是否对称。嘱患者做抬额、皱眉、闭目、示齿、吹口哨、鼓腮等动作，观察两侧运动是否对称，是否出现面瘫及眼睑闭合不全。

④ 饮水试验评估后组脑神经损伤。患者端坐，给予 30mL 温开水嘱其缓慢喝下，观察咽下所需时间和饮水呛咳情况，分级评估。

1 级（优）：能顺利地 1 次将水咽下。

2 级（良）：分 2 次以上，能不呛咳地咽下。

3 级（中）：能 1 次咽下，但有呛咳。

4 级（可）：分 2 次以上咽下，但有呛咳。

5 级（差）：频繁呛咳，不能全部咽下。

⑤ 观察患者有无步态不稳、平衡障碍等共济失调表现。

（三）颅内动脉瘤

1.开颅动脉瘤夹闭术后交班重点

神志、瞳孔、颅内压检测值、血压波动值及降压药、抗血管痉挛药物、抗癫痫药物的使用情况。

（1）抗血管痉挛治疗　常用药物是尼莫地平。

【尼莫地平注射液】　规格：10mg（50mL）。治疗蛛网膜下腔出血后脑血管痉挛所引起的缺血性神经损伤。尼莫地平进入脑组织后，高度特异地与钙通道受体可逆性结合，阻止钙离子进入神经细胞，保护神经元，稳定其功能，提高对缺血的耐受性；也通过受体作用于脑血管，减少钙离子进入血管平滑肌细胞，从而调节血管张力，发挥抗血管收缩和抗缺血作用。

交班注意：在自发性蛛网膜下腔出血患者，尼莫地平推荐剂量为：体重小于 70kg 或者血压不稳定的患者，以 0.5mg/h 起始剂量，逐渐加大到 1mg/h。体重大于 70kg 的患者，剂量以 1mg/kg 起始，逐渐加大到 2mg/kg。由于尼莫地平可被聚氯乙烯所吸附，应使用避光注射器抽吸药液，并使用原包装配备的聚乙烯延长管或避光延长管输注。尼莫地平具有扩张血管的作用，应用过程中观察有无头晕、头痛等反应；尼莫地平可增加降压药物的疗效，与降压药物合用时更应密切关注血压情况。如果出现低血压，宜立即暂停给药，及时报告医生。此外，尼莫地平注射液中含有乙醇，使用前应询问有无酒精过敏史。

（2）血压控制　血压值反映降压药的疗效，平稳的血压是术后病情平稳的重要指标之一。血压控制要参考患者的基础血压及凝血情况，不可过高，也不可过低，过低可加重脑缺血。具体情况应根据疾病特点进行血压控制，如血管痉挛、脑梗死患者宜将血压维持在正常稍高水平，增加脑灌注；而动静脉畸形术后应控制性降压，避免出现正常灌注压突破。临床上常用降压药包括口服降压药和静脉降压药。口服降压药物通常用于长期控制血压。静脉降压药物，常用于急性期或者不能进食的患者，主要包括乌拉地尔、硝普钠。

【乌拉地尔注射液】　用于治疗高血压危象（如血压急骤升高），重度和极重度高血压，以及难治性高血压。血压下降的程度由前 15min 内输入的药物剂量决定，再用低剂量维持。

【硝普钠】　主要用于急性高血压和急性心力衰竭的治疗。其最主要的并发症是低血压，有的患者可能还会出现头痛、恶心、呕吐和腹部痉挛性疼痛。属于特级避光药品，静脉输注时应注意使用避光输液管道。用药超过72h要注意氰化物或硫氰化物的中毒迹象。

（3）脑室引流注意事项　①妥善固定引流器滴水口的高度，需置于外耳道上方20～25cm；②控制引流的速率，不可太快；③每日引流量控制于医嘱设定范围，最好每6～8h观察并记录一次；④观察引流液的性状，如脑脊液中有大量鲜血，或血性脑脊液由浅变深，提示有脑室内出血；如引流液由清亮变浑浊，伴体温升高，可能发生了颅内感染，宜及时报告医生；如果引流量较少，需仔细观察引流管内的液面是否随着呼吸和脉搏而波动，如果波动消失，则考虑发生堵管，需及时报告医生；⑤搬动患者时，宜先夹闭引流管，防止引流过度或逆流，并避免引流系统接头脱落，若出现脱落，应及时从脱落处的上一级接头处更换；⑥翻身时，避免牵拉或折曲引流管。

2. 血管内治疗后护理交班要点

神志、瞳孔、生命体征（尤其注意血压）、肢体活动情况、穿刺部位、用药情况等。

① 神志瞳孔及肢体活动直接反映栓塞成功与否、是否有动脉瘤再次破裂、是否有颅内压升高等。

② 注意观察穿刺部位有无渗血、周围有无血肿，记录穿刺点沙袋压迫时间，右下肢制动时间，穿刺点对应的下肢远端皮肤颜色、温度及足背动脉搏动情况。术前准备时，需在足背体表标识出足背动脉搏动最明显之处，以便术后对照。

③ 用药情况。尼莫地平、降压药及抗凝药，观察其疗效和副作用。

（四）脊柱脊髓疾病

如果患者术后存在感觉障碍平面，宜在术前准备时，在体表标识出该感觉障碍平面，以便术后对照。术后交班要关注脊柱脊髓手术的节段、敷料情况、引流液的量与颜色、患者舒适度、肢体活动及大小便情况。

（1）颈椎手术交班重点　①血压、脉搏、呼吸及血氧饱和度；②呼吸频率、节律、深浅和有无缺氧表现，床旁可备气管切开包，如有口唇发绀、鼻翼翕动、憋气等，应报告医生，及时解除气管压迫；③吞咽与进食情况，尤其在术后 24 ～ 48h 内，并注意有无腹胀；④评估四肢感觉、运动功能，有无麻木感，能否主动运动，每天上、下午各检查一次与前一天做对比；⑤有无声音嘶哑、喉头水肿，必要时给予雾化吸入，鼓励患者多做深呼吸及有效咳痰。

（2）胸椎手术交班重点　观察躯干皮肤感觉，对照术前感觉平面标识有无变化及下肢活动情况（胸段脊神经控制下肢肌及躯干部分的感觉）。如发现感觉障碍平面上升或肢体活动力量减退，应考虑迟发性椎管内出血或脊髓水肿，需尽快报告医生。

（3）腰骶椎手术交班重点　观察下肢活动、感觉及大小便情况（腰骶段神经主要控制下肢肌，是排尿、排便中枢）。腰骶椎手术容易在术区出现脑脊液漏，需注意观察与交班。例如，骶管囊肿患者术后需密切观察引流液情况，当有大量脑脊液引流时，提示术区发生脑脊液漏，需及时报告医生，并采取头低俯卧位，对敷料适当加压处理。

（五）癫痫手术后交班重点

癫痫手术与其他的神经外科手术后病程类似，同样存在感染、出血等相关并发症，手术后癫痫发作以及手术相关的神经功能缺损是最受关注的两种预后相关并发症。交班时除了关注常规的神志、瞳孔、生命体征、抗癫痫药物的剂型、剂量及时间，还需要重点关注癫痫发作以及术后新产生的神经功能缺损情况。

手术后癫痫发作：运动区及运动区周边的癫痫手术后，因为大脑皮质暂时性生理性异常，术后早期更容易出现癫痫发作。多数在数天内缓解，一般持续时间不超过 1 周。记录癫痫发作开始的时间、结束时间、发作前中后的表现、抗癫痫药物使用情况，以利于处理因癫痫发作而引起的新的风险。

手术相关的神经功能缺损的评估，宜在麻醉清醒后早期即进行，此时脑水肿、无菌性脑膜炎、脑出血等的影响尚不明显。如果手术中无相关脑皮质损伤，手术后不会产生永久性的神经功能缺损，即使因为以上原因影响而产生神经功能缺损，也多数是暂时性的，可在一段时间内逐渐恢复。不同部位的癫痫手术产生的功能缺损不同，以下分脑叶进行概括。

（1）颞叶癫痫　①记忆力减退、视野缺损情况；②有无出现精神症状，情绪如何。

（2）选择性杏仁核 - 海马切除术　容易影响 Meyer 袢，需观察有无视野缺损，记忆力有无减退。

【Meyer 袢】　又称视辐射纤维、膝距状束。Meyer 袢中最前方纤维部分向前伸入到杏仁核内。

（3）额叶癫痫　对侧肢体活动、言语能力和精神状态有无改变，如缄默状态。

【缄默】　类似木僵状态，情感淡漠，患者睁着眼睛，好像意识清楚；或嗜睡，对疼痛略有反应，记忆力严重障碍，拒绝饮食，有时大小便失禁。

（4）顶叶癫痫　有无感觉异常，有无不自主颤动。

（5）枕叶癫痫　有无视野缺损、视力下降，有无视物变形、变小、变色，能否辨别事物形态及大小。

（6）岛叶癫痫　对侧肢体活动、言语功能以及情绪有无异常。

三、交班中容易忽略的问题

【应激性消化道出血】 是神经外科的一种常见并发症，是由应激性胃溃疡所致，轻者仅有黑便，重者危及生命。其发生机制涉及神经内分泌失调、胃黏膜屏障功能减退及黏膜损伤因素作用相对增强等。

交班重点：有无柏油样便，有无呕出咖啡样胃内容物。鼻饲者，每 2h 回抽胃内容物，观察其色、量、性状，如若发现暗红色、咖啡色或深褐色异常胃液，宜及时送检；发现患者出现呃逆现象时要提高警惕，胃出血刺激致膈肌痉挛常有发生，要及时回抽胃液观察，以免延误病情。

【应激性血糖升高】 危重患者由于应激而引起体内代谢紊乱，常表现为血糖升高。应密切监控血糖水平，确保血糖在合理的范围内。

交班重点：床边监测早晨空腹血糖、三餐前后血糖，通过血糖监测调整治疗方案或调节胰岛素泵的给药速率，既要预防高血糖的危害，又要防止降血糖过度而引起低血糖反应。一般认为血糖 < 10mmol/L 不需特殊处理。在脑外伤急性期，将血糖控制在 8 ～ 10mmol/L 是适宜的。

【腹胀】 严重创伤和大手术后患者，由于应激状态，胃肠道血流灌注急剧下降，胃黏膜缺氧、水肿，胃肠蠕动减慢，胃排空延缓，是导致腹胀的主要原因；昏迷患者长期卧床等因素也会导致胃肠蠕动减弱，引起腹胀。对于腹胀严重的患者，宜及时采取胃肠减压。有些重症患者，因为颅内感染或肺炎而长期使用高级别抗生素，导致肠道菌群失调，产生腹胀、腹泻、腹痛、消化不良等症状，此时常建议停用或调整抗生素，并参考消化内科会诊意见，适当口服甲硝唑、万古霉素、西沙比利、二甲硅油、地衣芽孢杆菌活菌胶囊（整肠生）等治疗，勿使用金双歧等药物（易被抗生素灭活）。二甲硅油片餐前 15～30min 服用，能改变胃肠道内气泡的张力，使其破裂，因此能消除胃肠道中的泡沫，促使泡沫内的气体被排出，从而缓解胃肠道胀气的症状。

交班重点：胃肠减压管是否通畅，减压装置是否有效；减压期间有无禁食水，如果必须口服给药的，则注药后宜夹管并暂停减压 0.5～1h；有无妥善固定引流装置，避免引流管扭曲、受压、脱出；观察引流物以及大便的颜色、性质、量，并记录24h 总量。

【下肢深静脉血栓形成】 指血液在下肢深静脉内不正常凝结形成静脉血栓。血栓可阻塞静脉腔，导致静脉回流障碍，造成下肢肿胀甚至坏死。血栓脱落可导致肺栓塞，造成猝死。重型颅脑损伤及脑出血可激活内外凝血系统，导致血液高凝状态。而意识障碍、肢体瘫痪者下肢活动减少和长期卧床，使静脉血流缓慢；脱水剂使血液黏稠度增高；这些都是深静脉血栓形成的危险因素。因此，神经外科患者均宜注意深静脉血栓形成的风险。

交班重点：双下肢有无不明原因肿胀，小腿腓肠肌有无压痛，及时报告医生，行下肢静脉血管超声检查，及时行溶栓或取栓等处理。

【外引流速率】 对有头部外引流的患者，需密切观察引流速率和量。过于快速的外引流可能提示急性颅内出血，或因为处置不当而过度引流。过于慢速的外引流，要警惕引流管被脑组织或新鲜血块阻塞。要经常查看引流管，调整患者体位或抬高床头时，应同时调整引流的相对高度设置，暂时闭管或提高引流器，以避免瞬间大量引流或逆流。引流量或引流液性状改变时，需及时报告医生。

四、小结

参加科室晨间交班是护士的基本工作，也是经管医生了解患者病情动态的重要途径。值班护士们需要不断拓展知识面和积累临床经验，才能提升晨交班的质量，这对于保障高效护理和医疗安全都十分重要。

（林建萍　赵清爽　裴家生）

第八章
神经外科重症监护病房交班规范

重症监护病房（intensive care unit, ICU）又称重症加强监护治疗病房，是集中救治危重患者的单位。它集中了具有抢救重症经验的团队，利用先进的检测和治疗仪器设备，对危重患者进行连续与动态监测与治疗，以力求及时阻断和逆转病情进展，为治疗原发病提供机会。神经外科重症监护病房（neurosurgical intensive care unit，NICU）患者常呈谵妄、昏迷、偏瘫、吞咽功能障碍状态等，病情变化迅速，有创抢救措施较多，如紧急气管插管、气管切开、床旁锥颅、有创呼吸机、纤维支气管镜、CRRT 使用等，安全隐患大，护理风险高，值班护士责任重大，迅速发现病情变化并及时做处理是关键，因此交班的内容和方式与其他科室 ICU 有明显的不同。

第一节　NICU的设备与仪器

NICU 患者往往伴有严重神经功能障碍，需要通过各种客观检测设备来掌握病理生理信息。熟知并掌握各种设备，熟练地设置设备参数，并能轻松阅读和初步解释设备所显示的动态结果，在设备报警时能立即做出判断并及时处置，是对 NICU 护士基本素质的考量。如果还能识别设备的误报以及排除一些简单的障碍，就更为优秀了。

NICU 的设备分为三大类：检测设备、治疗设备和抢救设备。

检测设备包括心电监护仪、脉搏血氧饱和度检测仪、无创 / 有创血压监护仪、颅内压检测仪、脑电图检测仪等。治疗设备包括气道管理设备、亚低温治疗设备、脑脊液外引流装置、静脉治疗设备、胃肠营养治疗设备、深静脉血栓预防设备等。抢救设备包括除颤仪、心肺复苏抢救车等。

一、NICU 的监测设备

（一）多参数监护仪

多参数监护仪不仅可同时监测体温、血压、心率、呼吸这四大生命体征，还可监测心电活动、血氧饱和度、有创动脉血压和中心静脉压，部分设备可应用压力传感器连接脑室外引流管检测颅内压。界面的外文符号解读参见表 8-1。

表 8-1　多通道生理检测仪界面中英文对照表

英文缩写（全文）	中文
Auto	自动
ABP（Arterial Blood Pressure）	有创血压（直接动脉血压）
CVP（Central Venous Pressure）	中心静脉压
ECG	心电图
HR（Heart Rate）	心率
In	输入（输入端）
Info	信息
Manual	手动
NIBP（Non-invasive Blood Pressure）	无创血压
Out	输出（输出端）
On/Off	开 / 关
Push	推注
Pulse	脉搏

续表

英文缩写（全文）	中文
Power	开关键
Resp /RR（Respiratory Rate）	呼吸频率
SpO$_2$	脉搏血氧饱和度
Start	启动
Stop	停止
Temp（Temperature）	体温（温度）
Trend	趋势（图）

1. 心电监测

心电图仪是通过放置在体表的一组电极记录心脏电活动。心脏是立体结构，其电活动的发生和传播方向有独特的规律，通过体表不同位置的电极，探测到心脏的电活动在这些电极之间的电位差，并将其放大、以图像显示出来，即为心电图。这些体表电极的连接方式，称为"导联"。不同的导联，反映心脏在不同方向的电活动投影。标准的心电图检查为 12 个导联，可全面反映心脏跳动的节律及心电在心脏内传播的过程，从而全面反映心脏电生理情况，以及某部分心肌缺血情况。

在 NICU，一般只需观察心脏活动的一般状况，故将其简化为"监测导联"（相当于模拟 Ⅱ 导联），它能大致反映心脏搏动节律，常足以判断一般病情，如心动过速、心动过缓、简单的心律失常等。但由于这种心电监护并非标准的 12 个导联，因此不能提供详细的心电信息，不能对心肌缺血或复杂心律失常等情况提供详细信息，更不能代替常规心电图检查。

【监护注意事项】

① 正确连接各个导联。呼吸活动的监测也是通过这些电极片进行（电极片之间的组织容积阻抗变化），因此，为兼顾呼

吸活动监测，应将电极片贴在胸廓皮肤，各电极片之间的距离不宜太近。

② 电极片与皮肤之间保持良好接触。必要时涂导电胶，同时还需注意电极片与皮肤固定良好，避免意外脱落。电极片还可能引起黏胶相关性皮肤损伤，即医用黏胶产品移除后，局部皮肤出现持续 30min 或 30min 以上的红斑，伴或不伴其他皮肤异常。取下电极片时应缓慢轻轻揭开，勿大角度撕扯。

③ 调整波形振幅和清晰度。选择适当的波速，一般为 25mm/s。

④ 设置心率报警范围。一般不低于 40 次 / 分，不高于 140 次 / 分，或根据患者实际心率上下浮动 30%。

⑤ 调整报警音量。一般 3～7 为宜，白天设置为"7"，使之不要被病房的其他噪声所掩盖；夜间不应过于响亮，以免影响患者休息，可设置为"3"。

2. 呼吸活动监测

呼吸运动时，胸廓起伏使胸部的阻抗容积随之改变。通过粘贴在体表的电极贴片，测量各电极之间阻抗容积的改变，即可转换显示为呼吸幅度。在常见的多导联监护仪上，贴于胸部的心电图电极片兼有此功能而无需其他传感器。需注意的是，如果呼吸幅度过小，或各电极之间距离较短，就不能正确检测到胸廓起伏，从而不能正确显示呼吸频率。

正确设置呼吸频率报警范围：上限不高于 30 次 / 分，下限不低于 8 次 / 分。

3. 体温监测

体温检测的末端是热电偶，它作为温度传感器可持续监测体温。使用体温检测导联时，需注意导线不可过度扭曲，避免其内部结构损坏。对于亚低温治疗患者，考虑到接触皮肤范围及患者体位改变等影响，为保证监测结果连续、准确，宜将中心体温传感器置于肛门内。置入传感器时动作要轻柔，套上体温探头保护薄膜，润滑后插入肛门，一般深度为 4 ～ 6cm。

4. 血压监测

（1）无创血压监测 无创血压监测即袖带测压。以上肢肱动脉测压为例：①当袖带内压力将肱动脉完全压闭时，无血流通过；②在逐渐释放袖带内压力时，袖带内压力恰好不足以阻挡动脉收缩压，使得血流第一次通过被压闭的血管时，可听到首次搏动音，此时袖带内压力相当于肱动脉处的收缩压；③随着袖带内压力逐渐减小，肱动脉内血流完全通畅再无涡流时，即舒张期血流也能顺畅通过时，就不能听到血流搏动音了，此前的最后一次搏动音时的袖带内压，代表了肱动脉的舒张压。电子血压计的基本原理相似，采用更为精确灵敏的传感器，定时控制袖带测压时间，如每 5min、10min、15min 自动测量一次。

袖带法测量血压可能存在较大误差。例如，患者在寒战、肢体痉挛、袖带释放压力同时有肌肉收缩时，都会影响测压数值。在有心律失常、心跳极快或很缓慢、血压变化迅速、严重休克或体温过低、肥胖或水肿等情况下，无创血压的显示值与患者的实际血压之间也会有较大误差。此外，安置袖带的肢体如果同时有静脉输液，会导致输液在测压时暂停，影响临床用药。

【监测注意事项】

① 正确放置袖带。标记正对肱动脉搏动处，把袖带绑在肘关节上方 2 ～ 3cm，松紧度以能容纳一指为宜；选择测量模式：手动（MANNUAL）、自动（AUTO，需设定测定间隔时间）和即刻测定（STAT）；测量血压的肢体和袖带应与患者心脏处于同一水平。

② 正确设置报警范围。根据患者的病情及基础血压设置。

（2）有创血压监测 有创血压是直接测量动脉血管内的压

力。手术中往往需要精确而连续地监测血压，常采取有创血压检测。NICU 患者也存在同样的需要，因此，往往需将手术患者的有创血压测定装置一同带到 NICU。

有创血压是直接动脉穿刺（一般选择桡动脉或足背动脉），通过肝素化的生理盐水将动脉内压力传递到传感器，将压力转换为电信号，经过设备处理后显示出来。波峰为收缩压，波谷为舒张压，监护仪可以直接显示收缩压、舒张压及平均动脉压。

【监测注意事项】

① 血压曲线波动变扁平。可能是脉压差变小，需排除测量误差，如动脉穿刺处或压力传递管中有微小血栓导致压力传递错误等。

② 移动患者身体时应注意各连接处不可松动或脱落，否则会导致动脉血喷出。

③ 注意无菌操作，减少不必要的连接管道开放，以免引起导管相关性血流感染。

④ 每次交接班时，应该核对并进行传感器调零和报警阈值设置，保证动脉血压检测的准确性。

5. 脉搏血氧饱和度监测

脉搏血氧饱和度（SpO_2）不完全等同于动脉血气分析中的血氧饱和度（SaO_2），但在大多数情况下，二者存在可比性。脉搏血氧饱和度具有便捷、无创、安全、连续监测的优势，有助于早期发现低氧血症，因此广泛用于 NICU。常用的传感器有两种：穿透型和反射型。

（1）穿透型传感器　可放置在指尖、耳垂等处。探测器一侧发出不同波长的光线，穿透组织，到达另一侧的传感器，通过检测特定波长光线的吸收情况并排除伪差，可以判断小动脉血液的氧饱和度。

（2）反射型传感器　贴于胸前、额头等处，误差较大，已较少使用。

【监测注意事项】

① 正确放置传感器。红色光源对准指甲，指套松紧适宜，每 2h 更换传感器位置，避免对某个手指产生长期压迫、压伤。

② 选择合适的测量部位。最常用食指，选用甲床条件好的手指，还可根据选用探头不同，选择耳垂、鼻尖甚至脚趾。

③ 观察波形，如果波幅很小，说明读数可信度很低，例如周围组织血液灌流较差，甚至因为该侧肢体安置有无创血压袖带，就容易出现这种误差。

④ 正确设置报警范围。指氧饱和度设置常不得低于 94%，在伴有 COPD（慢性阻塞性肺疾病）、ARDS（急性呼吸窘迫综合征）以及肺部感染的患者需遵嘱设置。

（二）颅内压监测

保持正常的颅内压是维持大脑生理功能的必要条件，过高或过低都属于病理状态。一般情况下，以腰穿测量脑脊液的压力代表颅内压。成人平卧时，腰椎穿刺检测脑脊液压力为 70 ～ 180mmH$_2$O（5 ～ 15mmHg），儿童为 50 ～ 100mmH$_2$O（4 ～ 7.5mmHg）。颅内压增高是神经外科最常见的临床情况，其病理生理结果是：脑灌注压下降，导致脑组织进一步缺血、缺氧，颅内压因此而继续增高，进入恶性循环，最终导致死亡。

广义地说，中枢神经系统疾病可能因为颅内压改变而导致严重后果的患者，特别是伴有意识障碍者，都存在颅内压监测的指征。常见情况有：神志昏迷（GCS < 8 分）且伴有颅脑CT异常者，如：中 - 重型颅脑损伤、脑出血、蛛网膜下腔出血伴意识障碍、开颅手术后。

有创性颅内压监测存在一定的相对禁忌证。清醒患者一般不需要有创监测颅内压，其颅内压变化可通过专业医护人员观察神经系统体征间接判断。对于凝血功能障碍的患者，为了减少颅内出血的危险，不建议有创颅内压监测。如果确实需要监测，应先纠正凝血功能，但仍有一定风险。

【监测注意事项】

① 设备调零（基线状态）。传感器在初始化时，必须调整到"零"位基线状态，严格按照说明书进行，并在随后的监测中根据具体情况校对。

② 观察颅内压波动。颅内压可随着心脏搏动引起的动脉扩张而波动，波幅为 2～4mmHg。也可随着呼吸动作而有缓慢波动，波幅约为 5～10mmHg，这是胸腔内压力作用于上腔静脉引起静脉压改变的结果。此外，颅内压还有自发节律性波动，是全身血管和脑血管运动的一种反应。由于颅内压是波动性的，因此在单位时间内所测得的压力值只有相对意义，只有连续测量，才能掌握其变动情况。临床上表达和记录颅内压一般采用平均值，在曲线图上相当于波幅的 1/3 处，即曲线下缘的显示压力再加上 1/3 波幅范围。

③ 脑室内压力监测系统还应注意。每 2～4h 检查一次设备功能状态，包括：a. 呼吸和脉压变化的良好波形是否存在；b. 检测导管是否通畅，打开引流系统，降低滴液器位置，观察 2～3 滴脑脊液流出；c. 怀疑检测数值是否真实时，降低头位至 0°，使颅内压增加，同时轻压两侧颈静脉，颅内压应在 5～15s 内逐渐升高，停止压迫后应降回基线。

④ 常见并发症：a. 感染，包括局部皮肤感染、脑膜炎、脑室炎、脑炎、脓肿等，应尽量减少测压系统开放的次数；b. 出血，应注意观察神经系统体征。

（三）脑电监测

脑电图头皮电极所探测到的脑电活动极其微弱，仅 70mV 左右，须经过放大处理后才能显示。因此，头皮电极与皮肤的良好接触，对于获取脑电信号十分重要。头皮电极主要有两种，片状电极通过导电胶黏附在头皮上，针状电极则直接刺入皮下，后者虽然存在一定创伤，但其与组织接触状态较好。

一些颅内疾病可能导致脑电信号异常，如颅内血肿、颅内肿瘤、脑梗死和局部炎症等，都可破坏局部脑电活动，使相应导联记录到电活动降低。在癫痫发作时，可记录到局部电活动增强，甚至还可以在不同导联上观察到致痫灶发放的异常信号在脑内播散的情况。脑电图在 NICU 主要用于确定癫痫，判断其类型，还可辅助昏迷患者预后评估和确定脑死亡。

脑电图电极安装和连接，一般由专门技师完成，护理工作的重点在于维护和检查电极状况、脑电图机工作状况，协助脑电图监测。NICU 责任护士应每班检查电极固定情况，查看有无脱落。当脑电图提示痫性发作，或者患者出现抽搐发作时，应能初步识别并保护患者，以免发生意外损伤。

（四）血气分析仪

血气分析仪大体由电极系统、管路系统和电路系统三大部分构成，对全血的 pH、PCO_2、PO_2、钠、钾、钙、葡萄糖、乳酸、血细胞比容进行定量检测。在测量之前，先用标准液体或气体来确定电极的工作曲线，即定标或校准。每种电极都要由两种标准物质来进行两点定标，建立工作曲线。以后在工作过程中，仪器自动对电极进行一点定标，检测电极偏离工作曲线情况，以保证数据准确性。

1. 工作程序

（1）标本采集

① 动脉血取血法。将干燥消毒的注射器抽取肝素（1mL = 1000U，用生理盐水配）0.2mL，来回抽动，使针管全部湿润，排出多余肝素，注射器内无效腔残留的肝素（约 0.1mL）即可抗凝 2ml 全血。穿刺股动脉、肱动脉或桡动脉，取 2mL 动脉血，不能有气泡。抽出后针头立即刺入一橡皮内，封闭

隔绝空气，双手来回搓动注射器，使血混匀，尽快送检。如不能及时测定，最好保存于4℃环境中，但不要超过2h，勿用冰块，以防细胞破坏而溶血。应记录抽血时体温，若许可，最好停止给氧30min后采血，否则应注明给氧浓度，便于分析。

②毛细血管血取血法。对动脉血采集困难的患者，特别是婴儿，可改用此法。采血部位常为耳垂、手指、足跟、大趾或头皮，局部先用热毛巾敷或轻轻按摩，使毛细血管血充分动脉化。取长120mm左右、容量100～140μl的毛细玻璃管，彻底洗净，灌以肝素液（50U/mL），60～70℃干燥后即可使用。

（2）测定　血气分析仪24h开机，定时自动定标，随时处于待机状态，进行样本测定。目前使用的床旁血气分析仪厂家和型号各异，但性能和操作大同小异，根据说明书操作即可。操作流程举例：①点击开始；②将血液标本轻轻充分混匀，插入进样口，抽血针会自动吸取足量血并发出提示音；③输入患者详细信息（住院号、体温、吸氧浓度等）；④等待分析结果并打印。

2. 常见的检测问题

（1）血样凝固　①血流不畅（采样时间过长），造成未与抗凝剂混匀就已凝固；②抗凝剂量不够或失效；③血样和抗凝剂没有完全混合好；④压脉带使用时间过长，加速凝血反应。

（2）结果偏差　①抗凝不当导致血液凝固或出现小凝块；②抗凝剂和血样未充分混匀（吸进的血样中抗凝剂太多）；③肝素抗凝剂残留在采血针内的量过大，导致样本稀释；④抗凝剂浓度太高，导致钙离子、钾离子、钠离子等结果严重偏低；⑤血样中混有的麻醉剂、消毒剂等干扰；⑥高血脂、高蛋白及输入高渗液，使血细胞比容及钠离子浓度等产生偏差。

（五）脉波指示剂连续心排血量监测（pulse indicator continuous cardiac output, PiCCO）

1. PiCCO 检测仪

是一种对重症患者血流动力学和容量进行监护管理的工具，同时对心脏和肺功能进行全面评价。仪器简便、微创、高效比，可以测得单次的心输出量（CO）、连续的心输出量（PCCO）、胸腔内血容积（ITBV）和血管外肺水（EVLW）。胸腔内血容积是一项可重复、敏感、且比肺动脉阻塞压（PAOP）、右心室舒张末期压（RVEDV）、中心静压（CVP）更能准确反映心脏前负荷的指标。经肺温度稀释法和连续的心输出量测定需要一根特殊的动脉导管，通常置于股动脉或腋动脉，小儿只能置于股动脉。动脉导管带有特殊的温度探头，用于测定大动脉的温度变化。还需一条常规的深静脉导管，置于上腔静脉或右心房。测定3次心输出量，求其平均值来校正连续的心输出量。测定参数参见表8-2。

表 8-2 PiCCO 连续监测参数及正常值

参数	正常值	单位
CI（心指数）	$3.0 \sim 5.0$	L/（min·m^2）
ITBI（胸腔内血容积指数）	$850 \sim 1000$	mL/m^2
ELWI（血管外肺水指数）	$3.0 \sim 7.0$	mL/kg
CFI（心功能指数）	$4.5 \sim 6.5$	/min
HR（心率）	$60 \sim 90$	次/min
CVP（中心静脉压）	$2 \sim 10$	mmHg
MAP（有创平均动脉压）	$70 \sim 90$	mmHg
SVRI（系统血管阻力指数）	$1200 \sim 1800$	dyn·s/cm^5
SVI（每搏输出量指数）	$40 \sim 60$	mL/m^2
SVV（每搏输出量变异）	$\leqslant 10$	%

2. 优点

① 创伤小，只需放置中心静脉和动脉导管，无需肺动脉导管，可用于儿童。

② 初始设置时间短，可在数分钟内开始使用。

③ 动态、连续测量，每次心脏跳动都测量心输出量、前、后负荷和容量反应性。

④ 比连续肺动脉导管价格便宜，动脉 PiCCO 导管可以放置 10d，减少重症监护时间及花费。

⑤ 参数更明确，即使对于没有多少经验的人员而言，PiCCO 参数也非常易于判断和理解。

⑥ 血管外肺水：床旁定量测量肺水肿。

（六）床旁血糖仪

1. 工作原理

血糖仪又称血糖计。市场上存在连续和离散（单次）测试两种仪器。连续测试血糖仪只能凭处方使用，它通过电化学传感器和电渗透原理来检测皮下组织液中的葡萄糖浓度，无需针刺采血。单次测试血糖仪使用电化学或光化学反射法测量血糖水平。绝大多数血糖仪为电化学仪器，基本原理是通过试纸上的酶与葡萄糖反应产生的电子，再运用电流计数设施，读取电子数量，再转化成葡萄糖浓度读数。光化学法是通过检测反应过程中试纸的颜色变化来反映血糖值。

2. 采血方式

采血方式上有两种，一种是抹血式，另一种是吸血式。抹血式的仪器一般采血量比较大，患者比较痛苦。如果采血偏多，还会影响测试结果；如果血量不足，操作就会失败。吸血式的血糖仪，试纸自己身控制血样计量，不会因为血量的问题出现结果偏差，操作方便，用试纸点一下血滴就可以了。

3. 血糖检测频率

标准时点：三餐前、三餐后 2h、晚睡前（7 次 / 日）。如果病情稳定，每天测 3 ～ 4 次（一次空腹，三次餐后）。血糖波动明显者，每天测"8 个点"，即三餐前、三餐后 2h、晚睡前及凌晨 2:00 ～ 3:00。

4. 血糖监检测的步骤

① 准备物品。血糖仪、血糖试纸、采血针、棉签、75% 乙醇、记录本。

② 洗手擦干，75% 乙醇消毒待干。

③ 核对血糖试纸的条码和有效期。

④ 插入试纸。

⑤ 采血，将血吸入血糖试纸。

⑥ 用干棉签压住采血点。

⑦ 显示结果。可显示范围为 1.1 ～ 33.3mmol/L，如果测量结果低于或高于此范围，都会有信息提示，如血糖过高即显示"HI"。

5. 记录结果

① 一般空腹血糖为 3.9 ～ 6.1mmol/L，餐后 2h ＜ 7.8mmol/L。

② 空腹血糖受损和糖耐量异常者，空腹血糖 6.1～7.0mmol/L，餐后 2h ＜ 7.8mmol/L。

③ 当空腹血糖 ＞ 7.0mmol/L，餐后 2h ＞ 11.1mmol/L 时，可做糖耐量试验及查糖化血红蛋白，有助于糖尿病诊断。

④ 发生急性感染、创伤或其他应激情况时，可出现暂时性血糖升高。

6. 动态血糖监测

动态血糖监测是通过葡萄糖感应器监测皮下组织间液的葡萄糖浓度，可以提供连续、全面、可靠的全天血糖信息，了解血糖波动的趋势，发现不易被传统方法所检测的高血糖和低血糖。组织间液葡萄糖浓度总是与血糖相关。

正常健康人空腹血糖范围为 3.9 ～ 6.1mmol/L，餐后血糖范围为 3.9 ～ 7.8mmol/L，进食后血糖开始上升，血糖高峰出现在餐后 30 ～ 60min，餐后 2h 血糖恢复至餐前正常水平。正常健康人全天平均血糖 5.9mmol/L，全天血糖在 4.3 ～ 7.5mmol/L 之间，血糖波动幅度 0.7mmol/L，目标血糖（3.9 ～ 10.0mmol/L）时间比例为 100%。三餐前 1h 血糖分别为：5.4mmol/L、4.9mmol/L、6.6mmol/L；三餐后 3h 血糖分别为：6.5mmol/L、6.2mmol/L、5.9mmol/L。

二、NICU 的治疗设备

（一）呼吸管理设备

1. 人工气道

（1）口咽通气管和鼻咽通气管　意识水平下降的患者，发生气道梗阻是最为常见、最为致命的情况。放置口咽通气管是保持呼吸道通畅的简单快捷方法，无创并易于掌握。口咽通气管有不同型号，根据患者耳垂至口角的距离选择。鼻咽通气管质地柔软，一般长 17cm，经鼻放置至舌根部，仅适于气管插管不能进行的短暂过渡，不建议长时间使用，在心肺复苏阶段亦不建议使用。

（2）气管插管　可分为经鼻气管插管和经口气管插管。经口气管插管内径大，较少发生扭曲。在交班时需明确气管插管的型号及深度，以防意外脱管发生。气管插管深度，常规男性 23cm（距门齿）、女性 21cm（距门齿），可根据 X 线、肺部及胃部听诊评估是否正确在位。同时需要交接该患者的气囊压力，应设在 20 ～ 30cmH$_2$O 之间，充气过度易造成气管壁损伤，充气过少易发生漏气及微误吸。

（3）气管切开套管 根据患者实际情况，选择不同型号、种类的气切套管，例如近端延长的导管适合颈部比较粗的患者，远端延长的导管适合气道内存在异常的患者。对能耐受气囊放气的患者可以尝试语音阀（用于气管切开患者，将气囊排空，在气切导管开口处安放一个单向通气阀，可增加呼气时经过上呼吸道及声门的气流，从而改善患者说话和吞咽功能），使用语音阀要确保能经上气道充分呼出气体，可在置入语音阀后测压评估，若呼气压力＞10cmH$_2$O，则提示气切导管过大或者上气道存在阻塞。在使用过程中，注意气道分泌物的清理，防止痰液阻塞语音阀。

2.机械通气模式

机械通气是用于维持患者通气及氧合功能的高级生命支持技术，分为无创通气及有创通气。

（1）无创通气 对于没有插管指征的呼吸衰竭患者可考虑无创机械通气，即经无创连接界面给患者提供正压通气，如鼻面罩、口鼻面罩、全面罩等。有效的无创通气可改善自主呼吸做功，通过增加胸腔内压降低循环负荷。

（2）有创通气 经人工气道对患者进行正压呼吸支持。常用的有创呼吸机包括：PB840、Evite4、GE、SV800等。呼吸机的通气类型主要分为容量控制（VCV）和压力控制（PCV、SIMV、PSV）两大类，还有部分以容量为目标的模式，如压力调节容量控制（PRVC）及适应性通气（ASV）等。但无论哪种模式，没有证据表明其中一种一定优于另一种，要根据具体情况以及操作者熟悉程度选择。在机械通气过程中，应采用肺保护性通气策略、小潮气量通气（4～8mL/kg）、低肺泡开放压（驱动压＜16cmH$_2$O，平台压＜30cmH$_2$O）以及合适的PEEP设置等，预防呼吸机相关性肺损伤。关于呼吸机面板及操控界面，参见表8-3的中英文对照说明。

表 8-3　呼吸机面板及操控界面中英文对照表

英文（缩写）	中文
APENA SETUP	窒息参数设定
ALARM SETUP	报警阈值设定
Accept	接受预设
A/C	辅助 / 控制呼吸模式
AV	屏气
Clear	清除预设
Cstat	静态顺应性
Exp Pause	呼气暂停键
Esens	呼气触发灵敏度
EST	扩展自检
EPAP	呼气气道正压
f	呼吸频率
f_{TOT}	总呼吸频率
$\uparrow f_{TOT}$	最高呼吸频率报警值
GUI	图形用户界面
HME（heat moisture exchanger）	湿热交换器
INSP Pause	吸气暂停键
Increase O_2 2min	增加吸入氧浓度 2 分钟
I:E	吸气 / 呼气比
IPAP	吸气气道正压
Manual Insp	手动吸气键
NIV	无创通气
O_2	氧浓度
$\uparrow O_2$	氧浓度过高报警值
$\downarrow O_2$	氧浓度过低报警值

续表

英文（缩写）	中文
100% O_2/CAL 2min	纯氧校正 2 分钟
PACV	容量控制辅助通气
PCV	压力控制辅助通气
PC	压力控制
P_{MEAN}	平均气道压
↑ P_{MEAN}	平均气道压过高报警
↓ P_{MEAN}	平均气道压过低报警
P_{PEAK}	气道峰压
PEEP	呼气末正压
$PEEP_H$	呼气末正压（高值）
$PEEP_I$	内源性呼气末正压
$PEEP_L$	呼气末正压（低值）
$PEEP_{TOT}$	总呼气末正压
P_I	吸气压力（患者）
$P_{I\,END}$	吸气末压力（患者）
P_{PL}	平台压（患者）
POST	开机自检
PS	压力支持（患者自主呼吸）
P_{SUPP}	压力支持
P_{TRIG}	压力触发值
↑ P_{VENT}	通气压力过高报警
R_{STAT}	静态阻力
Reset	报警复位键
SIMV	同步间歇指令通气
SPONT	自主呼吸

英文（缩写）	中文
SST	简单 / 快速自检
SVO	安全阀开放
T_A	屏气时间
T_b	呼吸循环
T_E	呼气时间
T_H	高 PEEP 时间
T_I	吸气时间
↑ $T_{I\,SPONT}$	自主吸气时间过长报警
T_L	低 PEEP 时间
T_M SIMV	SIMV 模式中的机控通气
T_S SIMV	SIMV 模式中的自主通气
T_{PL}	平台时间
$V_{E\,SET}$	设置每分通气量
$V_{E\,SPONT}$	自主每分通气量
↑ $V_{E\,TOT}$	每分通气量过高报警
↓ $V_{E\,TOT}$	每分通气量过低报警
VC	容量控制通气
V_{MAX}	最大流量
V_{SENS}	流量灵敏度
V_T	潮气量
V_{TE}	呼气潮气量
↑ V_{TE}	呼气潮气量过高报警
↓ $V_{TE\,MAND}$	机控呼气潮气量过低报警
↓ $V_{TE\,SPONT}$	自主呼气潮气量过低报警
V_{TI}	吸气潮气量

续表

英文（缩写）	中文
↑ V_{TI}	吸气潮气量（机控或自主呼吸）过高报警
$V_{TI\ MAND}$	机控吸气潮气量
$V_{TI\ SPONT}$	自主吸气潮气量
V_{TRIG}	流量触发
VIM	呼吸机触发控制呼吸
VENT SETUP	呼吸机参数设定

3. 关于 PEEP

PEEP 的中文名称是呼气末正压（positive end-expiratory pressure），是指呼吸机在吸气相产生正压，气体进入肺部，在呼气末气道开放时，气道压力仍保持高于大气压的一种通气类型。恰当的 PEEP 使小气道在呼气末开放，防止 CO_2 潴留；呼气末肺泡开放，增加功能残气量，改善氧合。PEEP 过高时可使胸腔内压升高，静脉回心血量减少，心输出量下降，重要组织或器官灌注减少，同时门静脉回流也受影响，引起消化道淤血。胸腔内压的升高也可造成颅内压升高。

（1）PEEP 在急性呼吸窘迫综合征的应用　①通过扩张肺泡、复张塌陷的肺泡，使功能残气量增加；②在呼气时使气道内保持正压，可防止小气道和肺泡早期关闭；③改善肺部顺应性，降低呼吸功；④改善动脉血氧合，使吸氧浓度低于 50%，防止氧中毒；⑤改善通气和血流分布，减少肺内分流。

（2）PEEP 可用于各种机械通气治疗模式　CMV、AMV、IMV、SIMV 及自主呼吸模式。

（3）PEEPi（intrinsic positiveend-expiratory pressure）　即内源性呼气末正压，也叫内源性 PEEP 或隐性 PEEP。肺在平

静呼气末处于松弛状态，此时肺泡的弹性回缩力与胸廓的向外扩张力相平衡，肺泡内压与气道开口处压力相等。慢性阻塞性肺病和支气管哮喘重度发作时，由于存在呼气气流受限，呼气气流被迫提前中止，呼气末肺容积逐渐增加，形成动态肺过度充气。呼气末肺泡内压高于气道开口处压力，此时的肺泡内压即为PEEPi。PEEPi高可增加胸膜腔内压，减少静脉回流，降低心输出量，引起过度通气，增加气压伤危险。现代呼吸机都具有监测PEEPi的功能。

4. 呼吸机常用参数设置

（1）呼吸频率 8～18次／分，一般为12～15次／分，慢性阻塞性肺病及急性呼吸窘迫综合征例外。

（2）潮气量 6～8mL/kg，根据临床及血气分析结果适当调整。

（3）吸／呼比 一般将吸气时间定在1，吸／呼比以1∶（2～2.5）为宜。根据呼吸机波形调整吸气时间，确保人机同步。慢性阻塞性肺病患者注意呼气流量到零，以避免PEEPi产生。急性呼吸窘迫综合征患者可以适当延长吸气时间，必要时使用气道压力释放通气（APRV）模式。

（4）吸气流速（flow） 容量控制通气模式需设置吸气峰流量。成人一般为30～70mL/min。根据患者需求调整，如安静、入睡时可降低流速；发热、烦躁、抽搐等情况时要提高流速。

（5）吸入氧浓度（fraction of inspirartion, FiO_2） 原则上吸入氧浓度"最低达效（as low as possible）"，维持$PaO_2>$80mmHg。FiO_2一般不宜超过50%～60%，如$FiO_2>60$%的患者，建议维持$PaO_2>60$mmHg，以减少高浓度氧对机体的损害，并且尽快查找病因。

（6）触发灵敏度的调节 首选流量触发。流量触发通常设为3～6L/min，压力触发通常设为1～3cmH_2O。

（7）吸气暂停时间 即吸气末屏气时间。通常容量控制通气模式方波送气建议设置吸气暂停时间，一般为 0 ～ 0.6s。需关注呼气是否完全，避免产生 PEEPi。评估静态顺应性时，可以设置吸气暂停时间评估气道平台压。

（8）PEEP 的调节 生理性 PEEP 3 ～ 5cmH$_2$O，急性呼吸窘迫综合征患者建议根据 ARDS net 推荐的 FiO$_2$/PEEP 表设置初始 PEEP（表 8-4）。单位换算：1kPa=0.098cmH$_2$O。慢性阻塞性肺病患者可根据 PEEPi 水平的 80% 设置。

表 8-4 ARDS 患者吸入氧浓度与 PEEP 设置的数值对照

FiO$_2$	0.3	0.4	0.4	0.5	0.5	0.6	0.7	0.7	0.7	0.8	0.9	0.9	0.9	1.0
PEEP	5	5	8	8	10	10	10	12	14	14	14	16	18	18～24

5. 简易呼吸器

简易呼吸器又称呼吸皮囊、复苏球囊，是心肺复苏及人工呼吸急救时的重要辅助工具，适用于非气道梗阻性窒息、呼吸困难等急救场合。它由进气阀、压缩单元和患者阀组成，配有储气袋、呼吸加压面罩等附件。操作时，通过按压呼吸器上的压缩单元向患者肺部通气。

【护理与交班要点】

① 检查呼出活瓣。瓣膜完整性、弹性、密合性。

② 检查球囊。弹性好，进气阀完好，无漏气。

③ 熟练使用皮囊压力限制阀，选择"关闭"或者"打开"状态（常规情况下开放，在需要较高气道压力时关闭，如气道痉挛等，婴儿、儿童为开放状态）。

④ 如皮囊有 PEEP 功能，可根据需要调节 PEEP 阀门。

⑤ 正确安装呼吸加压面罩，会演示加压面罩充气的调节。

⑥ 进行单纯呼吸复苏时，挤压频率为 10 ～ 12 次 / 分。注意使用时，每次挤压皮囊产生的潮气量约 500 ～ 600mL（成人

$8 \sim 10\text{mL/kg}$，小儿 $6 \sim 10\text{mL/kg}$）。

6. 气道管理

（1）气囊管理　NICU 患者往往存在误吸及排痰障碍风险，气道管理非常重要。对于机械通气患者，需定期对气囊进行检测（气囊测压表，维持 $25 \sim 30\text{cmH}_2\text{O}$），及时清除囊上分泌物，即气囊上方黏着的鼻咽部、口咽部及口腔内分泌物，推荐选择有囊上吸引的气管导管或气切套管。

（2）湿化装置　应用人工气道时，由于吸入的氧气未经过鼻腔加湿加温，因此需对吸入的空气 / 氧气进行加湿。湿化装置分为被动湿化器和主动湿化器两类。被动湿化器又称人工鼻，应连接在气管导管和呼吸机环路"Y"型接头之间，使用中应注意观察湿化效果，是否有水凝珠，如有堵塞或分泌物污染应随时更换。如果患者低体温、潮气量 $> 500\text{mL}$、分钟通气量 $> 10\text{L/min}$，不推荐使用被动湿化。主动湿化器是通过电加热器件加热湿化罐内的水，产生水蒸气，来提高吸入气体的温度及湿度。对于保留人工气道而未予机械通气支持的患者，可选择使用大流量射流湿化仪器或气切高流量氧疗仪器进行湿化。

（3）气道廓清技术　气道廓清即清除呼吸道中的痰液，对于机械通气患者尤为重要，包括吸痰、体位引流、咳痰辅助、纤支镜检查等。体外振动排痰仪通过背心或绑带在患者呼吸周期过程中传导振动波，通过高频振动来松解痰液，使之更易排出。辅助咳痰机是机器产生带有震动频率的吸气相正压和呼气相负压，模拟并放大患者的咳嗽过程，适用于无法配合或咳嗽反射弱的患者。需注意，肺大泡、易造成气压伤的患者需谨慎使用。

（4）纤维支气管镜　可在直视下吸除气道内分泌物，同时可通过保护性标本刷或支气管肺泡灌洗来获取气道内的分泌物标本送检。

（二）血液透析

血液透析是将血液通过双腔导管从患者体内引出，通过透析器弥散、对流、吸附，再经导管回到体内。它实际上就是模拟肾脏的滤过功能，清除体内水分和代谢废物（如尿素氮、肌酐等），调节电解质、酸碱平衡，主要用于治疗终末期肾病，起净化血液的作用，全世界很多尿毒症患者依靠血液透析长期存活。

1. 治疗模式

① 连续性血液净化治疗　CVVH，CVVHD，CVVHFD。

② 血浆治疗　PEX，PAP。

③ 间断性血液净化治疗　HD，HF，HFD。

④ 血透机设置模式　标准透析，单纯超滤，单纯透析，血液灌流，连续血液滤过，连续血液透析滤过。

2. 动静脉内瘘穿刺点评估

① 视，有无红肿、渗血、硬结、皮肤破损。

② 触，摸清血管走向和搏动、震颤强度。

③ 听，杂音大小、清晰度和音调。

④ 查对患者身份、透析器资料、医嘱，患者身份要有 2 种以上的识别方法，透析器需参考前三次资料。

【护理与交班要点】

① 评估病情状况、生命体征，是否需要吸氧、心电监护，有无局部出血，血管通路评估，有无滑脱；核对管路连接是否正确，预冲是否充分；核对并检查透析器、管路、抗凝剂、治疗模式及超滤量。

② 各种数据交接。如降水量、透析时间、脱水速率、交换量、血流量、超滤量。

③ 透析过程中出现特殊情况的处置，如出现低血压时，取头低脚高位，减慢脱水速率，适当补充生理盐水。对于经常低

血压者,可采用高钠透析或梯度高钠透析。

④ 总历时及总超滤量,患者的心理状态、睡眠、治疗效果和临时用药情况、药物反应。

⑤ 血透过程中神志、瞳孔、生命体征、肢体活动情况,特别是血压变化。

⑥ 新瘘的使用情况、血肿的观察处理、溶栓治疗、透析器破膜、凝血的发生。

⑦ 血透液体应特别交班。

⑧ 对有出血倾向的患者,及时报告血透科医生,及时更改或者停止抗凝药物。

⑨ 注意观察抽血指标,如 BNP、凝血四项,如果用枸橼酸抗凝,应早晚查滤器前后的血清钙离子浓度。

(三)亚低温治疗设备

亚低温治疗是使用物理方法将患者体温降到预期水平,从而达到治疗目的。理论上,亚低温治疗能降低脑代谢率、减少氧自由基形成、减少神经元坏死、减轻脑水肿和降低颅内压,可用于治疗脑缺血、脑损伤患者。临床上亚低温通常设定在 32 ～ 36℃。

亚低温治疗通常分为诱导、维持和复温阶段。维持阶段主要通过冰帽及降温毯与患者接触,使用循环水流制冷,经过冷水循环降低患者体温。冰毯及冰帽与患者接触面应平整无皱褶,一是为了避免损坏仪器,二是防止发生器械相关压力性损伤。亚低温治疗仪的电缆、导联线、冰毯接头及软管均为塑料制品,使用时不宜用力牵拉。治疗温度根据病情和医嘱调整,应严密观察体温是否达到预设温度,每班检查皮肤,特别是与冰毯接触的骨隆突处,防止冻伤和压伤。

(四)脑脊液外引流装置

1. 脑室外引流

脑室外引流是通过颅骨钻孔,将硅胶引流管置于侧脑室前角或三角区，引流脑脊液至体外。脑室外引流不仅能获取脑脊液标本进行化验，还能达到降低颅内压的效果。此外，通过脑室外引流管还能监测颅内压。

适应证：①急性症状性脑积水导致意识障碍；②在颅脑创伤患者，GCS 3～8分伴有CT异常表现，如颅内血肿、脑挫裂伤、脑肿胀、脑疝或基底池受压；③严重颅脑损伤，虽然CT未见异常，但若患者年龄＞40岁，或出现单侧或双侧运动功能障碍，可作为治疗颅内压增高的措施之一；④脑积水患者分流管功能障碍，或者颅内感染、颅内肿瘤等需要紧急处理；⑤作为术中降低颅内压的措施之一；⑥其他需要脑室内用药的情况，蛛网膜下腔出血或脑室出血者，需要在脑室内应用重组组织型纤溶酶原激活剂或尿激酶，中枢系统感染需要脑室内应用抗生素。

【护理与交班要点】

① 注意观察意识、四肢活动、瞳孔变化及生命体征，有无剧烈头痛、频繁呕吐。

② 引流管设置。a. 做好导管标识，注明引流部位、留置日期；b. 引流管滴液口高于外耳道20～25cm（考虑到讲话、咳嗽、翻动、烦躁等短暂升高颅内压的因素），引流袋本身低于头部，保持颅内压150～200mmH$_2$O；c. 控制引流速率，引流过快可使脑室塌陷，导致硬脑膜外或硬膜下血肿；在脑室肿瘤者，一侧脑室压力突然降低，引起脑室系统压力不平衡，可致肿瘤出血；颅后窝占位病变者，突然降低压力可致小脑幕裂孔上疝。

③ 观察引流装置。a. 限制头部活动，对躁动者应适当约束，保持引流管通畅，无扭曲、打折、脱出；搬动患者时要先夹闭引流管，待安稳后再打开。b. 控制引流量，每日不宜超过200mL；如果发现引流过多，宜夹闭引流管，或提高滴液口的高度；如存在颅内感染，预设的引流量可相应增加。c. 观察脑脊液的性状，如含有大量鲜血，或血性脑脊液由浅变深，提示

有出血；如引流液由清亮变浑浊，呈毛玻璃状或有絮状物，伴体温升高，可能有颅内感染，需报告医生。d. 每日定时记录引流量。

④ 并发症的观察与护理。a. 严格遵守无菌操作，对暴露在头皮外端的导管及接头，用 75% 乙醇消毒 2 ～ 3 次 / 天，并用无菌纱布覆盖，纱布若有渗湿，宜及时更换；b. 搬动患者时，应防止引流管接头松脱；c. 定期行脑脊液检查，做细菌培养；d. 若出现剧烈头痛、频繁呕吐或癫痫发生，可考虑 CT 复查。

⑤ 拔管。脑室引流时间通常为 3 ～ 7d，拔管前宜先提高滴液口的高度或夹闭 24h，观察无颅内高压表现时可予拔管；如出现颅内压增高症状，宜放低引流袋或开放引流。拔管时，先夹闭引流管，防止管内液体逆流入脑室；注意切口处有无脑脊液漏出，挤出皮下积液，待引流管完全拔出后，立即缝合伤口。拔管后注意观察神志、瞳孔及体温变化。

2. 腰大池外引流

通过腰穿向终池（腰大池）内置入引流管，不仅能引流脑脊液，降低颅内压，还能鞘内注药。

适应证：蛛网膜下腔出血或积血，各种脑脊液耳、鼻漏、切口漏，颅内感染者促进脑脊液自身置换，颅内病变手术中减低颅内压需要者。

禁忌证：有脑疝征象者绝对禁忌，颅内占位性病变致严重颅内压增高者，后颅窝占位病变导致颅内高压者，上颈髓占位病变导致脊髓功能完全丧失者，腰穿部位有皮肤或软组织感染者，穿刺部位腰椎畸形或骨质破坏者，全身严重感染、休克、烦躁者。躁动患者不宜置管，若有必要，需先行镇静治疗。

【护理与交班要点】

① 严密监测生命体征。置管后严格卧床，观察意识、瞳孔、生命体征及其他神经系统体征，发现异常尽快报告医生并及时

处理。

②引流管固定。将引流管沿脊柱一侧向头部方向延长固定，从肩侧伸出固定于床旁输液架上，可防止引流管打折、方便患者翻身，并且远离肛周而减少感染风险。引流管滴液口宜高于腰椎管水平。患者翻身或躁动时可致引流管脱落或不通畅，每次巡视仔细检查引流管有无弯曲、受压、折叠等现象。在搬动患者或转运前宜先关闭引流管，避免发生逆流。对烦躁不安的患者，宜给予适当的镇静或约束，防止引流管脱出。

③观察引流量、色、质和速率。一般成人每日可产生脑脊液约500mL，严格控制引流量和流速，引流量一般不宜超过150～200mL/d，发现超量立刻关闭并及时汇报值班医生。当患者改变体位时，重新调节引流管口高度，防止逆流或过度引流。同时观察引流液的量和色泽，如由清亮变混浊、有沉淀物或出现鲜红色时，应报告医生予以处理。

④拔管时间。置管时间一般不超过7d，夹闭引流管24h观察无颅内压增高症状后即可考虑拔管，拔管后注意观察生命体征。如果感染仍持续存在，可适当延长置管时间或重新置管。

⑤预防感染。a.病室内定时通风，减少探视和人员流动，定时空气消毒；b.严格遵守无菌操作规程；c.倾倒引流袋、调节高度时，先夹闭引流，连接部位用无菌纱布包裹保护，防止脱出；d.保持置管部位的贴膜清洁干燥，每周更换2次以上；e.出汗较多时，随时更换贴膜；置管部位皮肤如有发红、肿胀或穿刺点渗漏等现象，及时报告医生处理。

⑥基础护理。保持床铺清洁干燥，定时翻身拍背，保持呼吸道通畅。鼓励患者多饮水，以防尿路感染。合理饮食，多食富含维生素、纤维素的软食。对便秘患者，及时应用润肠剂或缓泻剂，保持大便通畅。

3. 脑脊液引流的并发症

① 出血。创道出血，脑内或腰大池出血。

② 神经损伤。穿刺部位损伤，如腰大池引流管刺激神经根导致腰腿痛。

③ 感染。穿刺置管处脑脊液外渗，导致逆行性感染。

④ 置管移位。管端不在原定的解剖位置。

⑤ 引流管被微小血凝块、蛋白凝块或脑组织堵塞。导致引流不畅。

⑥ 引流过度。产生颅内低压，诱发硬膜下积液/血肿，甚至导致恶性颅内压增高。

（五）静脉治疗设备

微量注射泵用于持续、缓慢、精确地输注药液，输注速率甚至可达到 0.1mL/h（不到一滴药液）。输液泵是夹持输液管道，靠内部挤压管道来完成精确输液的工具。它们有时都被称为"微量输注泵"。护士应熟练掌握输注泵的设置，熟知输注泵面板所显示的工作参数。此外，须保持注射泵内部蓄电池经常处于满电状态，以应对需要转运或突发停电等意外情况。注射泵也可因软件或硬件问题，导致输注速率错误、警示失误、电气故障等。对于任何有疑似问题的输注泵，都必须停止使用并及时上报。

（六）胃肠营养治疗设备

胃肠内营养，即用管饲向胃肠道灌注代谢需要的各种营养素。为减少胃肠道反应及误吸，推荐使用管饲泵向胃管、空肠管或经皮胃造瘘管持续输注营养液。多采用微电脑控制的机械蠕动泵，以均匀的速率输送营养液。各种品牌的管饲泵原理相似，应用和设置大同小异。

【护理与交班要点】

① 熟练掌握各种营养管（胃管、空肠管、胃造瘘管等）的

护理常规、管饲泵的使用方法、管连接和安装方法。

②注意管道的连接和通畅情况，每 4h 冲洗胃管一次，及时排除管道阻塞、空气报警等简单故障。

③根据医嘱或营养师的建议设定管饲流量，同时注意对输注营养液的加温设定。

④每次进行肠内营养时，要检查有无胃潴留，每 4h 回抽胃液观察胃潴留量，大于 200mL 则暂停管饲。

（七）深静脉血栓预防设备

发生深静脉血栓的高危因素有：血液高凝状态、血管壁损伤、血流缓慢等。神经重症患者长期卧床，增加了下肢深静脉血栓形成的风险。下肢深静脉血栓脱落将导致肺栓塞，患者往往突发气急、胸痛、严重缺氧，甚至短时间内发生休克、心跳呼吸骤停。

深静脉血栓的预防措施包括基础预防、机械预防和药物预防，根据患者风险评估选择相应的预防措施。基础预防措施包括：①卧床患者抬高双下肢，促进静脉回流；②鼓励患者早期下床活动；③病情允许的情况下，增加饮水；④避免下肢静脉穿刺。机械预防包括间歇充气加压装置、梯度压力弹力袜和足底静脉泵。

对于长期卧床患者，若 D- 二聚体升高，表明有血栓形成激发的纤溶反应，提示机体内有血栓形成，需进行下肢血管超声检查，如果已经形成静脉血栓，则不宜使用间歇充气加压装置。

间歇充气加压装置使用注意事项：①包裹区域皮肤和软组织无严重损伤或感染；②根据医嘱选择膝下（仅包裹小腿）或全下肢（从脚踝包裹到大腿）气压袖带；③包裹适当，不可过紧或过松（包裹良好后，可塞入两个手指）；④治疗中需观察远端皮肤色泽，患者有无疼痛，是否出现下肢水肿等情况；

⑤每日使用应达足够长时间；⑥每班检查充气腿套下方皮肤，防止器械相关压力性损伤发生。

三、NICU 急救设备

除颤仪是利用较强的脉冲电流通过心脏来消除心律失常，使之恢复窦性心律的医疗器械。心肺复苏时，对于可除颤节律（室颤或无脉性室速），尽早除颤是决定复律成功与否的关键。除颤能量选择，单相波为 360J，双相波为 120 ～ 200J。除颤仪属于抢救仪器，需使其保持在随时可应急使用的状态。

1. 除颤仪各按键和部件的英文标识与功能含义

标识：monitor ON（Energy Select）—监护开关键（能量选择），Charge—充电键，Sync—同步电复律键，Record—心电图记录打印/条图，ECG SIZE ↑↓—波形振幅（高低）选择键，Lead Select—导联选择，Mark—事件标识键，HR Alarm—心率报警界限，Review —回顾键/摘要。

护士还需能识别成人、儿童除颤板，能识别放电键（红色按钮），能进行心电图轴纸安装、更换。

2. 每班交接操作步骤

①拔除电源；②持续按住条图的同时打开机器至"手动通"，系统将自动完成测试；③测试电极板的除颤功能（充电→放电→显示 PASS）；④机器自动打印测试结果；⑤在每日检测走纸上打勾并签名；⑥如机器有起搏功能，接起搏测试板，按①～③步骤完成系统测试和除颤功能测试；⑦测试起搏功能完成后，自动打印测试结果。

四、小结

NICU 设备种类较多，护士要熟知各种仪器和设备的原理、使用步骤和注意事项，从根本上知晓交接班的重点，才能避免

"挂一漏万"。正确设置报警范围和适当的报警音量十分重要。交接班时，还需能回顾本阶段监护仪的各项指标趋势（趋势图、趋势表、报警事件回顾）。此外，对于备用的转运用监护仪，需定点放置并处于充电状态，以便于应急取用。

（罗维嘉　姜柳青　葛慧青　郭　萍

胡晓芳　林　玲　朱先理）

第二节　NICU交班报告的基本要求和常见问题

护理交班报告是护理文件的组成部分之一，并为临床治疗和护理提供依据，NICU文书的书写、保存尤为重要。但实际工作中仍有错误的字、词及不恰当的句子出现，现列举常见易错问题。

一、交班文书

（一）交班本书写

1. 常见错别字

① 因读音相同／相近而误用，如"年龄"写成"年令"，患者烦躁不安中"躁"写成"燥"。

② 因误解词义而误用，如"心率"写成"心律"。心率是心脏跳动的频率，即每分钟心跳的次数；而心律是心脏跳动的节律，即跳动的间隔时间是否规则。

③ 病情描述中使用错别字：如"高处坠落伤"写成"高处堕落伤"；"胸椎骨折"写成"胸椎骨折"；"皮下淤血"写成"皮下瘀血"等。"瘀血"已经被定为不规范名词。

2. 交班报告眉栏项目

① 正确填写眉栏各项，如日期、时间、科别、患者总数和入院、出院、转出、转入、手术、病危／重及死亡患者数等。

② 眉栏所有项目应填全，缺项填"0"，用阿拉伯数字书写日期和时间，采用 24h 制记录。例如，上午 7 时 5 分，应记为"07 时 05 分"，不可省略"0"。

③ 各类医疗文书中，最后签名时均应署全名，以示对所作工作的负责。眉栏填写要一目了然，从填写简单的眉栏数字可以反映一个护士的工作作风。

④ 常见错误。部分交班报告中，眉栏部分只填写了患者总数和入院人数，对出院、转科、病危、病重等项目仅选择性填写，或未认真核对最新患者总数，未及时更新数据，出现眉栏数据与实际患者数有出入甚至填写错误等情况。如病危栏中填写人数为"2"，但交班内容中并无病危患者；有的"病危"误按"病重"交班。这严重影响交班报告的严肃性和真实性，也反映个别护士工作的粗疏。

3. 诊断名称

① 选择主要疾病。在国际疾病分类编码原则中，要求选择对就诊者健康危害最大、花费医疗精力最多、住院时间最长的疾病作为主要对象。如：a. 脑出血、椎间盘脱出，在选择主要诊断时应选择脑出血；b. 脑梗死、脑梗死恢复期、脑梗死后遗症期，有时就会混在一起，发病一年以上的不宜依然诊断成"脑梗死"。

② 诊断描述要详细。如：a. 脑梗死诊断，应根据头部 CT 检查结果进行梗死部位、性质的诊断，是基底核区梗死还是小脑梗死？脑梗死属于急性、恢复期，还是陈旧性（后遗症）？ b. 脑出血诊断应按照出血部位书写，是基底核区出血、脑叶出血、脑干出血、小脑出血还是脑室出血？ c. 颅脑损伤诊断，如果将"创伤性重型闭合性颅脑损伤"，仅仅写成"创伤性脑损伤"，就过于简单了，不能反映收住 NICU 的真实病情。

4. 出入量记录

① 记录患者前一个 24h 的总入量 / 出量，以"mL"为单位，用阿拉伯数字填写在相应栏内，要求每 24h（07:00—07:00）总结并填写一次，不足 24h 的以实际时间总结、填写，系统默认时间为 07:00。

② 总入量包括进食量、饮水量、输液量和输血量等，总出量包括大便量、尿量、痰量、呕吐量、汗液、引流液及其他排出物的总量。

③ 采用电子病历的，电子护理记录单应按摄入量和排出量记录，点击鼠标右键统计 24h 出入量，系统会自动统计，将统计后的数值录入到体温单上（带 mL）摄入量和排出量栏，大小便栏可根据电子病历的具体要求填写。

（二）护理记录要求

1. 记录内容力求完整

首先，要准确无误地填写每一栏的所有内容，如患者总数、入院、转入、转出、出院、死亡、手术、危重人数。其次，填写增加、减少人员的情况，如入院、转入（因何原因由何处转入）、出院、转出（何原因转往何处）、死亡（抢救经过，呼吸、心跳停止时间）。第三，是当日重点工作，如危重、手术、特殊检查治疗情况。最后，交代预备工作情况。常见问题：

① 对观察到的病情发展情况、所用药物及检查的不良反应、患者的主诉、精神状况及针对性护理措施、效果等，未完整记录。

② 遗漏生命体征、皮肤情况、肢体活动、意识、瞳孔、各管道及引流液性状、引流量的记录。

③ 对中心静脉压测量值、颅内压检测值、血糖值、药物剂量，以及各项处置，如口腔护理、雾化吸入、气切护理等，记录不全。

④ 对神志清醒患者，缺乏心理状态评估及疼痛评分记录。

2. 护理记录不可过于主观

护理交班报告应准确无误反映患者的真实情况，并完整收集交班需要的客观资料。

① 经常巡视病房，全面了解患者的动态。

② 认真细致观察病情。a. 对新入院、危重、手术、病情变化及特殊患者进行护理体检，及时发现异常症状及体征；b. 检查昏迷、瘫痪、极度消瘦、年老体弱、营养不良等患者有无护理并发症；c. 检查各种导管，如头部引流管、胃肠减压管、导尿管等，记录各种管道的固定引流情况及患者所使用仪器的性能和效果。

③ 语言沟通。交班前通过与患者及家属交谈，了解患者的主观感受、心理状况及对医疗、护理的要求。

④ 阅读病历。系统了解患者病情、治疗及护理的全过程，并检查医嘱的执行情况。

⑤ 客观资料。包括看、听、闻或触摸到的资料，含观察、沟通和实际测量的直接资料，或阅读其他专业小组书写的间接资料。即：患者目前的症状、异常检查结果、目前病情有明显意义的资料。如体温 39℃（测），全身灼热感（触），主诉"腹部绞痛"（听），显得焦虑不安（看），嘴唇干裂（看）等。

⑥ 主观资料。包括头痛、发热、呼吸费力、病情稳定、治疗护理欠配合等。对于患者的主观感受，建议注明"患者主诉……"。如"患者精神异常"，这是主观判断，应把患者的异常表现具体记录。"患者血压偏高""患儿发热"，都属于主观描述，应描述具体观测的数值或症状表现。

3. 保持护理记录的连续性

患者病情变化的一般规律是由量变到质变，由渐变到突变。NICU护士应掌握神经外科常见疾病发生发展的一般规律，注重观察并发症的前驱表现，不可忽略病情任何细微变化，并将观察到的情况如实记录，要体现病情动态变化、发展及转归的核心指标。错误记录举例如下。

① 某患者尿少，护理记录呈现的是"患者尿少，已报告医生"，却没有报告"尿少"的量是多少，之后也没有记录护理措施及效果。

② 某患者有头痛，使用药物后未对头痛缓解情况做评估记录。

③ 某发热患者物理及药物降温后 30min，缺少降温后的体温记录，也未按病情行 6 次 / 日体温测量。

④ 某患者使用降压药及其他特殊药物，护士未将药物输注速率的调整情况做记录。

⑤ 对于皮肤有压力性损伤的患者，各班次护士未对损伤的大小、深度、恢复情况做连续动态记录。

4. 规范书写专业术语

交班报告是医疗文件中有价值的文字资料之一，术语要确切、易懂，要求书写准确、完整，文字简练、清晰。如：

① "患者无尿，给予导尿一次，量约 200mL"。"无尿"应改为"不能自行排尿"，这句话的问题在于概念不清。

② "敷料无渗出"。"敷料"是不会渗出的，应改为"切口无渗出、敷料干燥无湿润"。

③ "苯巴比妥钠 0.1（mg），阿托品 0.5（mg），肌内注射"。用药剂量不明，可能会造成不良后果。

④ "氨林巴比妥注射液 20mg，肌内注射，半小时后体温下降 37.2℃"。"体温下降 37.2℃"应改为"体温降至 37.2℃"。

⑤ "患者拉稀"。应写成"腹泻"，不可口语化。

5. 规范书写药品名称

① "纳布啡"。应写全称"盐酸纳布啡注射液"。

②"安痛定"。应写"复方氨林巴比妥注射液"。

③"气切"。在书面记录中应写作"气管切开"。类似情况还有"地米"应写作"地塞米松"、"侧引"应写作"侧脑室外引流"等。

④"地米 10mg＋呋塞米 20mg 静推"。应写为"地塞米松 10mg 静推，呋塞米 20mg 静推"。药物名称应分开写，不宜用"＋"连接。

6. 交班内容避免千篇一律

有的护士在书写记录时，采用复制的方法，对上一班的情况进行复制、粘贴。未认真观察评估患者在本班的病情变化，导致病情描述千篇一律，无动态变化的观察记录。当班护士应根据护理级别、病情及所采取的具体护理措施书写护理记录，特别是危重患者护理记录单，应根据患者的具体特点写，要充分体现出病情的变化点和护理的个性化点。记录应该力求最新，最有意义，对医生最有帮助，对下一班护士最有提示，不要记成类似下述情况的流水账："生命体征平稳，未诉不适，安静入睡""一般状况可，无不适主诉""氧气通畅，液体在续"等等。常见错误如下。

① 脑出血患者，有嗜睡现象，却未继续观察和记录患者意识情况，也未报告医生。

② 硬膜外引流管已拔除，记录仍复制为"引流管通畅"，未记录有颜色、性状，这是不负责任的表现。

③ 同一错别字，几个班次均无修改，以误传误。

④ 将复制的内容粘贴于另一个患者记录中，张冠李戴。

7. 护理记录要与医生记录一致

护理与护理记录不一致，护理记录与医疗记录不一致，这是严重问题，需共同核对后再记录，否则可导致医护文书可信度下降，发生纠纷时往往不被法庭采纳取证。

① 对于同一患者，医生的文书记录和护理记录不可互相矛盾，需互相吻合或互为补充，特别是在主诉，用药剂量，病情变化时间，抢救用药时间，死亡时间，引流液的性状、量或同一时间点的意识、瞳孔、生命体征等方面。常见错误：a. 某脑血栓形成患者的意识评估，医生记录为清醒，护理记录为朦胧，医护判断不一致，应该现场共同核对一下；b. 某颅内出血患者的肢体肌力，医生记录为 2 级，护理记录为 3 级，实际上可能是 2+ 级；c. 某患者的年龄，医生记录为 35 岁（周岁），护理记录为 36 岁（虚岁）。

② 护理记录不要前后矛盾。常见错误：a. 患者表格栏记录为深昏迷，病情栏记录为压眶反射存在、四肢刺激可活动；b. 表格栏记录为呼吸 17 次 / 分，病情栏记录为呼吸急促；c. 记录调整降压药速率，未记录具体速率，使内容缺乏客观性。

8. 避免护理记录与医嘱不符

值班护士应主动核对，避免有医嘱无护理措施记录、有护理措施记录无医嘱、医嘱时间与护理措施执行时间不符等问题。常见错误：a. 某患者血压较高，医生开医嘱给予患者降压药口服，护士给药后未将此处项写入护理记录中；b. 某高热患者物理降温，护理记录了该措施、效果评价，却找不到该项医嘱。

二、病情观察与评估

1. 熟悉患者一般状况

一般状况包括：意识、表情、姿势、体位、饮食、睡眠等。精神意识的变化常是各种疾病导致高级神经活动功能失调所致。观察病情时，注意有无意识障碍、烦躁、谵妄、嗜睡、定向障碍及手足颤动，体位是否自然，有无强迫体位、瘫痪、角弓反张等，还应注意患者的食欲及有无特殊嗜好等。

2.掌握病情的关键点

神经外科患者病情特殊，护士不仅要熟练掌握护理常规，还要对具体病情观察、处理的重点了如指掌，掌握特定病情的特殊护理，熟练观察患者的意识、瞳孔及主要生命体征的变化，这是护理工作的重中之重。多去巡视患者一次，就有可能减少一次致残率，甚至挽救一个患者的生命，而不是一味机械性地执行医嘱。

瞳孔观察（包括形状、大小、对光反射等）要仔细、及时、准确，发现瞳孔异常时，前后对比分析，警惕脑疝前兆，及时汇报医生处置，如进行脱水或脑室穿刺引流术等，以降低颅内压，防止脑疝发生。

3.观察需抓主要矛盾

① 颈段脊髓损伤患者，应体现患者呼吸的节律、频率和指脉氧饱和度情况；腰椎损伤患者需记录腰痛、下肢肌力和大小便情况；颅脑损伤合并下肢骨折者，应观察肢体的末梢血运情况及足背动脉搏动情况，这些都需在交班报告中体现。

② 颈椎前路手术后，应观察和记录患者颈部是否肿胀，声音是否嘶哑，气管是否居中，吞咽是否顺畅，以及四肢运动和感觉情况。

③ 胸椎、腰椎术后，重点观察双侧下肢，如果将四肢情况全部记录，虽没有大问题，却没有突出重点。

4.意识评估应保持连续性

一份完整的交班报告，应该是24h连续动态的病情观察记录。如：

① 某患者11:00回ICU，神志呈麻醉未清醒，17:30床边交接或次日晨交班时，才记录神志转清楚，可见未及时记录苏醒的中间过程。

② 某患者突感头痛加剧，出现喷射状呕吐，护士遵医嘱给

予相应的措施并做了详细记录，交接班后，后一班护士必须要做头痛、呕吐方面的观察和记录，要有连续性，显示变化和转归。

三、其他

1. 各种管道

如果患者留置管道较多，交班时容易不全面，疏漏一些信息。如：

① 胸腔积液、积气患者使用水封瓶负压引流时，未记录引流管是否通畅，是否存在皮下气肿情况；在已有皮下气肿患者，交接班时没有触诊，因此没有记录其扩张或减少情况，可能也没有检查和记录有关的引流标识。

② 更换引流袋的操作，未记录在交班报告上。如从前几班就没有记录和交接，因此本班即使更换了引流袋，也习惯上未做记录，担心与前几班的对不上。有时，在引流管拔除的当天没有记录，但第二天、第三天仍在记录管道情况，纯属拷贝文件交差，这不仅是缺乏责任心的表现，还会导致医疗文件失信，甚至引起不当纠纷。

③ 留置针。未提及留置针管有无堵塞、透明贴渗血及更换情况、针管留置时间，以及穿刺点周围皮肤有无红、肿、热、痛等情况。

④ 使用输液泵、微量注射泵时。未交接输注速率、接头是否松脱等。

2. 特殊用药

NICU特殊用药多，如硝普钠、硝酸甘油、去甲肾上腺素、氨茶碱、胰岛素、高浓度氯化钠注射液、特殊使用级抗生素等，各种特殊用药医嘱及剂量都要核对一致，注射方式、速率和时间等都要交接。

① 糖尿病患者泵注胰岛素，如交接班不清晰，可能造成给

患者重复注射，引发严重后果。

② 部分颅内高压患者需快速静脉滴注甘露醇，对于心功能不全的患者，可能会加重心脏负担，因此在输液过程中及结束半小时内，要对血压、心率进行监测，注意观察用药反应，详细记录并向下一班交接。

3. 特殊仪器参数情况

如对于使用呼吸机的患者，应在交班时对呼吸机的参数设置进行仔细交接。

① 常用机械通气模式。辅助控制通气（ACV）、同步间歇指令通气（SIMV）、压力支持通气（PSV）、持续气道正压（CPAP）、双水平气道正压（BiPAP）。

② 常用机械通气参数设置。潮气量（VT）5 ～ 12mL/kg，呼吸频率 12 ～ 20 次 / 分，流速 40 ～ 60L/min，吸 / 呼比 1 ∶（1.5 ～ 2），触发灵敏度（压力触发－ 0.5 ～－ 1.5cmH$_2$O、流速触发 2 ～ 5L/min），吸入氧浓度（FiO$_2$）在 0.5 以下并维持 SaO$_2$ ＞ 0.9。

③ PEEP。使萎陷的肺泡复张、增加平均气道压、改善氧合、减少回心血量、减少左室后负荷。

4. 肠内营养患者的监测

肠内营养有口服和经导管输入两种途径，其中经导管输入包括鼻胃管、鼻十二指肠管、鼻空肠管和胃空肠造瘘管。胃肠道不仅是消化吸收器官，还是重要的免疫器官，肠内营养有助于维持肠黏膜结构和屏障功能的完整性。神经外科需要肠内营养支持的情况通常包括：①纠正和预防手术前后营养不良；②吞咽和咀嚼困难；③意识障碍；④消化功能不全、不能耐受正常膳食者，需中小分子营养素组成的营养液。

肠内营养注意事项：①监测肠内营养制剂的浓度和滴注速率；②监测鼻饲管位置；③胃内喂养时，床头要抬高，喂养频次要视患者情况而定；④定时检查胃残留物的容量；⑤每日更

换输液管，消毒容器；⑥每次喂养后冲洗鼻饲管；⑦记录 24h
总入量。

5. 患者的心理状态

对于意识清醒的 NICU 患者，发生心理障碍比例较高，对
有幻觉、紧张、恐惧等心理问题者，要列入交接班内容。可根
据不同的心理特点，给予不同的心理支持、疏导及疾病宣教，
以防 NICU 综合征发生。

① 初期焦虑恐惧。NICU 有别于普通病房，无亲属陪护，
都是危重患者，极易产生恐惧感，缺乏归属感。

② 否认、偏见。多发生在患者经抢救，急性症状得到初步
控制，病情逐渐好转，认为自己的病没那么重，无需监护或机
械治疗者，或气管切开后怕以后会留下语言障碍者。

③ 忧郁。一般在 4 ～ 5d 后出现，多见于有一定文化的患
者，担忧以后的工作能力、担心失去生活自理能力和社交能力等。
需注意对患者表示重视与理解，调动其内在潜力，增强对医护
人员的信任。护士应学会引导患者，恰当地采用心理防御机制。

④ 急躁。对工作及家庭担忧，气管切开、气管插管造成的
不适及失去语言沟通能力，身体的不适与心灵的疾苦无法用语
言表达，肢体语言表达的意思又得不到恰当的理解。

四、小结

NICU 护理交班报告在临床工作中使用率高，是医护人员
全面了解工作动态及重点患者情况最便捷的途径。与神经外科
其他病房的常规护理文件不同，它不仅更为细致地记录和反映
病情变化的趋势，同时也更多地记录了对危重患者所发生的各
种突发事件的处理。经常开展护理交班常见问题的解析，规范
护理交班的书写，强化护士的法律意识，使护士充分认识到护
理记录的重要性，不仅有助于增加交班的"含金量"，还能提

高护理业务水平，提升护士业务素质，在危重事件发生前就能及时发现险兆苗头，加以早期预防。

（于美娟　胡晓芳）

第三节　床边交班内容的规范

NICU床边护理交班是对危重患者病情的总结，也是对治疗和护理工作的概括和评价，为下一步护理工作提供依据。规范的床边护理交班应准确反映患者病情变化和护理要点，使其在下一个班次得到实施，从而保证护理的连续性、安全性和有效性。

一、床边交接班流程及要求

（一）参加人员和形式

由护士长带领交班护士、接班护士、护理组长、护生等进行床边交接班。交接班时进入病房的顺序：交班护士在前，依次为接班护士、护士长及其他护士、护生等；护士站位：交班护士站在患者左侧床头第一位，接班护士站于患者右侧床头第一位，其余护士依次站于病床两侧，护士长则站于床尾纵观大局，交班护士按床位顺序逐一汇报患者情况。

（二）交班流程

护士长、接班护士首先问候每一个清醒的患者，体现人性化护理的人文关怀。交班时做到口头讲清、床头看清、记录写清，杜绝交班不规范、无交班前准备、无工作重点等现象，使各项护理工作做到有落实、有监督、有检查、有评价。在交接班过程中发现的问题，由交班者负责，接班后发现的问题由接班者承担。

（1）交班者　向接班者交代患者病情、治疗、护理、用药情况及效果，目前存在的主要护理问题以及需下一班继续采取的护理措施等。

（2）接班者　确认交班信息，认真看交班记录、听交班报告、触患者体征、闻患者气味、查各管道状况。做到重点患者重点交，忌千篇一律。如查看患者的体位是否舒适，床铺是否平整，各种管道是否通畅、引流液情况如何，卧床患者皮肤是否完整，手术患者切口敷料渗血渗液情况，昏迷患者意识、瞳孔等情况。

（3）护士长　问候清醒患者。通过查体、提问来了解患者夜间情况；了解护士对问题患者夜间的处置、对病情的掌握；对特殊、罕见病例进行床边教学；检查护理工作质量是否达标；提出当日护理工作重点。

二、具体交班内容

（一）患者身份识别

（1）交班者　患者床号、姓名、年龄、性别、诊断背景（如入科时间、手术名称及时间等）。

（2）接班者　核对手腕带，对于神志清晰患者，口头核对基本的身份识别信息，看床头卡信息。

（二）对患者"从头到脚"（自上而下）交班

1. 神经系统

（1）意识　分为嗜睡、意识模糊、昏睡、昏迷（浅昏迷、中度昏迷、深昏迷）、谵妄。昏迷患者根据 GCS 评估意识水平，最高分为 15 分，表示意识清晰；12～14 分为轻度意识障碍；9～11 分为中度意识障碍；8 分以下为昏迷；分数越低意识障碍越重。选评判时的最好反应计分。注意运动评分左、右侧可能不同，用较高的分数进行评分。

（2）瞳孔　正常瞳孔大小 2～5mm，两侧等大等圆。伤后立即出现一侧瞳孔散大，对光反应消失，若患者神志清楚，可能为动眼神经损伤所致的瞳孔散大；伤后双侧瞳孔不等大，一侧瞳孔缩小，对光反应灵敏，同时伴有同侧面部潮红无汗，眼裂变小，在排除颈部交感神经受损的可能后，应考虑是否存在脑干的局灶性损伤。

（3）对光反应　瞳孔在光照下，引起孔径变小，称为直接对光反应；光照对侧眼的瞳孔缩小，称为间接对光反应。

（4）生命体征　查看心率、血压、脉搏、呼吸的波动趋势。

（5）镇痛、镇静剂使用观察　①中枢神经系统，意识、表情、瞳孔大小、对光反射、肢体活动；②呼吸系统，呼吸的频率、节律、幅度、声响、定时查血气；③循环系统，心率、心律、血压、中心静脉压；④局部皮肤的完整性，镇静后患者的自主活动减少，对于危重患者要防止皮肤压力性损伤，注意检查耳郭、枕部、骶尾部等易受压部位；⑤药物泵入剂量、速率的调整、RASS 镇痛程度评分。

（6）睡眠　清醒患者的夜间睡眠情况。

2. 头面部

（1）交班者　头部伤口，引流管，氧气管（标识及流量），胃管的置入长度，胃肠减压液的颜色、性状、量；空肠营养管的置入长度，是否进行肠内营养，肠内营养液泵入的总量、速率、剩余量、患者耐受情况。

（2）接班者　确认相关信息，查看血氧饱和度，使用听诊器检查胃管是否在胃内（"气过水声"），检查空肠营养管的通畅程度，查看各种管道标识是否齐全。

3. 呼吸系统

（1）呼吸模式　查看呼吸模式，如吸氧、无创通气、有创通气等。

（2）气管插管、气管切开　自主呼吸者，呼吸的幅度、频率、咳嗽咳痰情况；人工气道的插管深度、管道通畅及固定情况，痰液的颜色、量、性状。痰液黏稠度分为三度：Ⅰ度—如米汤或泡沫样，吸痰后玻璃接头内壁无痰液滞留；Ⅱ度—较Ⅰ度黏稠，吸痰后有少量痰液在玻璃接头内壁滞留，但容易被水冲净；Ⅲ度—明显黏稠，呈黄色，吸痰管因负压过大而塌陷，玻璃接头内壁上常滞留大量痰液且不易被水冲净。

（3）呼吸机模式、参数、监测指标　如 PEEP、潮气量、呼吸频率、SPO$_2$ 等。

（4）肺部听诊情况　听患者正常呼吸音、异常呼吸音及胸膜摩擦音等。啰音分为干啰音和湿啰音。

（5）声门下吸痰情况　声门下吸引是通过附带于气管导管壁内的引流管路，对气囊上滞留物进行负压吸引。观察记录分泌物颜色、性质、通畅度。

4. 循环系统

（1）心率　正常成人 60～100 次/分，高于 100 次/分为心动过速，病理性心动过速见于发热、缺氧、贫血、心衰等；低于 60 次/分为心动过缓，病理性心动过缓见于心脏疾病、病毒感染、颅内高压等。

（2）心律　是否存在心律失常。

（3）血压　正常血压 90～140/60～90mmHg，脉压差 30～40mmHg。

（4）血管活性药物及其剂量　如多巴胺、硝普钠、硝酸甘油、盐酸乌拉地尔、尼莫地平等，查看药物剂量、速率、血压波动范围。

（5）中心静脉压（CVP）　指血液流经右心房及上下腔静脉胸段时的压力，正常值为 5～12cmH$_2$O。体循环血容量改变、右心室射血功能异常或静脉回流障碍均可使 CVP 发生变化，胸腔、腹腔内压变化亦可影响 CVP 测定结果。在无条件测定肺毛细血管楔压（PCWP）时，中心静脉压对血容量的估计及输液的监测有一定价值。CVP 增高常见于右心衰、严重三尖瓣返流、心包填塞，CVP 低反映血容量不足，但补液时需考虑左心功能。

（6）是否用心脏起搏器　起搏器通过特定的脉冲电流刺激心脏，使心脏除极，引起心脏收缩和维持泵血功能。起搏频率通常取 60 ～ 80 次 / 分，心室起搏要求电流 3 ～ 5mA，电压 3 ～ 6V，心室感知灵敏度 1 ～ 3mV。

（7）是否存在水肿　局部性水肿常见于局部血管栓塞，如深静脉血栓栓塞症；全身性水肿常见于肝、肾、心脏疾病、低蛋白血症及营养不良。需定时测量双下肢的腿围，观察双下肢肿胀、皮肤颜色、是否疼痛、皮温及足背动脉搏动。

（8）各种静脉导管　外周静脉导管、深静脉导管、经外周静脉置入中心静脉导管、输液港等，置入时间、长度、通畅度。

5. 消化系统

是否已喂食、是否有胃造瘘管（长度、留置时间、通畅及固定情况），有无腹胀、腹泻、便秘、反流及排便次数、量、颜色、性状等。

（1）肠内营养　经胃肠道用口服或管饲来提供营养物质。

（2）肠外营养液　通常指静脉营养。

（3）输注方式　包括间接推注、滴入、泵入，鼻饲营养液的"三度"（浓度、温度、输注速率）及余量，胃潴留量（胃内容物滞留而未及时排空），患者耐受程度，前 24h 总量及特殊情况暂停或加量的原因。

（4）腹部体征（软或胀）　腹胀表现为腹部膨隆（局限性或全腹性）。

（5）肠鸣音（听诊）　正常人的肠鸣音 4 ～ 5 次 / 分，超过 10 次 / 分为肠鸣音活跃，同时伴响亮、高亢、金属音为肠鸣音亢进。

6. 泌尿系统

（1）导尿管检查　检查导尿管的固定情况、通畅程度、留置时间、标识。

（2）尿液的色、性状、量　正常尿液为透明的淡黄色，异常尿色常见以下几种：①淡红或红色，多为血尿，常见于肾炎、肾挫伤，某些药物如利福平、柔红霉素等也可引起红色尿；②灰白色，多见于尿路感染；③黄色或深黄色，多为尿中有胆红素；④乳白色，为富含脂肪微粒所致，称为乳糜尿，多见于丝虫病；⑤暗红色或酱油色，多见于各型急性血管内溶血、溶血性输血反应等；⑥绿色，脊柱术前采用亚甲蓝注射标记定位，可使尿液短时间内呈绿色，此现象很快消失，对人体无害。

（3）连续肾脏功能替代疗法（CRRT）　模式、参数、置换液配置、抗凝情况、平衡要求。

（4）每小时尿量　特殊情况如尿崩、少尿，准确记录具体尿量。

（三）皮肤情况

① 协助患者翻身，自上而下检查患者皮肤情况，注意易受压部位，如后枕部、气管切开系带处、骶尾部、足外踝等，有无出血点、淤青、水肿、完整性，查看腋窝、会阴部等容易潮湿的部位。

② 对于穿着抗栓弹力袜的患者，先脱掉弹力袜，再检查皮肤循环情况及有无受压。

③ 对于依从性差的患者，适当给予约束，并注意约束部位皮肤有无损伤。

④ 特殊患者。如颈腰椎外伤患者，宜轴线翻身，禁拍背。

（四）用药情况

用药情况（浓度、剂量、速率、给药方法、途径、禁忌），镇痛镇静药用量与评分、微量注射泵的用量、液体余量，血糖波动范围，使用降糖药的种类、用量、速率。

（五）呼吸机情况

① 携带护理记录单，一同进行呼吸机相关参数的交接。

② 呼吸机模式及各参数、报警参数的设置。

③ 呼吸机的湿化温度。

（六）血液透析情况

① 携带护理记录单，一同进行相关参数的交接。

② 特殊情况交接，如警报等。

（七）总结

① 24h 患者病情。

② 患者的阳性检查指标（如血常规、生化全套、凝血全套等）及隔离措施。

③ 输血、输液情况及是否出现不良反应、血糖波动。

④ 交接护理要点。

⑤ 患者经济及对医疗费负担情况，对医疗过程是否存在不理解等特殊情况。

（八）护理文书情况

① 查看。未执行的检验单、输液巡视卡、三管监测单、耗材单、重症监护记录单、输血护理单、血糖记录单及患者护理有关的其他记录单（如血液净化记录单等）。

② 防止漏交病情变化者，查看 24h 出入量。

三、手术前交班内容

① 认真核对医嘱，做好术前准备，对病情实时评估。生命体征、心理状态、营养状况、睡眠情况、家庭支持、教育需求、治疗依从性、禁食时间，对加入加速康复外科（ERAS）患者的个性化宣教和处理。

② 对清醒患者，协助减轻其焦虑、恐惧心理，指导患者保持良好心态，认清手术治疗的必要性，对手术并发症及注意事项有心理准备。

③ 查看围术期血压波动的趋势，监测体温，高血压患者术前用少量温水送服降压药，以防血压波动。

④ 核实手术前各项常规检查和特殊检查资料，核实术前谈话记录等文档，核实术前切口标记是否正确、清晰、完好。

⑤ 询问过敏史、用药史、既往史，查看皮试结果，落实血库备血、术区备皮等执行情况。

⑥ 核对患者信息。姓名、性别、年龄、疾病诊断、手术名称、麻醉方式、手术部位等。

⑦ 宣教疾病的相关知识及术后注意事项，指导清醒患者训练床上大小便，并监督训练结果。

⑧ 核实女性患者月经周期，对处于月经期者宜及时报告医生，推迟手术或采取特别措施。老年患者及时取下活动性义齿，以防不测。

⑨ 手术所需病历、影像资料及术中药品，按手术交接单与麻醉科工作人员做好交接。

四、手术后交班内容

① 做好术后护理评估。a. 神志、瞳孔、生命体征；b. 头部敷料、切口引流情况；c. 自理能力和活动耐受力；d. 肢体肌力情况；e. 用药情况、药物的作用及副作用；f. 安全管理。认真进行床头交接班，检查患者皮肤（从上到下、从左到右依次进行检查，身体受压部位皮肤情况，四肢末梢循环情况）、患者的卧位、了解各种管道用途，检查是否通畅，明确输液的用药、剂量、浓度、速率。

② 向医生了解患者术中情况，如手术方式、术中体位、术

中出血量、输血量、麻醉等。

③ 评估术后患者误吸风险，检查气管插管的通畅度、痰液黏稠度、气道湿化情况。

④ 核实患者床头的高度，通常抬高床头 15° ～ 30° 以利颅内静脉回流，减轻脑水肿。根据情况调整引流器滴液口的高度，观察引流液的性质和量，并及时记录。

⑤ 观察手术敷料渗血渗液情况，及时向医生汇报，协助更换敷料。

⑥ 查询体温、脉搏、呼吸、血压、中心静脉压（CVP）、有创动脉压（IBP）监测，呼吸功能，神经系统体征，血气分析结果，肝肾功能，消化道情况，电解质及酸碱平衡，出入量，凝血机制及术后出血情况等，认真做好记录。

⑦ 医 - 护特殊交班，如血压、心率的控制范围，头部引流液的速率，特殊药物的调整范围。

五、迁床交班内容

迁出 NICU 的患者，要与所迁病区进行当面交接。

① 神志、瞳孔、生命体征、体温、肢体肌力、局部皮肤受压情况等。

② 目前治疗未完成的情况，如输液药品、口服药品，查看输液管道是否通畅。

③ 患者病情的特殊交班及注意事项。

④ 检查病历、各种护理文书、评估单书写是否有遗漏，要与普通病区护士交接清楚。

⑤ 填写转出患者交接登记本。

六、小结

床边交班是对晨会交班的补充，直观地对病情进行观察和交接，对各管道和仪器设备进行共同检查。规范化的床边交班流程，能培养年轻护士形成良好的工作习惯，避免信息遗漏。同时高年资教师可结合具体情况，进行良好的行为示范和指导，提高年轻护士及护生的理论水平和操作能力。

（黄晓琼　胡晓芳）

第四节　NICU相关感染性疾病交班规范

感染性疾病指由致病微生物（包括朊毒体、病毒、衣原体、支原体、立克次体、细菌、螺旋体、真菌、寄生虫）通过不同方式引起人体发生感染并出现临床症状。传染病是感染性疾病的一种特殊类型，不是所有的感染性疾病都有传染性。本节选择一些神经外科相关的非传染性感染性疾病，就疾病名称和术语进行解读。

一、感染相关的一般名称和术语

医院感染是指住院患者在医院内获得的感染，包括住院期间发生的感染和在医院内获得但在出院后发生的感染，不包括入院前已开始或入院时已存在的感染。医院感染均可导致败血症。

【菌血症】　指外界细菌进入血液系统，在血液内繁殖，并随血流在全身播散，但无释放毒素，全身无中毒症状，主要见于感染早期阶段。

【毒血症】　致病菌本身没有进入循环血液，但毒素或毒性物质进入血循环，引起毒性症状：如持续高热，伴大量出汗、脉搏细弱或休克。由于血液中的细菌毒素可直接破坏血细胞，往往出现贫血现象，而血培养找不到细菌。注意，严重损伤、血管栓塞、肠梗阻等病变，虽无细菌感染，但大面积组织破坏产生的毒素，也可引起毒血症。

【败血症】 是致病菌或条件致病菌侵入血液，大量繁殖并产生毒素（内毒素和外毒素），引起全身中毒症状。除了毒血症表现外，还常出现皮肤和黏膜的多发性出血斑点，以及脾脏和淋巴结肿大。

【脓毒败血症】 即化脓菌引起的败血症，除了败血症表现外，可在一些脏器中出现多发性栓塞性脓肿，或称转移性脓肿。按严重程度可分脓毒败血症、严重脓毒败血症和脓毒性休克。病情凶险，病死率高，往往死于多器官功能衰竭。

【内毒素】 为革兰氏阴性菌的菌体中存在的毒性物质的总称，多为细胞壁成分，由菌体裂解后释放出来，又称"热原"。内毒素不是蛋白质；其毒性成分主要是类脂质 A。可引起发热、微循环障碍、内毒素休克及弥漫性血管内凝血（DIC）。

【外毒素】 为细菌在生长过程中合成并分泌到细胞外的毒素（"外毒素"因此得名）。它实际上是病原菌分泌到菌体外的一种代谢产物，主要成分是可溶性蛋白质，分为神经毒素（破伤风痉挛毒素、肉毒毒素等）、细胞毒素（白喉毒素、葡萄球菌毒性休克综合征毒素 1、A 群链球菌致热毒素等）和肠毒素（霍乱弧菌肠毒素、葡萄球菌肠毒素等）三类。外毒素与内毒素的区别，见表 8-5。

表 8-5 外毒素与内毒素的区别

区别	外毒素	内毒素
产生菌	多数革兰氏阳性菌，少数革兰氏阴性菌	多数革兰氏阴性菌，少数为革兰氏阳性（如苏云金芽孢杆菌）
部位	多数活菌分泌出，少数菌裂解后释出	细胞壁成分，菌裂解后释出
成分	蛋白质	脂多糖

续表

区别	外毒素	内毒素
毒性	强，对组织细胞有选择性毒害效应，引起特殊临床表现	较弱，各种类的毒性效应相似，引起发热、白细胞增多、微循环障碍、休克等
抗原性	强，刺激宿主产生抗毒素	较弱，甲醛液处理后不形成类毒素
稳定性	60℃，30min 被破坏	160℃，2～4h 被破坏
处理方式	特定抗生素治疗为主	抗生素、抗氧化剂治疗

【内毒素血症】 由于血中细菌或病灶内细菌产生大量内毒素至血液，或输入大量内毒素污染的液体而引起的一种病理生理表现。临床表现：发热，白细胞数变化，出血倾向，心力衰竭，肾功能减退，肝脏损伤，神经系统症状及休克，病死率极高。治疗原则：①减少内毒素的产生和吸收；②改善内毒素引起的微循环障碍。

【条件致病菌】 正常菌群与宿主处于生态平衡状态时，并不引起机体的感染，故属于非病原菌范畴。但是，在特定条件下，因为菌群失调、宿主免疫功能低下或菌群寄居部位改变，造成了生态失调，正常菌群也能引起感染，这些菌群就是条件性致病菌或机会性病原菌。如大肠杆菌进入腹腔或泌尿道，可引起腹膜炎或泌尿道感染。

【全身炎性反应综合征（SIRS）】 感染或非感染性因素作用于机体，引起机体失控的自我持续放大和自我破坏的全身性炎性反应。它是机体修复和生存而出现过度应激反应的一种临床过程。机体受到外源性损伤或感染毒性物质的打击时，可促发初期炎性反应，同时机体产生的内源性免疫炎性因子形成"瀑布效应"。危重患者因机体代偿性抗炎反应能力降低以及代谢功能紊乱，最易引发 SIRS，可导致多器官功能障碍。

二、颅内感染

（1）颅内感染的参考标准　①临床表现。发热，头痛，颈部强直，通常发生在术后 3 ～ 7d。②脑脊液检查。腰穿压力＞200mmH$_2$O；脑脊液外观浑浊，甚至呈乳白色或脓性，白细胞＞（100 ～ 1000）×10^6/L，多核白细胞比例＞ 70%；糖＜ 2.6mmol/L、氯化物＜ 120mmol/L，脑脊液蛋白含量＞ 0.45g/L，乳酸含量明显增高。③脑脊液细菌培养阳性，为诊断颅内感染的金标准。④有肯定的感染原因，如脑脊液漏等。凡具备③者可确定诊断，如脑脊液细菌培养阴性者，需综合其余各条。脑脊液糖 / 血糖比值，正常为 0.66，70％的颅内感染患者该值＜ 0.31。

（2）颅内感染的危险因素　包括（荟萃分析结果）：脑脊液漏，脑室外引流，小脑幕下手术，糖尿病，手术性质，切口类型，手术时机，手术时间。其中，手术时间的长短与颅内感染的发生密切相关，手术时间＞ 4h，发生颅内感染的风险增加2 倍。缩短手术时间、严密缝合、防止脑脊液漏、减少各种引流管的放置或缩短放置时间，对减少术后颅内感染有重要作用。

（3）术后脑脓肿　手术前、手术中和手术后的许多环节，都可能引发术后感染形成脑脓肿，如脑室引流管留置时间过长。如果术后出现发热、抽搐、脑脊液有炎症改变等，宜及时取脑脊液做细菌培养。近年来发现一类术后由低毒性细菌导致的脑脓肿，患者没有发热和脑膜炎的临床表现，常在出院前影像复查时发现脑脓肿，周围水肿明显，并且随时间推进而扩大，需要强力抗感染方可控制。

（4）治疗原则　根据《中国神经科重症患者感染诊治专家共识（2017）》，术后颅内感染的抗菌治疗原则为：怀疑感染时，留取相关标本进行细菌涂片或培养，及时开始经验性抗菌药物治疗；选择易透过血脑屏障的抗菌药物，首选杀菌剂，静脉给药、足量给药；待细菌培养和药敏结果回复后再视情况调整用药。疗效不佳者，可考虑静脉联合鞘内注射治疗。

三、肺部感染

神经重症患者肺部感染多见于意识障碍的患者，特别是全麻下开颅术后、重型颅脑外伤后或脑出血后昏迷的患者。误吸、神志不清、吞咽反射和咳嗽反射减退或消失、后组脑神经麻痹、瘫痪伴长期卧床，均是导致局部肺不张及肺炎的重要原因。术前伴有慢性肺部疾患的患者，术后更加容易发生肺部感染。术后肺炎影响患者气体交换，造成缺氧，继而加重脑水肿，更易误吸。因此，此类患者常需接受气管切开术，必要时需要机械通气。

1. 医院获得性肺炎

指患者入院时不存在、也不处于感染潜伏期，而于入院48h后在医院内发生的肺炎，包括在医院内获得感染而于出院后48h内发生的肺炎。病原学以细菌最常见，其中需氧菌占73%，真菌占4%，厌氧菌、军团菌及病毒较少见。革兰氏阴性菌占55%～85%，以铜绿假单胞菌最为常见，其次是不动杆菌和大肠埃希菌属。金黄色葡萄球菌占20%～30%。

2. 社区获得性肺炎

指患者在医院外罹患的感染性肺实质炎症，同时它还包括明确潜伏期的病原体在入院后平均潜伏期内发病的肺炎。病原主要涉及细菌、支原体、衣原体和病毒4大类。就细菌病原来说，社区获得性肺炎，除结核杆菌和军团菌可直接通过飞沫将菌吸入到肺实质、假单胞菌可直接定居于气管外，其余均为通过吸入来自自体咽喉部的感染因子而获得的。

3. 呼吸机相关性肺炎

指通过气管插管或气管切开行机械通气48h后发生的肺炎，

包括拔除人工气道或停止机械通气后 48h 内发生的肺炎。呼吸机相关肺炎不仅影响原发病的治疗，延长机械通气患者的住院时间，增加病死率，还会增加医疗费用。

【护理与交班要点】

① 每日评估呼吸机及气管插管的必要性，尽早脱机或拔管。

② 若无禁忌证，宜将患者头胸部抬高 30°～45°，协助翻身、拍背及震动排痰。

③ 可采用有消毒作用的口腔含漱液进行口腔护理，每 6～8h 一次。

④ 严格手卫生，严格遵守无菌技术操作规程。

⑤ 保持气管插管／气管切开部位的清洁、干燥。

⑥ 推荐使用气囊上方带侧腔的气管插管，及时清除声门下分泌物。

⑦ 气囊放气或拔出气管插管前，彻底吸除口腔和气管内分泌物，确认气囊上方的分泌物已被清除。

⑧ 呼吸机管路清洁消毒。a. 呼吸机外壳及面板每日清洁消毒 1～2 次；b. 呼吸机外管路及配件应一人一用一消毒或灭菌，长期使用者每周更换，撤换的管路送医院供应室集中消毒处理；c. 管路湿化液使用无菌水；d. 及时倾倒冷凝水，防止管路中的积水流入呼吸道；e. 呼吸机内部管路的消毒按照说明书进行。

4. 多重耐药菌感染

多重耐药（multi-drug resistance，MDR）不是天然固有耐药，而是获得性耐药，与抗菌药物使用强度有关。微生物耐药率不断增加的原因主要是抗生素不合理使用和滥用。多重耐药菌是指对三类或三类以上抗菌药物同时出现耐药的细菌，如耐甲氧西林金黄色葡萄球菌（MRSA）、万古霉素耐药金黄色葡萄球菌（VRSA）及万古霉素耐药肠球菌（VRE）等。

治疗原则：确诊肺炎的患者早期正确选择经验性抗生素非常重要，首先考虑患者是否存在多重耐药菌感染的危险因素，包括近期抗生素使用情况、ICU 内定植菌群、基础疾病及可信的近期培养结果。并且留取下呼吸道标本及血标本进行培养。若患者存在多重耐药菌感染的危险因素，宜选择广谱的抗生素及多药联合治疗，一旦使用抗生素前留取的培养结果报告出来了，及时根据药敏试验选择敏感抗生素治疗，减少不必要的广谱抗生素使用，降低耐药率。

【护理与交班要点】

① 多重耐药菌感染患者和定植患者应实施隔离，首选单间隔离，也可以将同类多重耐药菌感染者或定植者安置在同一房间。隔离病房不足时才考虑进行床边隔离，不能与气管插管、深静脉置管、有开放伤口或免疫功能抑制患者安置在同一房间。当感染者较多时，应保护性隔离未感染者。

② 设置隔离病房时，应在门上粘贴接触隔离标识，防止无关人员进入，限制家属探视，探视家属应戴一次性口罩、帽子，手消毒，穿隔离衣。

③ 进行床边隔离时，在床栏上标贴接触隔离标识，以提醒医护人员及家属。

④ 尽量减少与感染者或定植者相接触的医护人员数量。最好限制每班诊疗者为医生、护士各一人，所有诊疗尽可能由他们完成，包括标本的采集。

⑤ 医护人员对患者实施诊疗护理活动过程中，应当严格遵循手卫生规范和制度；先诊疗护理其他患者，最后接触多重耐药菌感染患者；有可能接触患者的伤口、溃烂面、黏膜、体液、引流液、分泌物、排泄物时，应当戴手套；预计与患者或其环境（如床栏杆）有明显接触时，需要加穿隔离衣；离开患者床旁或房间时，须把防护用品脱下，并进行手卫生。

⑥ 对于非急诊用仪器（如血压计、听诊器、体温表、输液架）应专用，其他不能专人专用的物品（如轮椅、担架），在每次使用后必须消毒。进行床旁诊断（如拍片、心电图）的仪器，在检查完成后宜用消毒剂进行擦拭。隔离病房使用的物品应清洁和消毒，对患者经常接触的物体表面、设备设施表面，应当每天进行擦拭消毒。使用过的抹布、拖布应消毒处理。

⑦ 如患者需离开隔离室进行诊疗活动，都需先电话报告相关科室，以便他们作好准备，防止感染扩散。在把该患者转送去其他科室时，需由一名工作人员陪同，并向接收方说明对该患者应使用接触传播预防措施。接收部门的器械设备在患者使用或污染后同样需参照以上方法进行消毒。

⑧ 感染者或携带者应隔离至连续 3 个标本（每次间隔 > 24h）培养均阴性后，方可解除隔离。

四、感染患者合并肠道菌群失调及胃肠功能障碍

健康人的胃肠道内寄居着种类繁多的微生物，这些微生物称为肠道菌群。肠道菌群按一定的比例组合，各菌间互相制约，互相依存，在质和量上形成一种生态平衡，一旦机体内外环境发生变化，特别是长期应用广谱抗生素，敏感肠菌被抑制，未被抑制的细菌乘机繁殖，从而引起菌群失调，引起临床症状，就称为肠道菌群失调症，以严重腹泻或慢性腹泻为主要临床表现。在应用抗生素治疗过程中，如突然发生腹泻，或原有腹泻加重，即有可能发生本症，少数伴恶心、呕吐，多有水、电解质平衡紊乱，重者可发生休克。

1. 肠道菌群失调的常见类型

【白色念珠菌性肠炎】 是肠道菌群失调症最常见的一种。多见于瘦弱的婴儿、消化不良、营养不良、糖尿病、恶性肿瘤、长期应用抗生素或激素的患者。

【金黄色葡萄球菌性肠炎】 多见于长期应用广谱抗生素、肾上腺皮质激素和进行肠道手术的老年患者或慢性患者。金黄色葡萄球菌为侵袭性细菌，能产生毒素，对肠道破坏性大，所以金黄色葡萄球菌肠炎起病急，中毒症状严重，主要表现为呕吐、发热、腹泻。发热很高，腹部剧痛较少。腹泻次数频繁，大便为草绿色水样、蛋花汤样，黏液多，有腥臭味，有时可排出片状伪膜，将伪膜放入生理盐水里，脱落的肠黏膜即漂在水面上。肠鸣音亢进，体液损失多，脱水，电解质紊乱和酸中毒严重，严重者可在短期内发生休克。治疗：纠正脱水及电解质紊乱、调整抗生素、维持肠道菌群平衡。抗菌药物可选用红霉素、新型青霉素、庆大霉素、头孢拉定或万古霉素。

【伪膜性肠炎】 是一种主要发生于结肠和小肠的急性纤维素渗出性炎症，多系在应用大剂量广谱抗生素后，难辨梭状芽孢杆菌大量繁殖，产生毒素而致病，有"抗生素相关性肠炎"之称。难辨梭状芽孢杆菌为厌氧的革兰氏阳性菌，能产生具细胞毒作用的毒素和肠毒作用的毒素。毒素造成肠黏膜血管壁通透性增加，组织缺血坏死，并刺激黏液分泌，与炎性细胞等形成膜状物质，所以称为伪膜性肠炎。起病大多急骤，腹泻是最主要症状，多发生在应用抗生素的 4～10d 内，或在停药后的 1～2 周内，轻者大便 2～3 次／天，可在停用抗生素后自愈；重者大量腹泻，大便每日可 30 余次之多，少数可排出斑块状伪膜，血粪少见。腹痛为较多见的症状，有时很剧烈，可伴腹胀、恶心、呕吐。毒血症表现为心动过速、发热及谵妄，可发生低血压、休克、严重脱水、电解质紊乱、代谢性酸中毒。如果在使用抗生素期间突然出现无红细胞的黏液腹泻，应想到本病。治疗：终止相关抗菌药物，支持疗法，抗休克，甲硝唑是首选治疗药物（与万古霉素疗效相似），还有杆菌肽（对革兰氏阳性菌有抗菌作用）和考来烯胺（与毒素结合，减少毒素吸收）。

【产气荚膜杆菌性急性坏死性肠炎】 产气荚膜杆菌为梭状芽孢杆菌类属，是厌氧、无动力、能产生芽孢的革兰氏阳性粗大杆菌，广泛存在于自然环境中，属于肠道内正常菌群的成员，可引起人类气性坏疽及肠毒血症和坏死性肠炎，在使用抗生素、糖皮质激素等情况下最易发生感染。急性出血性坏死性肠炎的病变主要在小肠，病理改变以肠壁出血坏死为特征，其主要临床表现为腹痛、便血、发热、呕吐和腹胀，严重者可有休克、肠麻痹等中毒症状和肠穿孔等并发症。

【铜绿假单胞菌肠道感染】 铜绿假单胞菌是常见的条件致病菌，属于非发酵革兰氏阴性杆菌。铜绿假单胞菌引起的胃肠道感染较少见，常为继发感染，在婴幼儿、老人、某些恶性肿瘤、消耗性疾病，以及使用抗生素、糖皮质激素等情况下最易发生感染。

【肠源性内毒素血症】 简单地说就是肠道里的内毒素进入了血液。主要机制：①肠道内毒素生成和摄取增多（肠道微生物移位）；②机体免疫功能受损和肠黏膜免疫屏障破坏，内毒素移位，进入血循环；③肠黏膜屏障功能障碍，黏膜缺血、萎缩、破损、脱落，均可造成内毒素移位；④肠道微生态环境破坏，广谱抗生素的长期应用减少了对抗生素敏感的厌氧菌的数量，导致革兰氏阴性菌大量繁殖，突破黏膜屏障而移位进入血循环；⑤肝脏损害，对内毒素的清除功能减退；⑥外周血内毒素灭活功能降低。在神经外科临床，特别要关注卧床腹胀患者，常合并发热，如果同时存在肝功损害，则更要警惕存在肠源性内毒素血症可能。

2. 肠道菌群失调的治疗原则

对症治疗包括调整水电解质平衡、保证血流动力学稳定及脏器保护、纠正低血容量等。对因治疗包括停用广谱抗生素，根据菌群分析以及抗菌药物敏感试验，选用合适的抗生素，抑制过度繁殖的细菌，从而间接扶植肠道繁殖不足的细菌。目前常用的益生菌制剂有嗜酸乳杆菌、保加利亚乳杆菌、乳酸乳杆菌、芽孢乳杆菌、双歧杆菌、粪链球菌、大肠杆菌、粪杆菌和枯草杆菌等。对于肠内营养不耐受导致的腹泻，可减慢其输注速率和输注量以及喂养管的位置，或更换营养液。

3. 胃肠功能障碍

胃肠道不仅是消化器官，也是免疫器官，在危重症（如严重感染、创伤、休克等）基础上，一旦出现胃肠功能障碍症状，如腹胀、肠鸣音消失、胃肠道出血等，常提示病情加重或恶化。危重症患者并发胃肠功能障碍的机制主要与胃肠道动力、机械屏障、免疫功能受损及微生态失衡有关，主要因素：①低血压导致胃肠道低灌注、肠道休克，损伤胃肠道黏膜；②肠道菌群失调，菌群移位大量繁殖，肠道内毒素蓄积；③机体高代谢状态，导致负氮平衡、酸中毒、高血糖；④神经体液因子调节紊乱，导致胃肠道运动功能受到抑制，缩血管物质如内皮素大量释放，导致内脏血管收缩，造成胃肠道黏膜缺血、缺氧；⑤禁食、长时间胃肠外营养等，导致胃肠道黏膜萎缩；⑥由于营养不良和免疫抑制剂、抗生素等应用，使免疫力下降，导致多重耐药菌感染发生。

4. 重症感染患者的营养补充方法

（1）营养途径的选择　经口摄食受限患者，宜尽早肠内营养，生命体征平稳前提下，1 周内尽可能补足能量。胃肠功能障碍者，给予肠外营养或联合肠内营养。肠内营养有利于维护和保护胃肠黏膜及消化道功能，可提高免疫力，减少感染的风险。宜先选择短肽类，胃肠功能恢复后可过渡到含膳食纤维的整蛋白配方，高血糖患者选糖尿病适用配方，低蛋白血症者选高蛋白配方。

（2）喂养护理　短期患者选择鼻胃管喂养；不能耐受或有反流及误吸风险高的患者，宜选择鼻肠管喂养；需要长期置管者，可选择经皮胃镜下胃造口喂养。输注肠内营养液时，床头宜抬高 30° 以上，营养泵控制速率，每 4h 用 30mL 温水冲管 1 次；在中断输注时或给药前后，均用 30mL 温水冲管 1 次。

（3）喂养并发症的处理　呕吐或腹胀者，宜减少肠内营养的量或速率，寻找原因，如果无改善，则换为肠外营养；腹泻患者，肠内营养液的输注宜减速或减量，也可选择等渗配方肠内营养液；便秘患者，应加强补水、通便、灌肠或选择不可溶性膳食纤维配方；胃肠动力不全、胃潴留患者，应用胃动力药，暂停肠内营养，重新评估胃肠耐受性，或 24h 后改用鼻肠管或肠外营养。

五、导管相关性血流感染

导管相关血流感染是指带有血管内导管或者拔除血管内导管 48h 内的患者出现菌血症或真菌血症，并伴有发热（＞ 38℃）、寒战或低血压等感染表现，除血管导管外没有其他明确的感染源。外周静脉血培养细菌或真菌阳性，或者从导管段和外周血培养出相同种类、相同药敏结果的致病菌。在 NICU，血管内置管是不可缺少的治疗手段，是静脉输液、静脉营养支持及血流动力学监测的主要途径，导管相关性血流感染是 ICU 常见的院内感染之一。血流感染包括原发性血流感染和继发性血流感染。原发性血流感染是指有细菌学证据的血流感染，没有明确的其他部位感染。中心导管相关血流感染特指留置中心导管＞ 2d，留置期间或拔除导管 48h 内发生的原发性血流感染。

1. 原发性血流感染诊断标准

①患者有 1 次或多次血培养检出致病菌，且与其他部位感染无关。②患者具备以下症状或体征之一：发热（＞ 38℃）、寒战、低血压。上述症状、体征以及实验室阳性结果与其他部位感染无关，并且具备以下感染标准之一：不同时间（48h 内）

采集的 2 次或以上血培养发现皮肤污染菌，如类白喉杆菌、芽孢杆菌等。

2. 血流感染的发病机制

① 穿刺感染。置管时皮肤表面的定植菌或操作者手上的细菌污染导管，引发局部或全身感染，病原菌直接入血或沿导管外壁入血。

② 患者局部皮肤表面的致病菌经皮下隧道沿导管外表扩散至管尖入血。

③ 医护人员打开导管口操作时，污染导管接头，细菌沿导管内壁扩散，引起管腔内表面定植、入血，长期留置导管的患者较常见。

④ 远处感染病灶病原菌血源性播散，在导管上黏附定植致病。

⑤ 输入已污染的液体，经导管播散。

【护理与交班要点】

① 置管与护理。根据病情与治疗需要、操作熟练程度、相关导管并发症的多少，来确定置管位置；不建议定期更换静脉导管，如果怀疑有污染，应随时更换。

② 全身应用抗生素无预防优势，局部抗生素软膏预防可能增加念珠菌感染的风险，不常规推荐抗生素涂层导管。

③ 进行导管操作时，严格无菌操作，血管内导管和局部换药时的皮肤消毒宜选择 2% 氯己定或 1% ～ 2% 碘酊，建议使用半透明敷料。

④ 紧急导管置管，若无严格无菌操作，导管留置不宜超过48h。

⑤ 出现不明原因发热时，最好拔除血管导管并留取适当的标本（管尖、管道内液等）进行细菌培养，必要时还进行特殊培养（厌氧菌、真菌等）。

六、导尿管相关尿路感染

尿路感染是常见的医院感染之一，分为上尿路感染和下尿路感染。前者主要为肾盂肾炎，后者主要为膀胱炎。尿路感染有时发生于尿路器械诊疗的患者，少数为血源性或其他不明原因所致。尿路感染的病原菌以大肠埃希菌为主，其次为肠球菌、变形杆菌、铜绿假单胞菌、肺炎链球菌、沙雷菌和念珠菌等。导尿管相关尿路感染是重症患者常见的类型，75% ~ 80% 与留置导尿管相关。

【护理与交班要点】

① 保持尿液引流系统通畅和完整，不要轻易打开导尿管与引流袋的接口。

② 导尿管不慎脱落或导尿管密闭系统破坏时，需更换导尿管。

③ 保持尿道口清洁，日常用 0.1% 的苯扎溴铵消毒尿道口，2 次 / 天。

④ 不推荐使用含消毒剂或抗菌药物的生理盐水进行膀胱冲洗或灌注来预防泌尿道感染。

⑤ 悬垂的引流袋不可高于膀胱水平，宜及时清空袋中尿液。

⑥ 长期留置导尿管的患者，每 2 周更换 1 次导尿管，每周更换 2 次引流袋，新型抗反流引流袋（内置抗反流阀装置）可每周更换 1 次。

⑦ 疑似出现尿路感染而需要抗菌药物治疗者，宜先更换导尿管。

⑧ 每天评价留置导尿的必要性，尽早拔除导尿管。

七、小结

神经重症患者的免疫功能和防御能力都减弱，大部分患者存在穿刺、插管、使用激素、创伤、手术或应激，容易发生医院感染。确诊具体感染并迅速进行针对性治疗是关键。同时，感染防控也是重要环节，平时需定期对医护人员进行宣教，加强环境卫生，强调手卫生和保护性隔离措施的重要性，力求隔离外源性感染途径，降低感染的发生率。对于多重耐药菌感染患者展开操作时，均应戴手套，必要时加穿隔离衣，而且一床一换，医生、护士和卫生员都要这样做，形成统一的规矩。还要促进相关科室间的沟通协作，如感染控制科、检验科微生物室、临床药学科及呼吸科等，定期邀请相关专家们来指导，对NICU常见感染菌群做详细分析，明确抗菌谱，提高经验性用药的效果，减少广谱抗生素使用率，以减少多重耐药率的发生。

（胡晓芳　曾子桓　黄　茂）

第五节　NICU相关传染病交班规范

传染病是指由各种致病性微生物或病原体引起的具有传染性的疾病。传播途径：粪口传播、血液传播、母婴垂直传播、性传播、飞沫传播、皮肤黏膜接触传播等。传播过程由传染源、传播途径和易感染者3个基本环节组成。预防原则是：消除/隔离传染源，切断传播途径，保护易感人群。如果NICU收了合并传染病的患者，就应遵循相应的规章制度进行隔离，做好科学处理，其中护理是极为重要的一环。NICU护士要熟知这些疾病的知识，做到自我防护和病房防护，严谨、全面、准确地交接班，不仅要防止传染播散，更要保护医护人员自身免受伤害。

一、法定传染病及防护等级

根据《中华人民共和国传染病防治法》，将法定传染病分为甲、乙、丙三类（表8-6）。在临床工作中，面对接触各种不同风险度的情况，应采取相应等级的防护措施（表8-7）。

表 8-6　传染病分类

甲类	鼠疫、霍乱
乙类	传染性非典型肺炎、艾滋病、病毒性肝炎、脊髓灰质炎、人感染高致病性禽流感、麻疹、流行性出血热、狂犬病、流行性乙型脑炎、登革热、炭疽、细菌性和阿米巴性痢疾、肺结核、伤寒和副伤寒、流行性脑脊髓膜炎、百日咳、白喉、新生儿破伤风、猩红热、布鲁氏菌病、淋病、梅毒、钩端螺旋体病、血吸虫病、疟疾、人感染 H7N9 禽流感、新型冠状病毒肺炎
丙类	流行性感冒、流行性腮腺炎、风疹、急性出血性结膜炎、麻风病、流行性和地方性斑疹伤寒、黑热病、包虫病、丝虫病，除霍乱、细菌性和阿米巴性痢疾、伤寒和副伤寒以外的感染性腹泻病、手足口病

表 8-7　传染病的防护等级

分级	意义	适用环境	具体内容
一级防护	基本防护，适用于低传染风险环境	日常工作或发热门（急）诊	工作服、一次性工作帽、医用外科口罩，必要时戴乳胶手套。严格执行洗手与手消毒制度
二级防护	加强防护，适用于中传染风险环境	呼吸道传染性疾病的留观室、隔离区，接触患者标本、处理其分泌物、排泄物、转运患者和处理尸体时	工作服、鞋套、一次性工作帽、N95口罩、护目镜、防护服或隔离衣、乳胶手套
三级防护	严密防护，适用于高传染风险环境和操作，特别是针对鼠疫、霍乱、SARS、COVID-19 等疾病	实施可引发气溶胶操作时，如气管内插管、雾化治疗、诱发痰液的检查、支气管镜、呼吸道痰液抽吸、气管切口的护理、胸腔物理治疗、鼻咽部抽吸等	工作服、防护靴套、一次性工作帽、N95口罩、护目镜、防护服、隔离衣、三层乳胶手套、医用防护面罩（或正压式头套）、全面型呼吸防护器

二、艾滋病

(一)概念

艾滋病是获得性免疫缺陷综合征（AIDS）的简称，是由人免疫缺陷病毒（HIV）引起的慢性传染病。HIV 主要侵犯、破坏 $CD4^+T$ 淋巴细胞，导致细胞免疫功能受损乃至缺陷，最终并发各种机会性感染和肿瘤。传播途径：①性接触传播，不论同性或异性间的性行为均可导致黏膜细微破损，使 HIV 进入被感染者的血液；②血液体液传播，HIV 感染者或艾滋病患者血液中 HIV 含量很高，微量的污染血通过破损的皮肤、黏膜进入人体即可造成感染，如输血、输血制品、注射（特别是与静脉吸毒者共用注射器）、针刺、拔牙、手术、公用剃须刀、公用牙刷、修足、文身、扎耳孔、血液透析、器官移植等；③母婴传播，感染 HIV 的孕妇可经胎盘将 HIV 传给胎儿，也可通过分娩、哺乳时传播。

(二)神经系统损害

【HIV 相关性脑膜炎】 HIV 是嗜神经病毒，在疾病早期即侵犯神经系统。HIV 无菌性脑膜炎（又称浆液性脑膜炎，脑脊液中找不到细菌）为 HIV-1 感染的急性期表现，有时也见于晚期，脑膜炎和脑膜脑炎很常见，特征性表现有头痛、假性脑膜炎、畏光、癫痫和意识改变。

【HIV 脑病】 又称 AIDS- 痴呆综合征，常是晚期艾滋病的表现，与全身系统性疾病同时出现。既引起患者认知能力改变，又导致意识水平下降，常被诊断为抑郁症。

HIV 常见的机会感染：①脑弓形虫病，发生于 HIV 感染的晚期，可表现为占位效应（弓形虫脓肿）、脑膜脑炎或脑病；②巨细胞病毒性脑炎；③进行性多灶性白质脑病，为乳头多瘤空泡病毒感染少突胶质细胞所致；④原发性中枢神经系统淋巴瘤，常为多病灶。

（三）消毒

HIV 在体外生存能力差，对热敏感，在 56℃条件下 30min 即失活，不耐高温，离开人体不易生存。常温下，病毒在体外的血液中只可存活数小时。病毒对消毒剂和去污剂亦敏感，0.2%次氯酸钠、0.1% 漂白粉、70% 乙醇、35% 异丙醇、50% 乙醚、0.3% 双氧水、0.5% 来苏水处理 5min 能灭活病毒。但病毒对紫外线、γ 射线有较强耐受能力。WHO 推荐对艾滋病病毒灭活加热 100℃持续 20min，不宜煮沸的物品可用 2% 戊二醛、75%酒精等进行消毒。

（四）接触病源物质时的防护措施

① 进行有可能接触患者血液、体液的操作时，必须戴手套，操作完毕，脱去手套后立即进行手卫生。

② 在诊疗、护理操作过程中，有可能发生血液、体液飞溅到医护人员的面部，医护人员应当戴手套、有防渗透性能的口罩、防护眼镜、防护面屏；有可能发生血液、体液大面积飞溅或有可能污染医护人员身体时，还应当穿戴具有防渗透性能的隔离衣或围裙。

③ 医护人员手部皮肤发生破损，在进行有可能接触患者血液、体液的操作时必须戴双层手套。

④ 医护人员在进行侵袭性操作过程中，要保证充足的光线，并特别注意防止被针头、缝合针、刀片等刺伤或划伤。

⑤ 使用后的锐器应当直接放入利器盒，或用针头处理设备进行安全处置，并使用具有安全性能的注射器、输液器等。

⑥ 禁止将使用后的一次性针头重新套上针头套，禁止用手直接接触使用后的针头、刀片。

⑦ 在开颅手术过程中，在颅骨钻孔或磨削骨质过程中需适量冲水，以避免形成雾状骨屑气溶胶弥散，同时注意个人防护

避免沾染骨屑飞沫。

（五）艾滋病病毒职业暴露分级

1. 一级暴露

① 暴露源为体液、血液或含有体液、血液的医疗器械、物品。

② 暴露类型为暴露源沾染了有损伤的皮肤或黏膜，暴露量小且暴露时间较短。

2. 二级暴露

① 暴露源为体液、血液或含有体液、血液的医疗器械、物品。

② 暴露类型为暴露源沾染了有损伤的皮肤或黏膜，暴露量大且暴露时间较长；或暴露类型为暴露源刺伤或割伤皮肤，但损伤程度较轻，为表皮擦伤或针刺伤。

3. 三级暴露

① 暴露源为体液、血液或含有体液、血液的医疗器械、物品。

② 暴露类型为暴露源刺伤或割伤皮肤，但滴度低、HIV感染而无临床症状、$CD4^+T$淋巴细胞计数正常者，为轻度类型。暴露源为HIV阳性，但滴度高、HIV感染者有临床症状、$CD4^+T$淋巴细胞计数低者，为重度类型。不能确定暴露源是否为HIV阳性者，为暴露源不明型。

（六）发生AIDS职业暴露的处理措施

① 用肥皂液和流动水清洗污染的皮肤，用生理盐水冲洗黏膜。

② 如有伤口，应立即从近心端向远心端挤压伤口（禁忌进行伤口的局部挤压），尽可能挤出损伤处的血液，再用肥皂液和流动的清水冲洗伤口。

③ 受伤部位冲洗后，用75%酒精或0.5%碘伏进行消毒，再进行包扎；被暴露的黏膜（如眼部），应当反复用生理盐水冲洗干净。

④ 然后请感染科专业医生进行危险度评估，决定是否进行预防性治疗。如需用药，宜在最短时间内（尽可能在 2h 内）进行预防性用药，最好不超过 24h，但即使超过 24h，也建议实施预防性用药。还需进行职业暴露后的咨询与监测。

三、病毒性肝炎

病毒性肝炎是由多种肝炎病毒引起的，以肝脏损害为主的一组全身性传染病。按病原学明确分类的有甲型、乙型、丙型、丁型、戊型，各型临床表现相似，以疲乏、食欲减退、厌油、肝功能异常为主，部分病例出现黄疸。甲型和戊型主要表现为急性感染，经粪-口途径传播；乙型、丙型、丁型多呈慢性感染，少数病例可发展为肝硬化或肝细胞癌，主要经血液、体液等胃肠外途径传播。

（一）隔离防护是护理重点

（1）强化医疗管理　①遵守无菌原则；②使用一次性用物，做到一人一具，避免交叉使用；③非一次性医疗器械，如胃镜、肠镜、纤维支气管镜、血液透析器械等应严格按要求消毒，防止医源性感染；④医护人员做好手卫生。

（2）严格处理污染物品　乙型肝炎病毒（HBV）抵抗力很强，对热、低温、干燥、紫外线及一般浓度的消毒剂（如 75% 乙醇）均能耐受，能耐 60℃ 4h，在 37℃ 可存活 7d，在 30 ～ 32℃ 血清中可保存 6 个月，－20℃ 血清中可保存 15 年。但 60℃ 10h、100℃ 10min、高压蒸汽下可使乙型肝炎病毒灭活。环氧乙烷、戊二醇、过氧乙酸、碘伏、含氯消毒剂对乙型肝炎病毒也有较好的灭活效果。

（二）意外暴露后乙型肝炎预防

在意外接触 HBV 感染者的血液和体液后，应尽快检测 HBV DNA、HBsAg、抗 HBs、HBeAg、抗 HBc、ALT（谷丙转氨酶）和 AST（谷草转氨酶），并在 3 个月、6 个月后复查。如已接种过乙型肝炎疫苗，且已知抗 HBs ≥ 10U/L 者，可不进行特殊处理。如未接种过乙型肝炎疫苗，或虽接种过乙型肝炎疫苗，但抗 HBs ＜ 10mU/ml 或抗 HBs 水平不详，宜尽快注射乙肝免疫球蛋白 200 ～ 400U，并同时在不同部位接种一针乙型肝炎疫苗（20μg），于 1 个月和 6 个月后分别接种第 2 和第 3 针乙型肝炎疫苗（各 20μg）。

四、梅毒

梅毒是由梅毒螺旋体引起的全身性慢性传染病。早期侵犯皮肤黏膜，晚期主要侵犯心血管和神经系统以及全身其他组织和器官。梅毒的传播途径主要有 3 种：①性传播；②血液传播；③母婴传播。

（一）隔离防护是护理重点

① 个人用品。如毛巾、衣服、刀具、餐具、被褥等，分开使用，单独清洗，煮沸消毒，防止交叉感染。

② 尽可能使用一次性物品。

③ 严格消毒。a. 消毒方法，梅毒螺旋体加热 50℃ 5min 死亡，对常用化学消毒剂敏感，容易被干燥、肥皂水和一般消毒剂杀灭；b. 洗手，接触患者之后都要手卫生；c. 换药消毒，皮肤黏膜出现深部溃疡时需进行换药。

（二）关于神经梅毒

神经梅毒常被称为梅毒性脑病，是梅毒晚期的一种并发症，患者精神倦怠，食欲不振，头晕嗜睡；重者还会出现持续性发热、头痛加剧、呕吐、痉挛发作、意识模糊，甚至威胁生命。该病可在初次梅毒感染后 2 ～ 30 年发病，30% 以上未经治疗的梅毒患者最终进展为神经梅毒。

分型：①无症状型；②间质性梅毒（脑膜血管型梅毒）；

③脑实质型梅毒（麻痹性痴呆，脊髓痨）；④树胶样肿型梅毒。早期可无症状，或仅轻微头痛（梅毒性脑膜炎多见）和脑卒中事件（脑膜血管梅毒）。树胶样肿型罕见，影像表现为肉芽肿性病变，需与脑胶质瘤、淋巴瘤及转移瘤鉴别。

神经梅毒临床症状和影像学表现多样，缺乏特异性，诊断主要依靠实验室结果，尤其是血清和脑脊液梅毒螺旋体明胶凝集试验、快速血浆反应素环状卡片试验等。

治疗方案：青霉素（180～240）×10^3U/d（6次/日或持续静脉滴注）连续治疗10～14d；或普鲁卡因青霉素2.40×10^6U/d肌内注射，同时予丙磺舒2g/d（4次/日）口服，连续治疗10～14d；经上述常规治疗后，继续肌内注射苄星青霉素2.40×10^6U（1次/周），连续3周。正规治疗结束后，第一年内每3个月行外周血检查，每6个月进行脑脊液检查。治疗后6个月脑脊液细胞计数无下降或治疗后2年脑脊液细胞计数和蛋白未降至完全正常，则需重复治疗。

五、新型冠状病毒肺炎

2019新型冠状病毒，即2019-nCoV，2020年2月WHO将新型冠状病毒肺炎命名为COVID-19。2019-nCoV主要经呼吸道飞沫和密切接触传播，在相对封闭的环境中长时间暴露于高浓度气溶胶中也存在传播可能。该病潜伏期1～14d，多为3～7d，以发热、乏力、干咳为主要表现，重症患者快速进展为急性呼吸窘迫综合征、脓毒症休克、难以纠正的代谢性酸中毒和出凝血功能障碍，还可出现多器官功能衰竭。极少数病例侵犯脑或脊髓。为提高核酸检测阳性率，宜尽可能留取下呼吸道分泌物，但是咽喉部分泌物少的患者可能出现假阴性结果。肺部病理表现为弥漫性肺泡损伤和肺透明膜形成，符合ARDS表现，与SARS和MERS相似。

（一）早期发现和预警

（1）流行病学　近期有去过疫区或有疫区旅居史者，应作为重点监测对象。

（2）早期症状　如果出现发热、乏力、厌食，以及卡他样症状（鼻塞、流涕、咳嗽等上呼吸道症状），特别是短期内快速进展为高热时，要警惕 COVID-19，重症患者往往出现快速进行性呼吸困难。

（3）影像学　早期出现单发或双肺多发斑片影及间质改变，以肺外带明显，进而发展为双肺对称磨玻璃影、浸润影，严重者可出现肺实变，胸腔积液少见。

（4）实验室检查　外周血白细胞正常或减少，淋巴细胞计数减少。

（5）RT-PCR 核酸检测　对确诊有重要帮助。

（二）神经外科病房的防控

1. 病房医护人员防控

① 遵循一级防护方法，每次接触患者后必须进行彻底的清洗和消毒，手部作为重点用消毒剂（75% 乙醇或含氯消毒剂）认真清洗 2～3min。

② 病房内有发热或疑似患者时，医护人员需采取二级防护，进入病区必须严格穿工作服、防护服、隔离衣，戴护目镜、N95 口罩、至少二层手套，眼结膜和呼吸道作为重点防护部位，每次接触患者后必须进行手卫生，出病房必要时要洗澡，个人卫生的清洁。

③ 如非必需情况，医护人员与患者尽量保持在 1.5m 以上开展诊疗工作，同时尽量减少接触的时间，在必须听诊器或直接接触的体格检查时，医护人员应该避免与患者的分泌物接触。护理气道开放的患者，宜按照三级防护，避免患者痰液及呼吸道气溶胶造成感染传播。确诊和疑似患者的体液标本、分泌物、

排泄物、使用过的物品，均为生物污染物，严格按照最高生物安全等级医疗废物处理。

④ 咽拭子和下呼吸道分泌物样本的核酸检测是确诊COVID-19 的重要方法，采样过程具有较大风险，必须做好三级防护。

2. 病区管理和消毒

根据病区环境和功能结构分区，划分出清洁区、缓冲区、潜在污染区和污染区，并遵循分级防护的方法对进入这些区域者（无论医护人员还是保洁勤务、行政管理等人员）进行防护。

① 加强对住院患者的健康教育，患者必须戴口罩，病区门口张贴蓝色空气隔离和橙色接触隔离的标志以强化警示。限制患者活动范围。

② 严格进行病区分级管理。即按照传播危险度分为三级，普通病区、疑似患者隔离病区、确诊患者单间隔离病区；严格限制各级病区和病房之间的人员流动，做到"固定人员，固定病房，固定流程，固定路线"。每个病区的医护人员甚至保洁勤务人员固定不变，转运患者的路线也要遵循事先的规划。

③ 保持病房内有效的通风换气，通风换气后还需注意提高和保持室内一定的温度，最好 > 20℃。病房内需接触物品，如门把手、床沿、窗台、墙壁开关等用 1000mg/L 含氯消毒液定时清洁和消毒，每日 4 次。使用空气消毒设备 24h 消毒，同时对特殊物品也可以使用紫外线灯定期消毒。

④ 病区内所有物品和医疗、护理记录单，均需贴有蓝色隔离标志，病房内所有的设备、物品、医疗文件等不能带出，如需转运则必须经既定的流程消毒处理。

六、隔离

隔离是指把处在传染期的患者或病原携带者，置于特定医疗机构、病房或其他不能传染给别人的环境中，防止病原体向外扩散和传播，以便于管理、消毒和治疗。隔离的最终目的是防止病原体的扩散，以免引起疾病的流行，更进一步说有利于疾病的管理、消毒和治疗。疑似或确诊患者的血液、体液、分泌物、排泄物均具有传染性时，必须进行隔离，不论是否有明显的血迹污染或是否接触不完整的皮肤与黏膜，接触上述物质者，必须采取防护措施。其基本目的和要求为：①既要防止血源性疾病的传播，也要防止非血源性疾病的传播；②强调双向防护，既防止疾病从患者传至医护人员，又防止疾病从医护人员传至患者；③根据疾病的主要传播途径，采取相应的隔离措施，包括接触隔离、空气隔离和微粒隔离。

根据传染病传播途径的不同，可以分为多种不同的隔离方式，不同的隔离方式可以选择不同的颜色标志（黄色、蓝色、棕色、橙色、红色、灰色）。隔离等级包括：严密隔离、呼吸道隔离、消化道隔离、接触隔离、血液体液隔离、结核菌隔离等。

七、小结

神经重症患者如同时合并其他系统传染性疾病，将会承受更多的病痛和更复杂的治疗过程。因此，医护人员不仅要对他们在心理上多关心，还应特别注意在诊疗过程中的防护，避免传染病扩散。要熟知相关疾病的知识，从根本上理解相关规章制度的作用，并严格执行。对合并传染性疾病患者进行规范交接班，不仅是对患者的负责，更是对临床医护人员、勤务人员及整个社会的负责。

（陈　栅　胡晓芳　黄　茂　朱先理）

第六节 NICU交班本范文

NICU 患者病情危重,交接班病情汇报条理清晰、详略得当非常重要。晨间交班主要报告患者的动态、特殊病情变化等,使未参加值班的医护人员知晓患者的主要状况,并能对病情大致的发展趋势做出预测。本节列举 NICU 晨间交班范文,供年轻护士参考。

一、NICU 交班本的书写要求及顺序

(一)书写要求

① 使用医学术语确切、文理通顺、阐述简明、重点突出。

② 记录要及时、准确、真实及内容全面。

③ 日间交班的内容,后面各班次均要有呼应。交班内容中有出入量等内容时,均应注明单位。

④ 眉栏填写内容必须完整,当天没有的内容必须写"0",不要留空格。

(二)书写顺序

1.眉栏的填写及文件上所列项目

① 眉栏填写:科室 + 年、月、日。

② 文件所列项目:原有患者数、入院/转入、出院/转出、手术、病危、病重、死亡人数、阳性体征、多重感染。

2.根据下列顺序,按床号先后书写报告

① 先写离开病区的患者(出院、转科、死亡),并注明时间及转往科室/病区名称,或呼吸心跳停止时间。

② 进入病区的患者(新入、转入),注明由何科/何区或何院转入。

③ 病区内重点护理的患者,包括手术、危重及病情异常者。

④ 书写报告顺序,先写明入院、转入、手术时间及体温、

脉搏、呼吸、血压情况，再写主要病情、治疗及护理情况。

3. 填写患者状况

在姓名的下面，标写新入、转入、手术、病危或病重。

二、NICU 的交班本范文

1. 范文一："左侧基底核区出血"新入 + 手术患者交班

患者刘某，男，以"左侧基底核区出血"于 10:10 入病房。入病房时神志朦胧，双侧瞳孔等大等圆，直径为 2mm，对光反应迟钝。右侧肢体肌力 2 级，左侧正常。血压为 195/110mmHg，遵医嘱给予盐酸乌拉地尔静脉泵入，行术前准备。于 11:00 在全麻下行"神经导航下开颅左侧基底核区血肿清除术"，于 14:50 安返病房，回病房时神志朦胧，各管道均固定在位。右侧肢体肌力 2 级，左侧正常。回病房后血压仍由盐酸乌拉地尔静脉输注，控制在 135 ～ 144/76 ～ 90mmHg 范围。术后按神经外科常规护理，于 17:00 神志转为清楚，右侧肢体肌力达到 3 级，给予拔除气管插管。夜间神志清晰，遵医嘱使用降压药 ×× 毫克溶于 ×× 毫升生理盐水中，经微量注射泵以 ×× 速率控制血压于 ×× ～ ××/×× ～ ××mmHg 范围。

2. 范文二："前交通动脉动脉瘤"新入 + 血管内栓塞治疗患者交班

患者胡某，男，以"自发性蛛网膜下腔出血，前交通动脉动脉瘤"于 10:15 入病房。入病房时神志清晰，双侧瞳孔等大等圆，直径为 2mm，对光反应均灵敏，四肢活动好。给予会阴部备皮，左手置留置针，行 DSA 检查 + 血管内栓塞治疗术前准备。于 11:40 在全麻下行"前交通动脉动脉瘤血管内栓塞治疗"，于 15:50 回病房。回病房时神志清晰，右侧腹股沟穿刺处敷料外观清洁干燥，给予保持右下肢制动及沙袋压迫 6h。术后测血压为 155/90mmHg，给予盐酸乌拉地尔、尼莫地平注射液，经微量注射泵静脉输入。夜间患者病情平稳，血压维持于135～150/80～90mmHg，诉头痛好转，VAS 4分，双上肢及未制动下肢肌力正常，其他同术前。

3. 范文三："脊髓栓系综合征"手术患儿交班

患儿09:00在神经电生理监测下行"脊髓栓系松解术"，于13:20安返病房。回病房时神志清晰，四肢活动好。给予俯卧位，术部沙袋压迫。夜间观察患儿呼吸平稳、手术切口敷料干燥、留置尿管通畅，尿量××mL，尚未排大便，夜眠差，哭闹多。

4. 范文四："脑积水"手术患儿交班

患儿09:20在全麻下行"脑室-腹腔分流术"，于11:50回病房。回病房时神志清晰，哭声响亮，抬高床头20°。头部、腹部手术敷料外观清洁干燥，周围皮肤正常。夜间观察生命体征，无腹胀、恶心、呕吐和哭闹，手术切口处无皮下积液情况，肛门已排气，尚未排大便，夜眠尚好，但夜间惊醒数次。

5. 范文五："左侧脑桥小脑角区脑膜瘤"手术患者交班

患者09:15在全麻下行"左侧乙状窦后入路开颅脑桥小脑角区脑膜瘤切除术"，于14:30安返病房。回病房时神志清晰，双侧眼睑闭合好，各管道在位通畅，四肢活动好。给予常规护理。夜间神志清，瞳孔正常，呼吸平稳，气管插管在位，给予按需吸痰。夜间睡眠差，手势表达头痛，无呕吐，尚未进食。术后17h硬脑膜外引流管引出血性液体50mL。

6. 范文六："右侧听神经瘤"手术患者交班

患者于09:30在全麻下行"右侧乙状窦后入路开颅听神经瘤切除术"，于14:50安返病房。回病房时神志清晰，四肢活动好，右侧眼睑闭合不全，轻度面瘫与术前状态相同。夜间神志清，气管插管在位，按需给予吸痰。呼吸平稳，右侧听力差、右侧眼睑闭合不全，轻度面瘫程度与日间记录相同，暂无呕吐，未进食。

7. 范文七："脊髓脊柱肿瘤"手术患者交班

患者 09:00 在全麻下行"神经电生理监测下胸椎 11 ～腰椎 1 水平椎管内脊膜瘤切除术 + 椎板成形术"，于 13:20 回病房。回病房时神志清晰，双下肢肌力 4 级，感觉障碍平面与术前对比无明显变化，臀部及下肢皮肤无压疮，因留置导尿管暂时无法评估是否存在小便障碍情况。晨起查双下肢肌力 4 级，术后 18h 切口内引流管引出血性液体 80mL。诉：睡眠差，切口痛，晨间已进流食。

8. 范文八："垂体腺瘤"手术患者交班

患者 09:20 在全麻下在行"经鼻蝶入路垂体腺瘤切除术"，于 11:15 安返病房。生命体征平稳，给予床头抬高 35°。查体：神志清晰，双眼视力大致正常，留置蝶窦引流管通畅，引出血性液体 30mL，四肢活动好，全身皮肤完好。从口腔给予低流量氧气吸入，术后尿液呈清亮黄色，每小时尿量在正常范围，夜间鼻部敷料有血性渗出，报告医生并更换敷料 1 次。术后 20h 尿量为 2300mL，其间 2:00 ～ 3:00 尿量为 260mL，报告医生，暂未做特殊处理，继续观察尿量。自诉头痛、鼻部不适、口干、睡眠差。早餐已进流食。

9. 范文九："新型隐球菌性脑膜炎，交通性脑积水"转入 + 病危患者交班

患者郑某，诊断：新型隐球菌性脑膜炎，交通性脑积水。于 17:56 由神经外科第二病区持简易呼吸器辅助呼吸转入 NICU，查体无自主呼吸，立即给予呼吸机控制呼吸，调氧浓度为 60%，维持血氧饱和度为 95% 以上。GCS 评分 3 分，双侧瞳孔散大固定，直径均为 6mm，对光反射均消失。测血压 70/40mmHg，迅速给予升压药物静推、静脉补液、纠正休克，维持血压 90/60 mmHg 以上，同时血管活性药物持续泵入，维持生命体征平稳。于 18:20 由经管医生在局麻下行"床边锥颅

＋右侧侧脑室外引流术"，引流管通畅在位，引流微浑黄色脑脊液约 70mL。于 19:00 查体：GCS 评分 3 分，左侧瞳孔直径为 3mm，右侧瞳孔直径为 2mm，对光反应均迟钝。夜间呼吸仍由呼吸机控制呼吸，血压由升压药维持。晨间脑室外引流液 140ml。

10. 范文十："特重型开放性颅脑损伤"死亡患者交班

患者李某，诊断："特重型闭合性颅脑损伤"。因"外伤后 2h 余"于 16:20 带气管插管和呼吸机控制呼吸下急诊入院。入病房时神志深昏迷，GCS 评分 3 分，双侧瞳孔散大固定，直径均为 7mm，对光反应均消失，呼吸机控制呼吸，血压 82/36mmHg，给予重酒石酸去甲肾上腺素注射液经微量注射泵静脉输入。于 18:15 心跳停止，立即给予胸外心脏按压术，遵医嘱多次给予强心药及升压药，心肺复苏失败，心电图仍呈一条直线，终因呼吸循环衰竭死亡于十八时十五分，于 18:45 停止抢救，行尸体护理。

三、小结

NICU 患者病情复杂，交班内容注意提炼要点、核心指标的变化及主要的抢救过程，凡不确定事项均应及时与值班医生沟通、核对。同时要注重医护团队的合作意识，加强与患者及家属的沟通，保障患者安全及医护安全。

（蓝雪兵　胡晓芳）

主要参考文献

[1] 曹文竹，席淑新，石美琴．护理交接班研究进展 [J]. 护理学杂志，2017, 32(2):104-107.

[2] 曹向宇，李宝民，李生，等．脑动静脉畸形出血危险因素的 logistic 回归分析 [J]. 解放军医学杂志，2011, 36(12): 1335-1337.

[3] 陈茂君，将艳丽，游潮．神经外科护理手册 [M]. 北京：科学出版社，2010.

[4] 陈文彬，潘祥林．诊断学，第 6 版 [M]. 北京：人民卫生出版社，2006.

[5] 邓洁，李丽娜．影响早交班的几个因素 [J]. 中华护理杂志，2002, 37(9): 65-66.

[6] 段杰，王庆珍，金颖．神经外科护理 [M]. 北京：科学技术文献出版社，2001.

[7] 甘勇，杨婷婷，刘建新，等．国内外脑卒中流行趋势及影响因素研究进展 [J]. 中国预防医学杂志，2019, 20(2): 139-144.

[8] 居玲萍．重症颅脑损伤行气管切开术及并发肺炎的护理 [J]. 护士进修杂志，2013, 28(9): 88-89.

[9] 鞠名达，陈景藻，孙传兴．现代临床医学辞典 [M]. 北京：人民军医出版社，1993.

[10] 贾建平，陈生弟，崔丽英．神经病学，第 8 版 [M]. 北京：人民卫生出版，2018.

[11] 颅咽管瘤治疗专家共识编写委员会．中华医学会神经外科学分会小儿神经外科学组．颅咽管瘤患者长期内分泌治疗的专家共识 (2017) [J]. 中华医学杂志，2017, 98(1): 11-18.

[12] 路甬祥．全国科学技术名词审定委员会公布—人体解剖学名词，第 2 版 [M]. 北京：科学出版社，2014.

[13] 李建萍，钱火红．SBAR 沟通模式在护理工作中的应用现状 [J]．解放军护理杂志，2016, 33(15): 36-38.

[14] 李银英，邱磊，王淑亮，等．抗利尿激素分泌失调综合征临床研究现状 [J]．继续医学教育，2017, 31(6): 74-76.

[15] 刘淑媛，陈永强．危重症护理专业规范化培训教程 [M]．北京：人民军医出版社，2006.

[16] 李琦，赵壁，金郁青，等．巴林特小组对护理人员负性情绪的干预[J]．解放军护理杂志,2016,33(16): 34-36.

[17] 林铃，朱秀梅，涂晓珍，等．医护质量管理小组在降低 ICU 噪音中的应用 [J]．中国临床神经外科杂志，2018, 23(6): 435-436.

[18] 刘卫霞．贾秀贤．急性脑梗死患者早期康复治疗介入时机的选择 [J]．中国实用神经疾病杂志，2016, 9(19): 70-71.

[19] 刘跃平，曲媛，高黎，等．郎格罕斯细胞组织细胞增多症临床特点和诊治进展 [J]．中华放射肿瘤学杂志，2005, 14(3): 185-188.

[20] 刘金有，唐广山，杨跃建，等．椎基底动脉延长扩张症的影像学及临床研究进展 [J]．国际神经病学神经外科学杂志，2013, 11(4): 615-616.

[21] 梅继新，刘玲莉，黄娟，等．Rathke 囊肿的 MRI 影像诊断及鉴别诊断 [J]．医学影像学杂志，2017, 27(9): 1633-1635.

[22] 梁军潮．伽玛刀治疗现状和存在的问题 [J]．中国微侵袭神经外科杂志，2008, 13(1): 3-4.

[23] 龙厚清，刘少喻．脊柱疾病分类诊断学 [M]．北京：人民军医出版社，2007.

[24] 马美丽．改良早期预警评分风险评估联合 SBAR 交班模式的临床实践 [J]．中国护理管理，2018, 10(18): 90-92.

[25] 彭小贝，虞玲丽．综合重症监护室病房结构化病情交班模式的设计及应用 [J]．中华护理杂志，2016, 10(51): 1208-1211.

[26] 芮德源，朱雨岚．临床神经解剖学 [M]．北京：人民卫生出版社，2015.

[27] 上海交通大学颅神经疾病诊治中心．面肌痉挛诊疗中国专家共识(2014)[J]．中国微侵袭神经外科杂志，2014, 19(11): 528-532.

[28] 苏卢海，张世渊．脊髓栓系综合征的外科治疗进展 [J]．中国临床神经外科杂志，2018, 23(3): 220-223.

[29] 唐景峰，肖绍文．颈动脉海绵窦瘘的血管内治疗的进展 [J]. 国际神经病学神经外科学杂志，2011, 38(6): 580-584.

[30] 吴江，贾建平．神经病学，第 3 版 [M]. 北京：人民卫生出版社，2015.

[31] 王振宇．脊髓肿瘤外科学 [M]. 北京大学医学出版社，2012.

[32] 王忠诚，张玉琪．王忠诚神经外科学，第 2 版 [M]. 武汉：湖北科学技术出版社，2015.

[33] 王守森，朱先理，陈宏颉．内镜垂体外科学 [M]. 北京：人民军医出版社，2014.

[34] 王守森，朱先理．垂体瘤诊治 100 问 [M]. 北京：化学工业出版社，2019.

[35] 王小亭，刘大为，于凯江，等．中国重症超声专家共识 [J]. 临床荟萃，2017, 32(5): 369-383.

[36] 叶雪花，叶学英，叶小娜．浅谈护患沟通的艺术 [J]. 中国医学工程，2010, 18(3): 161-162.

[37] 袁文．颈椎退变性疾病 [M]. 济南：山东科学技术出版社，2017.

[38] 于春江，张绍祥，孙炜．颅脑外科临床解剖学 [M]. 济南：山东科学技术出版社，2011.

[39] 杨强，李强，潘亚文，等．鼻内镜下经鼻蝶斜坡脊索瘤的手术治疗 [J]. 中国耳鼻咽喉颅底外科杂志，2016, 22(3): 216-219.

[40] 中华医学会神经外科学分会功能神经外科学组．三叉神经痛诊疗中国专家共识 (2015)[J]. 中华神经外科杂志，2015, 53(9): 657-664.

[41] 中华医学会神经外科学分会功能神经外科学组．中国显微血管减压术治疗三叉神经痛和舌咽神经痛专家共识 (2015)[J]. 中华神经外科杂志，2015, 31(3): 217-220.

[42] 中华医学会．临床诊疗指南—神经外科学分册 [M]. 北京：人民卫生出版社，2007.

[43] 郑兆聪，王如密，王楷堂，等．立体定向间质放疗治疗囊性颅咽管瘤 [J]. 立体定向和功能神经外科杂志，2001, 14(4): 132-135.

[44] 赵继宗．神经外科诊疗常规 [M]. 北京：中国医药科技出版社，2013.

[45] 赵洪洋，王任直，王硕．神经外科手术要点难点及对策 [M]. 北京：科学出版社，2018.

[46] 朗黎薇．神经外科临床护理实践 [M]. 上海：复旦大学出版社，2013.

[47] 周冲, 刘亮. Arnold-Chiari 畸形的研究进展 [J]. 实用心脑肺血管病杂志, 2015, 23(4): 9-12.

[48] 张建宁, 王任直, 胡锦. 神经外科重症监护手册 [M]. 北京. 人民卫生出版社, 2016.

[49] 张建宁. 神经外科重症监护 [M]. 北京: 人民卫生出版社, 2013.

[50] 张继红. 重型颅脑损伤患者开颅术后的临床观察与护理 [J]. 中国实用神经疾病杂志, 2013, 16(16): 91-92.

[51] 朱秀梅, 李琦, 曾炳香, 等. 神经外科护士遭受伴精神症状患者行为攻击的调查分析 [J]. 武警后勤学院学报 (医学版), 2015, 24(11):896-897.

[52] Carney N, Totten AM, O'Reilly C, et al. Guidelines for the management of severe traumatic brain injury, fourth edition[J]. Neurosurgery, 2017, 80(1): 6-15.

[53] Chun IKH, Ojumah N, Loukas M, et al. Martin Heinrich Rathke (1793-1860) and his pouch and cyst[J]. Chiles Nerv Syst, 2018, 34: 377-379.

[54] Hansten R.Streamline change of shift report[J]. Nuts Manag, 2003, 34(8): 58-59.

[55] O'Connell B, Macdonald K, Kelly C. Nursing handover: it's time for a change[J].Contemp Nurse, 2008, 30(1): 2-11.

[56] Riesenberg LA, Leitzsch J, Cunningham JM. Nursing handoffs: a systematic review of the literature[J]. Am J Nurs, 2010, 110(4): 24-34.